肝炎防治 400 问

（第二版）

主　编

张玲霞　　王永怡

编著者

王永怡　　张玲霞　　饶文淑

韩俊英　　雷周云

金盾出版社

内 容 提 要

本书是1991年出版的《肝炎防治360问》的第二版。编者根据近年来医药界在肝炎防治方面所取得的新进展和新成果,对第一版的内容进行了大幅度的修订和补充,增添了许多新知识、新技术和新方法,对各类肝炎,特别是乙型病毒性肝炎的诊断、治疗和预防作了较详细的叙述。通俗易懂、简明实用,可供病人、基层医务人员和防疫人员阅读。

图书在版编目(CIP)数据

肝炎防治400问/张玲霞,王永怡主编 . —2 版 . —北京:金盾出版社,1997.9
　ISBN 978-7-5082-0458-1

　Ⅰ. 肝… 　Ⅱ. ①张…②王… 　Ⅲ. 肝炎-防治-问答 　Ⅳ.
R575.1-44

金盾出版社出版、总发行

北京太平路 5 号(地铁万寿路站往南)
邮政编码:100036 　电话:68214039 　83219215
传真:68276683 　网址:www.jdcbs.cn
封面印刷:北京外文印刷厂
正文印刷:国防工业出版社印刷厂
装订:大亚装订厂
各地新华书店经销

开本:787×1092 1/32 　印张:11.5 　字数:257 千字
2008 年 9 月第 2 版第 20 次印刷
印数:416001—424000 册 　定价:18.00 元
(凡购买金盾出版社的图书,如有缺页、
倒页、脱页者,本社发行部负责调换)

第二版前言

　　《肝炎防治360问》自1991年8月问世以来,已发行近29万册。近6年中,国内外采用现代新学科知识、方法和技术,特别是开辟分子生物学新途径用于探索新型肝炎病毒和各种肝炎的状况、发病机制及其临床表现和防治措施,取得了巨大成果和某些突破性进展。本书作者根据门诊咨询、患者及其家属的要求和读者来信所提问题,对第一版的内容认真进行了系统改编、补充、重写、审修,并删除部分老题,增添了96个新题;对304个旧题全面订正,其中180个题基本保持原有框架,对124个题进行了改写并补充了许多新内容。现按十个部分修改,更名《肝炎防治400问》再版。

　　希望本书能继续成为肝炎患者及其家属的良师益友,能成为社会各界广大群众,特别是临床各科及基层医疗、防疫、保健、咨询人员的阅读参考。本书如出现疏漏、错误之处,还望同行专家、广大读者赐教指正。

作　者

1997年春节写于

解放军三〇二医院

目　录

一、肝脏与肝炎

二、甲型病毒性肝炎的防治

三、乙型病毒性肝炎的防治

四、丙型病毒性肝炎的防治

五、丁型病毒性肝炎的防治

六、戊型病毒性肝炎的防治

八、胆汁淤积型与药物性肝炎的防治

九、重型肝炎的防治

十、肝病患者的自我疗养

一、肝脏与肝炎

1. 肝脏在人体的什么部位？有些什么解剖学特点？

人的肝脏大部分位于腹腔右上部，小部分在左上部，是人体最大的重要实质性脏器，一般重约 1 200 克～1 600 克。成年人肝脏的重量约为体重的 1/40～1/50；小儿肝脏的重量约占体重的 1/20。正常肝脏外观呈红褐色，质软而脆。肝上界与膈穹的位置一致，约在右侧第五肋间（相当于叩诊的相对浊音界），肝脏有一定的活动度，可随体位的改变和呼吸而上下移动。肝下界一般不超出肋弓。正常情况下在肋缘下摸不到肝脏，而小儿多可在肋缘下触及。

肝脏被镰状韧带分为左、右两叶。右叶大而厚，左叶小而薄。按新的分叶方法将肝脏分为：左内叶，左外叶，右前叶，右后叶及尾状叶。肝脏下面有连成 H 形的两条纵行沟和一条横行沟。横行沟为肝门，是门静脉、肝动脉和肝管以及神经、淋巴管的出入处；右纵行沟前方为胆囊，后方为下腔静脉；左纵行沟前方为圆韧带，后方为静脉韧带及静脉导管的遗迹。

2. 肝脏在组织学上有什么特点？肝小叶的主要结构是什么？

肝脏表面有一薄层致密的结缔组织构成的被膜。被膜深入肝内形成网状支架，将肝实质分隔为许多具有相似形态和相同功能的基本单位，称为肝小叶。人类肝脏约有 50 万个肝小叶。肝小叶呈多角棱柱体，约 1 毫米×2 毫米大小，小叶的中轴贯穿一条静脉，为中央静脉。肝细胞以中央静脉为中心呈放射状排列,形成肝细胞索。肝细胞索相互吻合成网,网眼间有窦状隙和血窦。肝细胞间的管状间隙形成毛细胆管。因此可以说:肝小叶是由肝细胞、毛细胆管、血窦和相当于毛细淋巴管的窦周隙(狄氏间隙)所组成。

肝细胞为多角形,直径约为 20 微米～30 微米。肝细胞核呈圆形,位于细胞的中央,其内有 1 个或多个核仁。电子显微镜下细胞浆内可显示各种细胞器和包含物,如线粒体、高尔基体、溶酶体、内质网、糖原、脂滴和色素等。细胞核内有染色质,由螺旋结构的脱氧核糖核酸(DNA)和蛋白质组成。

3. 肝细胞内的重要细胞器和细胞核具有什么样的结构和功能?

应用电子显微镜观察,肝细胞由胞膜、胞质(含基质和许多细胞器)和胞核组成。细胞器由线粒体、内质网(粗面、光面)、溶酶体、高尔基体、微粒体、包涵体及饮液泡等组成。

(1)线粒体:形状为圆、椭圆和杆棒状的双膜结构,长度为 1.0 微米～5.0 微米,厚度为 0.25 微米～0.7 微米。每个肝细胞可有 1 000～2 000 个线粒体,其中储有 70 种以上的酶和辅酶,如丙氨酸氨基转移酶(ALT、曾用谷丙转氨酶即 GPT,简称转氨酶)、细胞呼吸酶及三磷酸腺苷等。人体摄入的糖、脂肪、蛋白质三大营养素的代谢都在线粒体内进行,并可产生人体所需的大量能量,所以被称为供能"发电站"。当肝炎或全身缺氧时,线粒体是最早、最敏感的受害者,其结果引起转氨酶升高等生化功能紊乱。

(2)内质网:是细胞浆(质)中呈扁平囊状或泡管状的结构,分粗面和光面两种内质网。粗面内质网是蛋白质合成的场所,光面内质网是肝糖原的合成和分解、药物代谢、解毒、激素与脂类运输的场所。患肝炎时由于内质网受损,出现白蛋白生成减少,蛋白质代谢异常,致使患者的血清白蛋白与球蛋白比值(A/G)倒置,絮状试验及浊度试验异常;由于纤维蛋白原及凝血酶原减少,导致出血倾向;由于糖原减少,导致低血糖;由于解毒功能减弱,导致药物不良反应增强。另外在胆红素代谢中,间接胆红素变成直接胆红素的过程也是在内质网中进行的,因此它的受损与皮肤、巩膜黄染直接相关。

(3)溶酶体:主要分布于近毛细胆管的肝细胞浆内,为单膜包绕的致密小体,直径0.4微米,内含多种具有消化功能的水解酶,能分解蛋白质、糖、脂肪、核酸及磷酸等;还能消化已退变衰老的内质网、线粒体等细胞器,从而保持细胞内容的自我更新,被喻为细胞内的"消化系统"和"清洁工"。由于它可将内质网形成的直接胆红素运输到毛细胆管并排放到胆汁中,又被称为"搬运工"。肝炎病毒可直接损坏溶酶体而导致正常和邻近肝细胞的溶解坏死。

(4)高尔基体:与胆汁分泌有关,并参与合成胞浆膜的糖蛋白和形成初级溶酶体。

(5)微粒体:可防止过氧化氢在细胞内蓄积,能将还原型辅酶Ⅰ氧化,与胆固醇代谢有关。

(6)饮液泡:具有吸收和输送胞内物质的功能。

细胞核主要由脱氧核糖核酸(DNA)和组蛋白等组成。脱氧核糖核酸是遗传的物质基础,它有复制遗传信息的功能。患肝炎时,肝炎病毒侵入细胞核内,病毒基因可以与肝细胞核中脱氧核糖核酸相结合(整合)。一旦整合,病毒即难以清除,致使慢性乙型肝炎长期不能彻底治愈。此外脱氧核糖核酸还可能以自己为模板合成信使核糖核酸(mRNA),从而控制细胞浆中各种相应蛋白质的合成。细胞核如明显受损,就意味着整个肝细胞崩解毁灭。

4. 肝脏在人体中起什么作用？

肝脏好比人体内的一个巨大"化工厂"，在代谢、胆汁生成、解毒、凝血、免疫、热量产生及水与电解质调节中均起着非常重要的作用。

（1）代谢功能：①糖代谢。饮食中的淀粉和糖类消化后变成葡萄糖经肠道吸收后，肝脏就能将它合成肝糖原并贮存于肝脏；当劳动等情况需要时，肝细胞又能把肝糖原分解为葡萄糖供给机体利用。当血液中血糖浓度变化时，肝脏具有调节作用。②蛋白质代谢。肝脏是人体白蛋白唯一的合成器官；除 γ 球蛋白以外的球蛋白、酶蛋白以及血浆蛋白质的生成、维持及调节都要肝脏参与；氨基酸代谢如脱氨基反应、尿素合成及氨的处理均在肝脏内进行。③脂肪代谢。中性脂肪的合成和释放、脂肪酸分解、酮体生成与氧化、胆固醇与磷脂的合成、脂蛋白合成和运输均在肝内进行。④维生素代谢。许多维生素如A、B、C、D 和 K 的合成与储存均与肝脏密切相关。肝脏明显受损时会出现维生素代谢异常，如继发维生素 A 缺乏时出现夜盲或皮肤干燥综合征。⑤激素代谢。肝脏参与激素的灭活。当肝功长期损害时可出现性激素失调，往往有性欲减退、腋毛、阴毛稀少或脱落，阳痿、睾丸萎缩、月经失调以及肝掌及血管痣。

（2）胆汁生成和排泄：胆红素的摄取、结合和排泄，胆汁酸的生成和排泄都由肝脏承担。肝细胞制造、分泌的胆汁，经胆管输送到胆囊。正常情况下，每天肝脏制造 800 毫升～1 000 毫升的胆汁。胆囊仅起浓缩和排放胆汁的功能，以帮助小肠内脂肪的消化和吸收。

（3）解毒作用：人体代谢过程中所产生的一些有害废物及外来的毒物、毒素，包括药物的代谢和分解产物，均要在肝脏解毒。肝细胞对一切毒物通过氧化、还原、水解和结合等方式变为无害物质排放体外。

（4）免疫功能：肝脏是最大的网状内皮细胞吞噬系统。它能通过吞噬、隔离和消除、改造入侵和内生的各种抗原，所以与人体的免疫能力密切相关。

（5）血液凝固功能：几乎所有的凝血因子都由肝脏制造。肝脏在人体凝血和抗凝两个系统的动态平衡中起着重要的调节作用。因此肝功破坏的严重程度常与凝血障碍的程度相平行。肝功衰竭者常死于出血。

（6）其它：肝脏参与人体血容量的调节、热量的产生和水及电解质的调节。如肝脏损害时对钠、钾、铁、铜、钙、镁、磷、锌等电解质调节失衡，尤其常见的是水钠在体内潴留，引起水肿。

5. 肝脏部分切除后有再生恢复能力吗？

成人肝脏重达 1 500 克左右，是腹腔中最大的器官，1 分钟流经肝脏的血液量高达 1 000 毫升以上。肝脏即使被割掉一半，或者受到严重伤害，残留的正常肝细胞仍能照常从事其工作。实验证明，把鼠肝切掉一半后，老鼠照常进食并且朝气蓬勃地活着，检查其肝功指标往往仍正常。若在人的肝脏内长了大小不等的多个瘤块，或癌已使肝脏变形，只要这些占位性病变不压迫汇管区，只要尚存 300 克以上的健康肝组织，患者饮食方面仍无明显症状，肝功也无太大障碍。经手术切除肝脏 75％ 的老鼠于 3 周后便能恢复原状；同样情况的狗亦需 3 周；人类则需 4 个月左右。由此可见，肝脏具有其它器官无法比拟的旺盛的再生和恢复能力。

根据上述理论，手术切除肝癌的患者至今生存 10 年以上者已不乏其人，个别肝癌切除患者已健在 20 年。急性肝坏死实行换肝术后已有存活 12 年以上的报道。随着科技发展,应相信彻底征服病毒性肝炎和肝癌的日子是一定会到来的。

6. 肝炎是怎么回事?

肝炎就是指肝脏发炎。许多病原微生物如病毒、细菌、真菌、立克次体、螺旋体及某些原虫和寄生虫的感染都可能引起肝脏发炎;各种毒物(如砒霜)、毒素(细菌的内、外毒素)和某些药物(如雷米封、消炎痛、氯丙嗪、氟烷等)的中毒都可引起中毒性肝炎。由药物中毒引起的有时也可称为药物性肝炎;由细菌引起的肝炎可称为细菌性肝炎;由病毒引起的肝炎,就称为病毒性肝炎。

但是通常人们所说的"肝炎",指的是由甲型、乙型、丙型、丁型、戊型及庚型肝炎病毒所引起的病毒性肝炎。上述各型病毒的主要病变都在肝脏,都具有相类似的临床表现,也都具有传染性强、病程较长及危害性大的共性。可是在病原学、血清学、临床经过及预后、肝外损害等方面都有明显不同。从现在起我们就用甲型肝炎、乙型肝炎、丙型肝炎、丁型肝炎、戊型肝炎及庚型肝炎等习惯叫法,来进行以后的问答。

7. 病毒性肝炎有哪几种?

病毒性肝炎至少有 7 种。除 1990 年前已被世界公认的 5 种(甲型、乙型、丙型、丁型及戊型)肝炎外,近年又发现了己型和庚型肝炎。它们分别由甲型肝炎病毒(HAV)、乙型肝炎病毒(HBV)、丙型肝炎病毒(HCV)、丁型肝炎病毒(HDV)、戊型肝炎病毒(HEV)、己型肝炎病毒(HFV)及庚型肝炎病毒(HGV)引起。甲型、乙型、丙型、丁型、戊型、庚型肝炎病毒均已有确定的方法检测;己型肝炎病毒尚不能检测,临床上靠排除甲型至庚型肝炎后才可作诊断。

8. 病毒性肝炎在临床上有什么类型？

7 种病毒性肝炎在病原学、血清学以及临床经过、肝外器官损害等多方面均有所不同，但甲型、乙型、丙型、丁型、戊型、己型、庚型肝炎的临床表现却颇相类似。因此，从临床症状和体征上对每一病例很难区别是哪种肝炎。

根据 7 种病毒性肝炎在临床表现上的共性，常用于诊断的临床类型有：

(1)急性黄疸型肝炎(少数可发展成为慢性重型肝炎)。

(2)急性无黄疸型肝炎(部分患者迁延不愈或反复发作，可发展为慢性，以乙型、丙型、丁型、庚型肝炎多见)。

(3)慢性肝炎(轻型、中型、重型)。包含 1995 年前主要从病理角度区分的慢性迁延性肝炎(CPH)和慢性活动性肝炎(CAH)。甲型、戊型肝炎一般不转为慢性。

(4)淤胆型肝炎。

(5)重型肝炎(急性、亚急性、慢性重型)。

9. 甲型、乙型、丙型、丁型、戊型肝炎的感染率怎样？它们之间有交叉免疫力吗？

感染率并不是发病率。以甲型病毒性肝炎(简称甲型肝炎)的人群感染率为例，至 1996 年全国 30 个省、市、自治区进行的第二次全国肝炎 5 个型别的调查，测得甲型肝炎病毒抗体(抗-HAV，简称甲肝抗体)的平均阳性率为 80.9%，作为我国人群甲型肝炎的总感染率。80.9%的人并非都已致病，而是说明我国大部分人群在生活中已受到过甲型肝炎病毒(简称甲肝病毒)的侵袭。由于感染病毒的数量少、毒力弱或机体抵抗力较强等原因，绝大多数并未发(患)病，但却和小部分患者一样都获得了对人体有保护作用、能抵抗甲肝病毒的抗体。甲肝病毒的感染率长江以南低于长江以北，分别为 75.5%和

86.7%,农村高于城市。乙型病毒性肝炎(简称乙型肝炎)的感染率为57.6%。丙型病毒性肝炎(简称丙型肝炎)病毒感染率为3.2%,与输血有明显关系。丁型病毒性肝炎(简称丁型肝炎)在我国乙型肝炎表面抗原(HBsAg,简称乙肝表面抗原)携带者中丁型肝炎病毒抗体(抗-HDV,简称丁肝抗体)检出率平均1.15%,最高的为5%(安徽省,西藏自治区),沿海地区没有检出抗-HDV。我国是世界上丁型肝炎病毒(简称丁肝病毒)感染的极低区。

戊型病毒性肝炎(简称戊型肝炎)在新疆、吉林、辽宁、内蒙、河北及山东等地已多次流行。本次调查戊型肝炎病毒抗体(抗-HEV,简称戊肝抗体)阳性率为18.1%,戊型肝炎在我国呈散发流行状态,华北、东北地区可能是高发区。大量资料表明,甲型、乙型、丙型、丁型、戊型肝炎间均无交叉免疫力。甲型、乙型和丙型、丁型、戊型和庚型肝炎病毒、巨细胞病毒、EB病毒可以发生联合或重叠感染。

10. 各型病毒性肝炎的潜伏期都一样吗?

肝炎病毒入侵人体后,直到临床最初症状出现以前,这一段时期称为潜伏期。潜伏期随病原体的种类、数量、毒力、人体免疫状态而长短不一。甲型病毒性肝炎(简称甲型肝炎)的潜伏期为15~45日,平均30日。乙型病毒性肝炎(简称乙型肝炎)的潜伏期为6周至6个月,一般为3个月左右。丙型病毒性肝炎(简称丙型肝炎)在输血后潜伏期平均为7.8周(5~12周),最长可达30周,最短2周左右(见于血友病患者)。丁型病毒性肝炎(简称丁型肝炎)的确切潜伏期尚不清楚。有人用丁肝病毒阳性血液输给乙肝表面抗原携带者后14日即出现丙氨酸氨基转移酶增高和类似乙肝的临床表现。戊型病毒性肝炎(简称戊型肝炎)的潜伏期一般为40日(10~60日),较乙型和丙型肝炎为短,但较甲型肝炎稍长。庚型病毒性肝炎(简称庚型肝炎)的潜伏期尚无公认的资料,有人认为输血后庚型肝炎的潜伏期平均为 61 日。

11. 急性黄疸型肝炎有什么症状? 一般病程有多长?

急性黄疸型肝炎的起病一般较急。临床经过大致分为 3 个阶段。

(1)黄疸前期:约数日至 2 周。多数症状缓慢出现,先有全身不适及乏力,小儿常伴低热。约 1/3 的患者起病急,有轻、中度发热,亦有高热伴寒战者,呈弛张热。常见症状是食欲不振、恶心、厌油、呕吐、上腹不适及腹胀,少数有肝区痛、腹泻或便秘等。有人根据患者起病时的突出症状分为:以消化道症状为主的消化不良型;以发热、头痛及上呼吸道症状开始的流感型;以上腹部剧痛伴寒战、高热、黄疸及白细胞增多起病的胆道疾患型;早期以肌肉关节酸痛兼发热的风湿型;有恶寒、弛张热、迅速见黄疸的败血症型;还有部分患者起病类似疟疾或脑炎;4%~5%的患者可见荨麻疹、丘疹及红斑样皮疹。儿童可见颈后淋巴结肿大。这些说明起病时的症状除有共性外,尚有各自的特点。只有具有这方面的经验和知识,才能作出早期诊断。

(2)黄疸期:约为 2~6 周。主要表现为黄疸出现和加深。先有尿色变深黄,继见巩膜及皮肤黄染,黄疸加深在 1~2 周内达高峰。此时多数不再发热,但消化道症状和乏力明显加重,大便色泽变浅,肝肿大并有叩痛,皮肤瘙痒和心动徐缓。某些患者可有短期梗阻性黄疸表现,大便呈陶土色,肝功能多有明显损害。黄疸达顶峰并开始消退前消化道症状表现改善。如出现淤胆型肝炎者此期可见酶、胆分离现象。

(3)恢复期:约 2 周至 4 个月,平均为 1 个月。以上各种症状多在 2 周左右开始逐渐消失,儿童病程较短,恢复快,约 1 ～2 月即康复。成人中约 5% 长期留有肝区痛,或不适感、食欲减退及乏力,常称为肝炎后综合征。

尚有一部分乙型、丙型、丁型、庚型肝炎由于病原及机体免疫方面的原因可演变成慢性肝炎。病程多在半年以上。

12. 怎样早期发现肝炎?

只要有肝病的一般知识,对肝炎有所警惕,充分注意以下几个方面,早期发现肝炎是完全可以做到的。

(1)近半个月～6 个月内曾与肝炎患者密切接触,吃过半生不熟的海产贝类食物,或输过血、注射过血浆、白蛋白、人血或胎盘球蛋白等;或有过不洁性接触;用过消毒不严格的注射器,接受过针灸、纹身、拔牙和手术等,即有被传染上肝炎的途径。

(2)近日来全身疲乏无力、不想吃东西、恶心、呕吐、厌油腻、腹胀、肝区痛、大便不调、尿黄似浓茶等;经休息后上述症状仍持续不好转,而又找不到其它原因时,就应考虑到患肝炎的可能性。如能及时去医院检查,发现肝肿大,尤其是黄疸,就应当高度怀疑有患肝炎的可能。

(3)有第(1)项接触史和第(2)项自觉症状体征者应迅速做必要的实验室检查。如已有巩膜、皮肤或粘膜黄染,马上可作尿三胆检查。如发现尿中胆红素阳性(正常人尿中胆红素阴性),同时查出血清丙氨酸氨基转移酶升高时,患肝炎的可能性更大。对起病缓慢,症状轻微,可怀疑为无黄疸型肝炎,隐性感染或亚临床肝炎者,应定期进行实验室检查。

(4)进一步作肝炎病毒方面的抗原及抗体检查,以明确属于哪一种肝炎。当甲肝病毒抗体免疫球蛋白 M(抗-HAVIgM)阳性时即可考虑为甲型肝炎;高滴度的抗乙肝核心抗体免疫球蛋白 M(抗-HBcIgM)阳性伴有乙型肝炎表面抗原(HBsAg)阳性时,可考虑为乙型肝炎。同样采用丙型、丁型、戊型、庚型肝炎特异性的诊断试剂盒进行检测,均可分别协助确定肝炎的病原。

13. 巩膜和皮肤黄疸是怎样形成的?

临床上把眼白部位的巩膜和皮肤发黄叫做黄疸。黄疸形成的过程与人体血液中红细胞的破坏、肝脏的正常功能及胆道的畅通因素直接相关。

在正常情况下,人体血液中的红细胞不断从骨髓中产生。红细胞的生命期平均为 120 日。衰老的红细胞自然破坏后就产生血红蛋白。每日约有 250 毫克～300 毫克的血红蛋白在体内要转化为间接胆红素。这种间接胆红素随血液循环到达肝脏,在肝细胞内转化为直接胆红素。肝细胞分泌直接胆红素到毛细胆管后,成为胆汁中的主要成分。胆汁从胆管经小肠到大肠,在小肠下段和大肠里的细菌会把直接胆红素还原,转变为胆素原,每日约排出 40 毫克～280 毫克的粪胆素(由胆素原氧化而成),使大便染成黄色。胆素原的另一小部分重新由肠道吸收入血,再回到肝脏,随血循环由肾脏排出(每日约 0.5 毫克～4.0 毫克),即尿胆原。

上述过程周而复始,产生量和排泄量处于动态平衡中。所以正常人体中的胆红素量是恒定的。血液中含有 17.1 微摩尔/升(1 毫克%)胆红素(其中直接胆红素约 0 毫克～0.2 毫克,间接胆红素约 0.7 毫克～0.8 毫克)。尿胆原为少量,大便保持正常黄色。

当上述过程中的任何一个环节发生病变或故障时,胆红素就会大量返流或存留在血中,血清胆红素量就可以升高。当血液中血清胆红素量>34.2 微摩尔/升(即 2 毫克%)时,巩膜、皮肤粘膜就会发黄,称为黄疸。

14. 患肝炎时怎么会发生黄疸,尿似浓茶,大便发白?

在人体胆红素(胆汁成分)的代谢过程中,肝细胞承担着重要任务。首先是衰老红细胞形成的间接胆红素随血循环运到肝细胞表面时,肝细胞膜微绒毛将其摄取,进入肝细胞浆内,与 Y、Z 蛋白固定结合后送至光面内质网中,靠其中葡萄糖醛酸基移换酶的催化作用,使间接胆红素与葡萄糖醛酸结合成直接胆红素(色素 I、II 混合物);在内质网、高尔基体、溶酶体等参与下直接胆红素排泄到毛细胆管中去。可见肝细胞具有摄取、结合、排泄胆红素的功能。

当肝脏发炎时,肝细胞成为各种病毒侵袭的靶子和复制繁殖的基地,在机体免疫的参与下肝细胞功能减退,受损凋亡或坏死。处理胆红素的基地遭到破坏,加上整个肝组织炎性细胞浸润、充血、渗出、水肿,与肿胀变性、坏死的肝细胞混杂一起,破坏了原有的肝小叶结构,新生的肝细胞排列不整齐,阻塞通道,使胆红素不能通过正常渠道运行,而大量返流入血。血液中增高的胆红素(>34.2 微摩尔/升,即 2 毫克%)把眼巩膜和全身皮肤染成黄色。反流的血清胆红素大部分是直接胆红素,它可以溶于水,通过肾脏从尿中排出。尿液被胆红素染成深黄色,甚至似浓茶色。有部分患者胆道被炎症和坏死组织暂时阻塞,胆汁不能通畅地进入肠道,可在一个短时期内出现大便颜色变浅甚至变成陶土样和灰白色。

15. 肝性黄疸除使眼睛、皮肤发黄外,还能引起其它部位黄染吗?

肝炎患者血清胆红素超过 34.2 微摩尔/升(2 毫克%),就可使皮肤、粘膜出现黄疸。临床上黄疸常首先出现于眼结膜及巩膜,其次是口腔的硬、软腭和粘膜。胆红素不仅是一种黄染的色素,而且需要和蛋白质结合才能较持久地使体液、组织和脏器染黄。由于胆红素和含弹性硬蛋白的组织结合最紧密,因此巩膜、血管、韧带、睑板、皮肤等一旦被染黄,消退较缓慢。

随着黄疸加深,尿液、汗水、泪水、精液、痰液以及乳汁都可染黄,抽出的胸水、腹水也含有胆红素。但是唾液和脑脊液,由于含蛋白量较少,一般不致染成黄色。

事实上长期高黄疸的患者,不仅肝脏染黄后可发生胆汁性肝硬变,其它实质性脏器也不同程度被胆红素黄染并影响其功能。就连肠壁、腹腔内大网膜、神经核也可被染黄,只要是血液流经之处,黄染就存在,只是程度深浅不同而已。

16. 有黄疸就是肝炎吗?

有黄疸就是肝炎的说法是不正确的。因为:

(1)某些原因(先天性代谢酶和红细胞遗传性缺陷)以及理化、生物及免疫因素所致的体内红细胞破坏过多,发生贫血、溶血,使血内胆红素原料过剩,均可造成肝前性黄疸。

(2)由于结石和肝、胆、胰肿瘤以及其它炎症,致使胆道梗阻,胆汁不能排入小肠,就可造成肝后性黄疸。

(3)新生儿降生不久可因红细胞大量破坏,肝细胞对胆红素摄取障碍而出现生理性黄疸。还有先天性非溶血性吉尔伯特(Gilbert)病引起的黄疸和新生霉素引起的黄疸,都是肝细胞内胆红素结合障碍所造成。另外一些感染性疾病如败血症、肺炎及伤寒等,在少数情况下也可出现黄疸。严重心脏病患者心力衰竭时,肝脏长期淤血肿大,可以发生黄疸。各种原因造成的肝细胞损害,均可引起肝性黄疸。

由此可见,只要是血中间接胆红素或直接胆红素的浓度增高,都可以发生黄疸。肝炎仅是肝性黄疸的诱因之一。遇到黄疸患者,应根据具体情况,结合体征、实验室检查、肝活体组织检查、B超及CT、磁共振等理化检查结果进行综合判断,找出黄疸的原因,千万不要一见黄疸就武断为肝炎。

17. 患黄疸型病毒性肝炎时,应与哪些疾病相鉴别?

患黄疸型病毒性肝炎时,应与下列各病鉴别:

(1)传染性单核细胞增多症:这些患者有发热、咽峡炎、浅表淋巴结肿大、周围血白细胞增高并有异形淋巴细胞(>10%)。血清嗜异凝集试验阳性及EB病毒抗体免疫球蛋白M阳性等即可确诊。

(2)钩端螺旋体病:在流行区首先要除外此病。有疫水接触史,高热伴腓肠肌明显疼痛、表浅淋巴结肿大、皮肤及粘膜出血倾向,肾脏损害,白细胞增加,尿中红细胞、蛋白及管型阳性。如在血和尿中找到病原体,血清钩端螺旋体凝集溶解试验阳性等,即可与肝炎鉴别。

(3)药物性肝炎:有服药史,服用氯丙嗪、消炎痛、苯巴比妥类、磺胺类、对氨水杨酸、卡巴肿等,可致中毒性肝炎。此时胃肠道症状不明显,黄疸出现之前无发热,血清丙氨酸氨基转移酶升高很明显,但絮浊反应正常等可资鉴别。

(4)胆管结石:较多见于中年妇女,常有反复发作急性腹绞痛史,并放散至肩背部,黄疸与腹痛发作有关,呈间歇性。碱性磷酸酶、胆固醇、γ-谷氨酰转肽酶等增高,胆道造影可有结石显影。

(5)胰、胆肿瘤:老年人多见。胰头癌起病缓慢,总胆管癌隐匿发病,患者消瘦明显,上、中腹区痛持续加重,黄疸呈进行性加深。碱性磷酸酶、胆固醇及γ-谷氨酰转肽酶增高。B超、CT及磁共振检查可探及肿物、胆囊肿大或胆管扩大等可明确诊断。

(6)其它:与肝脓疡、回归热、败血症等均应注意鉴别。

18. 孕妇妊娠后期出现黄疸主要有哪些病因？

怀孕的妇女在妊娠的第7～9个月（妊娠后期），突然发生巩膜、皮肤、粘膜黄染的情况并不罕见。由于孕妇生理负担重，一旦发生黄疸，病情骤变严重，死亡率特别高。为拯救母婴的生命，及早作出正确诊断，及时抢救治疗至关重要。

临床上妊娠后期黄疸较常见的病因有：

（1）各种病毒所致的黄疸型病毒性肝炎。甲型、乙型、丙型、丁型、戊型、庚型肝炎病毒、EB病毒及巨细胞病毒等，都可引起这种肝炎。大流行中引起孕妇死亡率最高的是戊型病毒性肝炎。

（2）妊娠中毒症合并肝脏损害的数量仅次于病毒性肝炎。

（3）妊娠期复发性肝内胆汁淤积症，临床经过比较良好。

（4）妊娠合并药物性肝内胆汁淤积症，与服药史明显有关，黄疸常在服药后4周内发生。黄疸出现前常有恶寒、发热、恶心及呕吐。黄疸出现时常伴发皮疹，血中嗜酸性细胞升高，停药保肝及抗过敏治疗后，黄疸可在数周、数月消退；再用此药黄疸可以再现。

（5）妊娠期急性脂肪肝。此病虽少见，但一旦发生，大部分孕妇在病后2周内死亡；胎儿常早产，死亡率也极高。单从临床症状很难与重型病毒性肝炎鉴别。起病时常有腹痛（可伴急性胰腺炎），50％患者尿少伴肾功能衰竭，严重低血糖，低蛋白血症，血氨、淀粉酶升高，血清胆红素可达427.5微摩尔/升（25毫克％），但尿胆红素始终阴性，B超显示脂肪肝波型。肝脏病理检查呈现严重脂肪变性，几乎见不到肝细胞坏死及细胞浸润或炎性改变，这是该病的主要特征。

19. 妊娠后期黄疸型肝炎有何特点？如何处理？

妊娠后期肝炎除具有一般病毒性肝炎所有的临床表现

外,还有病情重、进展快及病死率高的特点。正常妇女患肝炎出现重型肝炎的比例在 1‰～1％间,病死率为 3.1％;而妊娠肝炎发生重型肝炎的比例在 10％～20％,病死率 15％左右。其它特点如下:

(1)易发生产后大出血,发生率为 28.9％,比正常产妇高 15～30 倍。

(2)易发生胎儿早产,早产率为 41.9％,死胎亦常见。

(3)晚期妊娠对肝脏有潜在影响,如血液稀释,血清白蛋白与球蛋白比值及血浆总蛋白降低,肝脏对磺溴肽钠的排泄异常,血脂和碱性磷酸酶升高,肝糖原贮备减少,凝血因子异常;在感染病毒性肝炎后,这些影响加重;再加上妊娠对营养的需求量增加、精神不稳定等,均可加重肝脏负担,诱发重型肝炎。处理上应密切观察病情变化,加强各项护肝措施,做好按重型肝炎抢救的准备。

孕妇患肝炎后的处理方法如下:

(1)是否中止妊娠? 多数学者认为在积极观察治疗下,任其自然分娩。因为麻醉、创伤、出血均可加重肝脏的负担。临产时如遇产力不足、滞产,应设法尽量缩短产程。

(2)积极预防出血。黄疸较重时,常伴有不同程度的凝血障碍,产前应给予维生素 K,同时输注新鲜血浆或鲜血。产时保护好会阴,产后应立即用宫缩剂催产素。

(3)产后常规用抗生素。因分娩过程中,产道细菌及内源性肠道细菌极易扩散感染。

(4)产后应回奶,母婴隔离。婴儿用人工喂养。

20. 无黄疸型肝炎有传染性吗?

有人认为肝炎出现黄疸才有传染性,而无黄疸型肝炎似乎没有传染性,不必隔离。这是错误的。因为从肝炎的病原学、流行病学、病理学和临床表现多方面观察,只是有无黄疸的区别,肝炎的本质并无不同。

从临床表现看,无黄疸型与黄疸型急性肝炎基本相似。只是无黄疸型肝炎发病隐袭,症状轻微,经过缓渐,可能与患者免疫应答相对轻,所致肝细胞损伤的程度及广度比黄疸型较轻微。

肝炎有无传染性并非由黄疸的有无和轻重来决定,而是与有无病毒血症的存在和病原是否正在复制,血和肝脏内复制指标是否明显有关。以乙肝病毒为例,只要乙肝病毒的复制指标〔乙肝 e 抗原(HBeAg)、脱氧核糖核酸聚合酶(DNAP)及乙肝病毒脱氧核糖核酸(HBVDNA)等〕阳性或持续存在,不管临床上是黄疸型,还是无黄疸型,它们对易感者的传染性是完全一样的。实验感染证明,乙肝表面抗原及乙肝 e 抗原双阳性的血清稀释到千万分之一时仍有传染性。这说明只要乙肝 e 抗原阳性,不论有黄无黄,都有传染性。

21. 哪些现象常被误诊为肝脏肿大?

在实践中医生经常由于临床经验不足,而将患者腹壁组织或肝脏邻近组织误认为肿大的肝脏。以下情况应特别注意。

(1)腹部肌肉发达者的腹直肌腱及肥胖者的皮下脂肪结节,都可能被误认为是肝下缘。其实肌紧张所触及的肌腱和脂肪结节都不随呼吸而上下移动,据此即可排除肝脏肿大。

(2)胆囊肿大。阻塞性黄疸患者的肋缘下可触及球形有囊状感的胆囊。如胆囊与周围的大网膜、十二指肠有粘连,则界限不清,容易混淆。此时需做 B 超、胆囊造影、CT 或磁共振检查予以区别。

(3)右横结肠当肝脏。特别是消瘦和腹壁松弛者,如果横结肠胀气或合并便秘时,常易和肝下缘混淆。临床上可造成似是而非的假象,今天摸到,明天摸不到。

(4)右肾下垂。患者消瘦,腹壁薄,用双合诊可触及圆形肿物,有时似与肝下缘相连接。但如果深吸气时可感到此物滑动,患者则有酸胀感觉,就应考虑是肾不是肝。

另外右肾上腺肿瘤、胃大弯处肿瘤,第十一、十二肋软骨等亦可能误诊为肝脏肿大。医生判断失误是误诊肝肿大的主观原因之一。

22. 为什么有的急性肝炎患者肝脏不肿大？影响肝脏在肋缘下触及的因素有哪些？

患急性肝炎时,肝脏出现充血水肿,在肝组织内有淋巴细胞、单核细胞及中性白细胞等浸润,肝细胞呈肿胀、气球样变。因此,急性肝炎时肝脏肯定较原先肿大。但是临床上所谓"肝大",是以肝脏上下界距离是否超过9厘米～11厘米,肋缘下是否触及,剑突下肝边缘是否超过3厘米为依据的。肝脏是立体的实质器官,如果肝脏仅是前后径和左右径增大,则在肋缘下就不易触及。加上肝脏下缘的位置随患者的体型而变化,受是否动态观察等因素影响。仅以医生在右肋下缘未触及肝缘就做出肝不大的结论是不科学的。影响肝脏在肋缘下触及的因素很多。

(1)年龄:儿童4岁以内多可触及肝脏,一般在1厘米～3厘米范围内。4岁后个别孩子肝脏仍可触及,但不应超过1厘米。

(2)性别:男性比未婚女性容易触及肝脏。

(3)体型:消瘦衰弱者比肥胖健壮者易触及。

(4)呼吸:深吸气时肝脏下移易触及。歌唱演员、号手、举重运动员等肺活量较大的人员易触及肝脏。

(5)职业:经常站立工作者肝脏触及率高。如外科医生、海员、搬运工、交通警及售货员等。

(6)时间：晚间比早晨易触及。

(7)地区：高原地区比平原地区的人触及率高。

(8)运动：剧烈运动后肝脏可肿大，休息后回缩。

(9)妊娠：多次妊娠的妇女由于肝韧带及腹壁松弛导致肝脏下垂而易被触及。

(10)疾病。右侧胸腔积液、胸膜肥厚、肺气肿、肺肿瘤及肺炎等可将肝脏下推。而腹腔肿物、腹水等又可将肝脏上顶等引起肝脏位置移动。

23. 肝炎患者为什么会有肝区疼痛？

肝胆唇齿相连，均由腹腔神经丛交感支、迷走神经腹支和脊髓神经的膈神经支配。肝、胆组织中分布着许多内脏神经的感受器。肝脏一旦发生炎症或接受压力、温度或化学性刺激，就可形成冲动，传入大脑，产生疼痛、压痛甚至绞痛或针刺样、烧灼样感觉。肝包膜上的神经与膈神经相连，属脊髓感觉神经支配。急性肝炎患者由于肝脏充血、肿胀、渗出和肝细胞坏死，使肝脏外的包膜极度撑开，撑紧的肝包膜刺激神经后产生胀痛、钝痛、重压感或针刺样疼痛，体检时患者常诉有触压或叩击痛。

慢性肝炎或肝炎恢复期时，肝肿胀引起肝包膜的紧张度已相应缓解，肝脏功能已明显好转或正常。但患者仍常感到肝区有隐痛、阵发性刺痛或灼热感；看电影、电视和球赛等节目时，上述症状可减轻或消失。这些现象很可能是由于久病后大脑已形成疼痛的固定兴奋灶，一时难消。同时要排除以下几个原因。

(1)肝包膜周围炎：肝炎的炎性渗出物使肝包膜与腹膜或肝脏邻近组织发生纤维素性粘连。一旦劳累、体位转换、感冒、饮食后牵扯了粘连处的神经,可引起肝区疼痛不适。只要这种丝状粘连存在,肝区疼痛就可间断发生。

(2)胆囊胆管感染:急性肝炎,特别是黄疸型肝炎,约60%～90%要引起胆囊及胆管感染。胆囊内的炎症和寄生虫、细菌、结石的存在,常可引起肝区不适甚至剧烈绞痛。

(3)胆汁外渗或肝细胞短期内大量坏死:均可引起肝区疼痛。

(4)肝癌:使肝脏急剧肿大,可有难以忍受的剧痛。

疼痛还和每个患者个体敏感性不同有关。多数患者经过解释和必要的治疗,随着肝功能恢复正常,疼痛可完全消失。

24. 肝区痛就是肝炎吗?

肝区痛是指右侧季肋部的自发性疼痛。有的患者就是因为肝区痛而来找大夫,这是可以理解的。因为我国肝炎发病率高,肝炎急性期、恢复期都可具有肝区痛的症状和叩击痛的体征。但是肝脏周围邻近脏器组织很多,有肝区痛者不一定就患肝炎,应从多方面去寻找原因。

(1)固定性的书写体位,可使肋间肌肉受压产生局部疼痛;近期肠道病毒感染可引起流行性胸痛;近期接触水痘的年轻人突然肝区痛要注意带状疱疹的发生。另外打架斗殴或意外撞击引起胸壁挫伤、肋骨骨折都可以肝区痛来就诊。还有肋间神经痛、肋间肌损伤、胸壁结核等胸壁疾患都可能是肝区痛的原因。

(2)胸膜和肺组织的病变也会有肝区痛的症状。如久咳胸胁疼痛;肺癌、结核性胸膜炎、气胸、肺栓塞及肺炎都可引起右季肋部疼痛。

(3)肝胆疾患,特别是肝癌、胆管癌及胆石症等都可引起较剧烈的阵发性肝痛。中毒性肝炎、胆道感染、肝脓肿引起的肝区痛与肝炎的肝区痛很相似。

(4)膈下脓肿、右肾肿瘤及胰头癌患者也有类似右季肋部疼痛的表现。

有肝区痛时不要只想到是肝炎,应根据具体情况去请教医生,做进一步的检查,除外其它疾患。

25. 肝炎患者为什么容易出血?

肝炎患者,特别是慢性肝炎和重型肝炎晚期,经常可见牙龈自发渗血,流鼻血难以止住,皮肤出现淤斑,注射部位流血不止、便血、吐血、尿血,食管静脉破裂后出血,还可见两下肢及臀部出现紫癜、血性胸水或腹水等。肝炎时出血的原因很复杂,有些机制还不清楚,但是与以下几个原因有关。

(1)肝炎使凝血因子合成减少。正常血液中存在着抗凝血物质和凝血因子,可使血液流动不被凝固,又可使出血的部位及时止血。肝脏是合成 I、II、V、VII、IX、X 等凝血因子的器官。肝炎时,抑制和破坏了这些凝血因子的质和量,从而使血液凝固能力降低。

(2)肝炎时凝血因子消耗增加。肝细胞承担着清除凝血物质的能力,而肝炎时这种能力降低;炎症又要促进凝血活酶样物质释放,使凝血因子较平时的消耗明显增加。

(3)肝炎病毒或抗原-抗体复合物直接损伤血管内皮,激活凝血系统,可造成弥漫性血管内凝血和循环血液中大量微血栓的形成。微血栓使肝、肾、脑等器官的血流受阻,组织缺血、坏死和出血。

(4)有止血作用的纤维蛋白溶解。平时纤维蛋白的形成酶要靠肝脏清除。肝炎严重时这种能力降低,促使纤维蛋白溶解而出血。

(5)血小板质量异常。血小板是血液中止血的尖兵。肝炎病毒和免疫复合物可抑制骨髓，使产生血小板的量减少、质受损。整个过程与脾功能亢进及血管内凝血使血小板杀伤消耗过多亦有关。

（6）内毒素血症与出血密切相关。肝炎特别是重型肝炎时，来自肠道的内毒素不能被肝脏滤过、解毒而进入血流，可使血液释放血栓形成物质（如血栓素，Thromboxane）等引起弥漫性血管内凝血。

（7）继发感染。重型肝炎和慢性肝炎使机体抵抗力下降，各种病原菌趁虚而入，引起肺炎、腹腔感染、皮肤脓肿、败血症及深部真菌感染等。病原菌感染和繁殖时所产生的内外毒素和免疫物质结合，可激活凝血系统形成大量血栓，导致出血现象。

总之，肝炎时的出血，可以上述某一因素为主，也可能是多种因素综合作用的结果。

26. 血管痣和肝掌是怎么产生的？

肝病患者常可出现血管痣和肝掌，到底是什么原因呢？肝脏不仅是生命物质的代谢器官，还是人体性激素的调节和灭活器官。特别是由人体性器官分泌的雌激素，必须经过肝脏后才能使功能减弱或使活性消失。但肝脏出现急、慢性炎症或其它疾病时，它对雌激素的灭活能力明显下降，结果造成雌激素在体内大量蓄积，以致引起体内小动脉扩张。血管痣就是皮肤粘膜上的小动脉扩张的结果。小动脉扩张后酷似蜘蛛网，用铅笔尖压住"蜘蛛体"，网状形态立即消失。此痣小如小米粒，大的有 2 厘米～3 厘米，数量少的 1～2 个，多则数百个；多见于胸部以上、面颈及上肢手背等部位。急性肝炎患者血管痣的发生率约 1% 左右，而慢性肝炎可达 54% 左右。血管痣的出现常和肝功能状态相平行。当肝功恶化时，血管痣可急剧增多；肝功好转后,此痣可由原来鲜红色变棕黑色,继而消失。

肝掌的发生原因与血管痣一样,它主要发生在慢性肝炎及肝硬变的患者手掌上。肝掌就是在肝病患者手掌的大、小鱼际及手指掌面、手指基部呈现的粉红色(融合或未融合)胭脂样斑点,压之退色,久者可形成紫褐色。如仔细观察可见许多星星点点扩张连成片的小动脉。肝掌也随肝功好转而减轻或消失。

雌激素灭活的失衡还可使肝炎患者出现毛细血管扩张、月经失调、睾丸萎缩或男性乳房发育。长此以往还可造成皮肤细胞内黑色素的增加引起肝性黝黑面容。

27. 肝炎患者抽血主要检查什么?

医院给肝炎患者抽血,检查项目主要是:

(1)血清黄疸指数及胆红素定量:肝脏可以制造和排泄胆汁,当肝细胞受损时,胆汁逆流入血造成血清胆红素含量升高。此项检查可以反映黄疸的有无、程度和性质。正常人血清中有微量胆红素。正常值:黄疸指数为 4 单位～6 单位;胆红素定量为 17.1 微摩尔/升(1 毫克%)以下。

(2)血清丙氨酸氨基转移酶(ALT,曾用 GPT 即谷丙转氨酶)活力测定:肝脏中此酶比血中浓度高 1 万倍。肝脏病变时,肝细胞膜的通透性增加,肝脏转氨酶释放入血,使血清酶含量升高。此酶升高幅度常反映肝细胞损伤程度(详见 29 问)。

(3)血清蛋白质总量、白蛋白和球蛋白比值测定:这类蛋白质由肝脏合成和代谢的蛋白质的功能试验可以反映:急、慢性肝炎时,白蛋白合成减少,球蛋白无变化或增多,总蛋白量正常或降低;白蛋白/球蛋白比值(A/G)改变或倒置。这些指标的正常值:总蛋白 60 克～80 克/升(6 克～8 克%);白蛋白

35 克～55 克/升(3.5 克～5.5 克%);球蛋白 20 克～30 克/升(2 克～3 克%);白/球比值 1.5～2.5∶1。

(4)麝香草酚浊度试验(TTT):TTT 试验是肝脏蛋白代谢混乱的一种定性试验。肝脏病患者的血清与麝香草酚巴比妥缓冲液试剂混合后即可出现混浊,通过混浊程度与事先备好的标准混浊试管进行比较,可测出其混浊程度。正常值为 0～6 马氏单位,大于 7 马氏单位为阳性。其混浊程度与肝损伤程度基本平行。急性肝炎早期即可出现阳性,恢复期转为阴性;持续阳性者是向慢性转化的指征。慢性活动性肝炎及肝硬变活动期均可为阳性。静止期可下降或接近正常。目前大医院均用蛋白电泳测定取代该检验,但农村和基层医院仍有沿用该检验,作为常规肝功的指标之一。

28. 引起血清丙氨酸氨基转移酶升高的原因有哪些?

血清丙氨酸氨基转移酶(简称转氨酶)存在于肝细胞的线粒体中,只要肝脏发生炎症、坏死、中毒等损害,转氨酶就会由肝细胞释放到血中。所以肝脏本身的疾患,特别是各型病毒性肝炎、肝硬变、肝脓肿、肝结核、肝癌、脂肪肝、肝窦状核变性均可引起不同程度的转氨酶升高。

除肝脏外,体内其它脏器组织如心、肾、肺、脑、睾丸、肌肉也都含有此酶。因此当心肌炎、肾盂肾炎、大叶性肺炎、肺结核、乙型脑炎、多发性肌炎、急性败血症、肠伤寒、流脑、疟疾、胆囊炎、钩端螺旋体病、流感、麻疹、血吸虫病、挤压综合征等亦均可见血中转氨酶上升。

因为转氨酶是从胆管排出的,如果有胆管、胆囊及胰腺疾患,胆管梗阻,也可使转氨酶升高。临床常见的有胆囊炎、胆管蛔虫、肝胆管结石、胆囊及胆管肿瘤、壶腹周围癌、先天性胆管扩张症、急慢性胰腺炎、胰头癌及出血坏死性胰腺炎。

药源性或中毒性肝损害,以及药物过敏都可引起转氨酶升高,并常伴淤胆性黄疸和肝细胞损伤。临床有报告在用药12～48 小时即可引起转氨酶升高,4～10 日可达高峰,及时停药者多在 3 周内恢复正常。

其它内科疾病,如患系统性红斑狼疮、甲状腺功能亢进、糖尿病、恶性网状细胞病、心力衰竭、风湿热、消化性溃疡、急慢性胃肠炎及尿毒症等均可发生转氨酶升高。

正常妊娠、妊娠中毒症、妊娠急性脂肪肝等也是转氨酶升高的常见原因。

另外,剧烈运动后亦可引起转氨酶增高。运动后乳酸含量增加,在体内积聚,乳酸代谢使机体相对缺氧及低血糖,造成肝细胞膜通透性增加,引起转氨酶升高。

由此可见,血清转氨酶升高的原因是多方面的,临床上和生活中遇到单项转氨酶增高的人,千万不要武断地肯定为肝炎。必须详细询问病史,作必要的理化检查,并可结合甲型、乙型、丙型、丁型、戊型、庚型肝炎的特异性诊断和肝活检来协助确诊。

29. 肝炎时的血清酶学检验中哪些是最常做的? 有什么临床意义?

见表 1、表 2 及表 3。

表1 反映肝细胞损害的血清酶检验

名　称	分　布	正常值	意　义
丙氨酸氨基转移酶（ALT、曾用GPT）	肝＞肾＞心＞肌肉	5～25Karman 单位（一般 30 以下）	是肝细胞损害的敏感指标,此酶升高常反映肝细胞的损害和坏死
天门冬氨酸氨基转移酶（AST,曾用GOT）	心＞肝＞肌肉＞肾	8～28Karman 单位（一般 30 以下）	心肌梗死和心肌炎时比肝炎时高
腺苷脱氨酶（ADA）	肝、肾、小肠、肌肉,90%存在肝细胞内	＜25 单位（改良Martinek 法）	肝细胞损害时此酶升高
乳酸脱氢酶（LDH）	心、肾、横纹肌、肝和脑	总活力为 303±60.5 单位	总活力增加无特异性
LDH 同功酶 HDH₁～LDH₅	心肌组织、横纹肌、肝	含量多少次序 $LDH_2 > LDH_1 > LDH_3 > LDH_4 > LDH_5$	心肌梗死时 LDH_1 升高,肝病时 LDH_5 升高＞4%（圆盘电泳法）
谷氨酸脱氢酶（GDH）	肝、肝小叶中央	4.5 单位/升	常作为酒精性肝损害的标志
血清谷胱甘肽转移酶(GST)	肝细胞浆	13.6±5.8 国际单位/升	GST 增高幅度重型肝炎＞慢性活动性肝炎＞急性肝炎＞肝硬变＞乙肝病毒携带者
血清卵磷脂-胆固醇酰基转移酶（LCAT）	由肝合成分泌入血	72～120 微摩尔/（毫升·小时）	与血浆脂蛋白结构和功能密切相关,肝病时合成减少

表 2 反映肝炎时纤维化的血清酶检验

名　称	分　布	正常值	意　义
单胺氧化酶 (MAO)	结缔组织	12~40 单位	肝硬变时 MAO 升高
脯氨酰羟化酶 (PHO)		3.95 ± 1.187 微克/毫升(放免法)	慢性肝炎中、重型、肝硬变及部分原发肝癌时血清中此酶升高

表 3 反映肝炎时胆汁淤积的血清酶检验

名　称	分　布	正常值	意　义
碱性磷酸酶 (ALP)	骨、肝、肠、胎盘	0.5~15.3 微摩尔·秒$^{-1}$/升	胆汁淤积,肝内炎症及癌症时升高
γ-谷氨酰转肽酶 (γ-GT,GGT)	肾、胰、肝	总活力 <40 单位/升(γ-谷氨酰对硝基苯胺法)	胆汁淤积,肝外阻塞及癌症时升高
亮氨酸氨基肽酶 (LAP)	人体各组织内	<50 国际单位/升(同蓝 B 测定法)	肝、胆、胰疾患时活性升高,肝内外胆汁淤积及肝癌时升高,肝外恶性胆道阻塞时升高更显著
5'-核苷酸酶 (5'NT)	胆小管和窦状隙面	17~183 纳摩尔·秒$^{-1}$/升	与碱性磷酸酶相同

30. 哪些细菌常可引起肝脏损害?

(1)肺炎双球菌主要引起中毒性肝炎,其黄疸发生率为 3%~24%。肝损害常发生在病程的 3~12 日,平均 5 日左右,极少数患者可发生肝昏迷。

(2)链球菌感染性败血症引起黄疸者有 3%,但肝损害比肺炎双球菌严重得多,除中毒性肝小叶坏死外,尚可见病原引起的急性非化脓性肝细胞坏死。个别有亚大块肝坏死。

（3）金黄色葡萄球菌引起肝脓肿最常见，有败血症时可发生中毒性肝炎。

（4）淋球菌急性败血症常并发肝脓肿，细菌及其毒素都是直接损害肝脏的因素。

（5）大肠杆菌败血症引起肝损害及黄疸在成人多见，而泌尿系感染影响肝脏者则多见于小儿，特别是新生儿，主要是中毒性淤胆性肝炎，与细菌内毒素有关。

（6）伤寒杆菌引起的肝损害比副伤寒多见。各种沙门菌引起肝损害都在 2％左右，不仅细菌直接引起肝小管炎性肝炎，同时其内毒素可致中毒性肝炎。伤寒时引起丙氨酸氨基转移酶（简称转氨酶）升高者约 24％～87.5％，黄疸发生率为 0.4％～7.6％。

（7）痢疾杆菌引起中毒性痢疾时，细菌内外毒素均可致肝脏损害，使转氨酶中度或轻度升高，少数可发生轻度黄疸。

（8）厌氧菌发生败血症者并发黄疸达 10％～59％，引起肝脓肿者亦相当常见。

（9）结核杆菌引起慢性肺结核的尸体解剖中，发现并发肝结核者达 79％～99％，晚期结核的黄疸发生率达 80％；急性结核性门脉炎可使患者猝死。结核菌可在肝脏内引起结核瘤、肉芽肿胆管炎、脂肪变和淀粉样变等。

（10）布氏杆菌常可引起肝脏肉芽肿、门脉纤维化和肝细胞坏死，严重者可发生肝硬变。

（11）其它如梭状芽孢杆菌、产气菌、土拉伦斯菌均可引起败血症伴肝功异常及黄疸，甚至发生粟粒样肝脓肿。

31. 除甲型、乙型、丙型、丁型、戊型、庚型肝炎病毒外，还有哪些病毒能引起肝脏损害？

（1）疱疹病毒：在新生儿易致全身性感染而侵犯肝脏；对

免疫缺陷或使用免疫抑制剂的成人可发生致命性肝炎。疱疹病毒性肝炎在小儿较成人多见,肝内呈多发的出血性坏死灶,肝组织中能分离到病毒,多数发生黄疸,肝功明显异常,有严重出血倾向,幼婴儿及老年患者常呈暴发性肝功衰竭。

(2)EB 病毒:可引起传染性单核细胞增多症,常致肝损害,黄疸发生率约 5%～10%,多在病后第五日开始,10～13 日达高峰。引起丙氨酸氨基转移酶(简称转氨酶)升高者占 80%,絮状反应常呈阳性,1/3 病例碱性磷酸酶升高,肝功异常多数在 2 月内恢复正常。偶有成为慢性肝炎、肝硬变者。特异性抗体升高和嗜异性抗体阳性可辅助诊断该病。

(3)巨细胞病毒:为婴儿肝炎综合征的主要病原。输血、器官移植或免疫抑制剂的长期使用者(成人),可发生多灶性肝细胞坏死,病程酷似甲、乙型肝炎,但黄疸出现后发热持续较久,可达 3 周左右,甚至 3 月余。另外,极少数患者发展为肝功衰竭、慢性肝炎或肝硬变。肝脏有时可出现肉芽肿病变。诊断主要靠该病毒的特异抗体测定、病毒分离和肝活组织检查。

(4)水痘病毒:只有播散性水痘感染时较易出现肝损害。患者中毒症状明显,转氨酶和胆红素均中等度升高。

(5)肠道病毒:报道柯萨奇病毒 $A_{10,13,18}$,$B_{3,4,5}$ 型,埃可病毒 $1,4,6,7,9,11,12,14$ 等型均可引起肝炎。但严重肝坏死者不多见。存活者肝功恢复完全。

(6)虫媒病毒:如黄热病毒可引起广泛性肝细胞坏死。发热、黄疸、出血、少尿是该病主要特点。埃波拉出血热的部分患者可有肝脏坏死和炎症,黄疸发生率为 2.9%,少数患者转氨酶及黄疸明显增高。

(7)腺病毒:引起呼吸道感染同时侵犯肝脏,已从腺病毒肝炎患者中分离到腺病毒 $1、2、3、5、11、16$ 型。

(8)其它呼吸道病毒:如风疹、麻疹、马尔波病毒及流行性腮腺炎病毒均可引起转氨酶升高。风疹及马尔波病毒可引起肝坏死、高黄疸和肝硬变等。

32. 肝炎患者的糖代谢异常有哪些特点？

我们对 668 例肝炎患者进行糖耐量试验,发现急性肝炎患者糖耐量曲线不正常的占 50%,慢性迁延性肝炎占 74.2%,慢性活动性肝炎占 82.7%,肝炎后肝硬变占 90%。可见肝脏损害越重,损害时间越长,糖耐量减低越明显。急性肝炎患者康复后糖耐量曲线绝大多数复常。国内外文献报道病毒性肝炎患者糖代谢异常的特点主要是:

(1)空腹血糖大部分正常,空腹尿糖常阴性。

(2)糖耐量随肝功异常呈进行性降低:服糖后 0.5～1 小时血糖异常增高,餐后 2 小时尿糖＞卄。这说明肝功异常者血糖难以转化为肝糖原储存。

(3)饭前或空腹时出现低血糖反应。

(4)有高胰岛素血症,对内、外源性胰岛素均不敏感。

(5)常无胰源性糖尿病所见的血管和神经性并发症。

(6)临床很少出现三多一少症状,罕见酮症性酸中毒。

(7)随肝病好转,糖耐量曲线趋于正常。

病毒性肝炎出现糖代谢紊乱的原因可能与肝病时产生抗胰岛素反应有关;胰岛素靶器官(肝、骨骼肌、脂肪组织细胞)因肝病而使受体减少;肝炎时血浆胰岛素水平高,血糖亦高,因此考虑胰岛素与受体结合能力降低;乙肝病毒等对胰腺直接影响;肝炎使体内激素代谢异常,打破了对胰岛素之间的制抑平衡;营养障碍及利尿剂等药物使用引起低钾血症,低血钾可使胰岛 β-细胞发生变性。

33. 患肝炎时主要有哪些心脏方面的临床表现？

病毒性肝炎是一种全身性传染病，它的病变不但累及肝脏，而且会累及其它脏器，包括心脏在内。急性黄疸型病毒性肝炎的成人患者，约7%可以出现心悸、呼吸不畅、心绞痛样发作和心电图异常，而以单纯心电图变化最常见。肝炎患儿年龄越小，心电图异常率越高，3岁以下有89%，6～13岁有43%发现心电图变化。这种变化在疾病早期最明显。心电图异常主要是T波改变，其次是各种心律失常，尚有心室肥大、不完全性束支传导阻滞等。上述各种异常97%在病期40天内恢复。

慢性病毒性肝炎除了病毒、免疫复合物、胆血症等因素可引起心脏病变外，自身免疫或许亦有致病作用。有人报告慢性迁延性肝炎引起的心脏病征有心悸占23.4%，气短占15.4%，胸闷占8.4%，少数有心前区痛。心电图上主要有ST和T波改变、窦性心动过速或过缓、室性期前收缩和传导阻滞。

慢性活动性肝炎除具有迁延性肝炎同样的心脏表现和心电图变化外，随病情波动，有时出现局限性心肌炎、心前区疼痛并有心包摩擦音、心脏肥大、急性心源性脑缺血综合征、室内传导阻滞、完全性房室脱节和充血性心力衰竭等。但绝大多数的慢性活动性肝炎引起的心脏病不需特殊治疗。心电图异常持续时间短者1个月，长者数十年；强调保肝与休息可以恢复。但有冠心病和个别怀疑有心脏器质损害者，则需对症予以处理。

重型肝炎可引起较严重的心脏病变，发生率可高达75%。心电图主要有低电压、T波异常、心律明显紊乱，反复发作性心律失常，少数出现心跳骤停。死后尸解主要发现心内膜和心外膜出血、心肌出血浊肿、心脏广泛出血点、心室扩张、心肌纤维肿胀断裂、心肌炎、心肌脂肪变性、心间质充血水肿、胶原纤维肿胀及广泛炎性细胞浸润等心脏损害。这些损害可能与病毒直接侵犯或免疫复合物的致病作用有关,也可能是肝坏死、严重继发感染、胆血症及低血钾等综合作用所致。

34. 肝炎在 B 超上有什么特点？是否需要常规做 B 超检查？

有人调查了经过肝活检或尸解确诊的 1129 例病毒性肝炎(其中急性肝炎 318 例,重型肝炎 13 例,慢性迁延性肝炎 416 例,慢性活动性肝炎 382 例),并回顾性比较了病理确诊前 1 周内进行的 B 超检查,发现急性肝炎缺乏 B 超显像特点,绝大部分肝回声正常,仅发现整个肝实质为细而强的密集回声的亮肝型占 2.5%,另有 11% 属肝回声减弱、门脉壁显得增强,65% 测出肝大;黄疸型多伴胆囊炎症改变,与病理诊断吻合率仅为 18%。

慢性肝炎声像图为回声增加型,79% 测出脾肿大。与病理诊断比较,慢性迁延性肝炎和轻度慢性活动性肝炎的符合率为 77%;中重度慢性活动性肝炎的符合率达 82%。因此,认为 B 超对于病毒性肝炎缺乏特异性诊断特点,只有一定的辅助诊断意义。临床已确诊的病毒性肝炎患者没有必要常规做 B 超检查。只有怀疑早期肝硬变、癌变或难以除外单纯性肝、胆、胰及肾新生物和占位性病变及转移癌者,B 超则有较特异的鉴别诊断意义。

35. 肝炎患者什么时候应做 CT 检查？

CT 有较高的分辨力,对肝内占位性病变,原发和转移肿瘤的生长方式、形态、轮廓、钙化、出血、坏死、囊变和血运情况都可以显示出来。在注射造影剂的条件下甚至可发现 1 厘米左右的早期肝癌。CT 主要用于鉴别黄疸患者是外科性（阻塞性）的还是内科性的。同时可了解胆囊、胆管、胰腺、肾脏以及腹膜淋巴结肿大等情况。在 CT 监视下为肝病治疗提供方便。所以 CT 不是肝炎患者的常规检查方法。只有慢性肝炎、肝硬变患者需排除早期癌变或怀疑肝癌和鉴别黄疸性质时才有做 CT 检查的必要。

36. 慢性肝炎患者做纤维胃镜检查有何意义？

长期有慢性肝炎的患者，由于肝脏的门脉系统淤血，胃粘膜亦经常有淤血、缺氧，加上肝功能障碍，体内毒性代谢产物不能完全被肝脏解毒而升高。同时伴内分泌紊乱，加上胆汁返流等因素可导致胃粘膜诸多损害。文献报道，常规 X 线检查发现慢性肝病患者有 40%～45% 出现胃窦部粘膜表面不规则或粗糙、球部龛影、充盈不佳和激惹现象等。80 年代以来，用纤维胃镜检查慢性肝炎患者，异常率达 85%～90%。主要表现为浅表性胃炎、慢性增生性胃炎、糜烂性胃炎或萎缩性胃炎；球部溃疡、幽门溃疡、复合溃疡和炎症；胆汁返流、幽门功能性闭锁；胃粘膜弥漫性、局灶性或陈旧性损害，甚至可发现早期胃癌等病变。临床上慢性肝炎患者经常有心口不适、嗳气吞酸、刷牙时恶心，时有呕吐、呃逆、震水音、喜按、胃痉挛等消化道症状或体征，纤维胃镜检查可协助患者找出食管、胃及十二指肠的病理病因，发现并及时了解病变的动态变化。胃镜比 X 线检查能发现更多的异常率，因能直视取活体组织病理检查和摄相，诊断正确率也高，并可给临床医生提供合理施用胃粘膜保护剂等药物的指征。

37. 肝炎患者做肝穿刺有什么意义？

肝穿刺是利用穿刺器材的负压吸引原理，从肝脏中取出长约 1 厘米、细如发丝的肝组织作光学及电子显微镜检查，也

叫肝活体组织检查。解放军三〇二医院进行肝穿刺已近万例,全部操作安全,无不良反应发生。做肝穿刺的意义在于:

(1)用于肝内外许多疾病的鉴别诊断:有的患者肝脾肿大、肝区痛、出现黄疸及肝功异常,很难和病毒性肝炎区别,甚至做多项实验室检查、X 线照相、B 超、CT 及磁共振检查也区分不开,此时就应进行肝穿刺。有的症状不多,但黄疸深重,肝脏明显肿大;有的症状和体征都不明显,但丙氨酸氨基转移酶持续升高;有的胎甲球检测滴度较高;有的为了观察药物的确切疗效,都可考虑进行肝穿刺。解放军三〇二医院对临床诊断为肝炎和不明原因的患者进行肝穿刺,发现了肝硬变、脂肪肝、肝吸虫、肝脓肿、肝结核、疟疾、肝淀粉样变性、肝肉芽肿、体质性肝功能不良、家族性非溶血性黄疸和慢性特发性黄疸,甚至肝癌。可见肝穿刺是诊治中不可缺少的手段。

(2)鉴别黄疸性质和原因:黄疸深重者肝穿刺可鉴别是肝细胞坏死,还是肝内胆汁淤积;是肝寄生虫病还是肝脏肿瘤。通过肝穿刺明确病因,指导治疗,了解预后。

(3)鉴别肝炎的临床类型:如慢性活动性肝炎轻型与慢性迁延性肝炎,在临床上难以分清,但它们的预后不一样;又如慢性活动性肝炎和早期肝硬变的鉴别也很棘手,至少目前认为慢性活动性肝炎经适当调治,病变是可逆的。而一旦肝硬变出现,已经硬变部分的肝组织是难以逆转的。还有暴发型肝功能衰竭的肝坏死型,几乎大部分肝细胞死亡,如肝穿刺发现其肝细胞是水肿变性型,则 80% 有可能救活,说明组织变化不同,预后截然不同。

(4)作为判断药疗的指标:一种药物的疗效不能单凭患者主观感觉,实验室检查也受到各种技术因素的影响,而肝穿刺提供的肝组织依据比较客观且确切。医生要求患者做肝穿刺,总是想有利于诊断和治疗,患者及其家属应予支持。

38. 肝病患者不做肝穿刺能判别纤维化吗?

通过肝活检用病理分级诊断肝纤维化是目前确诊肝炎后肝硬变和肝纤维化的重要手段。进口试剂盒可检测多种肝纤维化血清指标,至少可使 70% 的肝病患者不做肝脏病理活检就能确诊为 II 级以上肝纤维化。

1996 年来国内已成功研制出人 IV 型胶原蛋白定量测定试剂盒,并于 1997 年 1 月 3 日通过专家鉴定。用这种试剂盒判断早期肝纤维化的活动程度,只需 50 微升血清,就可测出 IV 型胶原含量,与日本试剂盒测定的阳性符合率达 78%。采用进口和国产两种试剂盒同时检测经肝组织标本病理确诊过的 126 例肝病患者,再次证实国产试剂盒对 II 级以上肝纤维化诊断的准确率为 71.8%;用国产盒检测临床标本 436 例,结果表明其敏感性及特异性均达到国外同类产品水平,且操作简便,价格便宜,易于在基层医疗单位推广。大约有 30%~50% 的肝纤维化和早期肝硬变的肝病患者,还必须通过肝穿刺才能确诊。

39. 肝炎病理中的碎屑样坏死有什么意义?

碎屑样坏死的主要形态特征是肝小叶界板破坏,淋巴细胞和肝实质细胞交叉接触,在结缔组织间质与肝实质的交界处的肝细胞呈进行性坏死和缺失,形成肝小叶的轮廓不规则。

有人认为,急性乙型和丙型肝炎发病后 1 个月以上,如肝穿刺发现碎屑样坏死变化,则提示这些病例有 95% 的可能性要演变成慢性。但甲型肝炎则例外。近年已公认,慢性乙型、丙型、丁型、庚型肝炎中,碎屑样坏死的出现是代表慢性肝炎活动性和侵袭性的指标。有人强调碎屑样坏死还可能是发展成肝硬变的征兆。伴随碎屑样坏死,如发现肝小叶内不同程度融合性溶解型坏死,包括桥型坏死和多小叶坏死,则这些附加条件可加速肝小叶结构的假性重建,明显促进肝硬变的发生。目前对碎屑样坏死的生物学意义,在本质和预后判断上,尚在作进一步的研究。但它是一种免疫损伤性病变,是肝炎加重的象征,这已被专家们所肯定。

40. 肝细胞凋亡与肝炎有什么关系?

肝细胞凋亡就如秋叶凋落的自然现象一样,黄叶脱落是为防止冬天水分过多蒸发以备来春生长;肝细胞在一定条件下出现皱缩(细胞变小、变圆,胞膜将胞浆及断裂的染色质分割并包围成致密的微粒),然后被周围的活细胞吞噬分解,为新生肝细胞腾出地方的细胞自控死亡现象被称谓"细胞凋亡"。近年研究发现,肝细胞凋亡是由细胞基因控制的,为维持内环境稳定的一种自主性的自杀现象;又被称为细胞程序化死亡(Programmed cell death,PCD)。同时肯定了"凋亡"不同于"坏死",但凋亡和坏死均是发生于急、慢性肝炎的两种细胞死亡类型。在同一肝炎患者的肝穿刺组织中,从形态学特征区别,可以鉴定出细胞坏死和细胞凋亡同时存在。

现已证实,乙型肝炎病毒的致病机制与细胞凋亡有关:具有针对乙肝抗原特异性的细胞毒性 T 淋巴细胞(CTL)与乙肝表面抗原(HBsAg)阳性肝细胞相互作用后,触发带乙肝病毒的肝细胞发生凋亡;另外在丙型肝炎病毒感染的肝细胞中观察到凋亡小体(细胞凋亡产生的特征性染色质微粒),并认为细胞凋亡在各型病毒性肝炎的慢性化过程中起着重要作用;还发现重型肝炎发病时,有引起带病毒靶细胞凋亡的 Fas(一种基因成分)/Fas 配体系统参与。

目前各国科学家正在研究诊断肝细胞凋亡的方法以进一步明确各型急慢性肝炎的活动性炎症发生的规律。探索肝细胞凋亡复杂的分子调控机制,了解凋亡顺序化的 PCD 每一环节,不仅可以用于指导临床对肝炎的诊断,而且可以为治疗肝炎新的方法提供新的途径和依据。

41. 老年人病毒性肝炎有哪些特点?

60 岁以上的人患肝炎者称为老年性肝炎。其主要特点是:

(1)老年人肝炎的发病率占总肝炎发病率的 2%～3%。

(2)病原学检查也以乙型肝炎病毒为主,占 48.1%～65.5%;丙型、丁型、甲型、戊型、庚型肝炎病毒的确切比例尚不清楚。

(3)黄疸发生率高,占 70%～80%,程度较深,持续时间长;青壮年患急性黄疸型肝炎的黄疸多在 2～4 周内消退,老年人则需 1～2 月。

(4)肝炎症状较重,重型肝炎发病率高,国外报道达 20%～40%;合并其它脏器感染也多,如有肺、泌尿系、腹腔真菌、细菌等夹杂症者达 50%左右;部分病例发病初期像普通黄疸型肝炎,由于夹杂症的影响,可使病情加重。

(5)淤胆型肝炎较多,转成慢性活动性肝炎及肝硬变者亦多;急性转慢性的比例为 45%以上,肝硬变者占 25%左右。

(6)病死率高,总预后较差。

(7)低血钠常见,当老年人出现肝炎症状伴有谵妄、幻觉、行动异常情况时要检查血钠,并与肝昏迷早期相鉴别。

上述特点可能与老年人生理功能相应减退、肝重量下降、肝血流减少、免疫力低下、肝细胞再生能力锐减、肝脏解毒功能及合成糖原、蛋白质,尤其是白蛋白的能力低下以及伴其它重要器官慢性疾病及夹杂症等因素相关。老年人出现肝炎症状时要及早就诊,首先要鉴别黄疸的性质,特别要警惕肝、胆、胰及肝周淋巴结肿瘤和原发性及转移性癌的可能。不管入院时病情轻重如何,思想上和治疗措施上都应按重型肝炎对待。

42. 为什么说"人老肝亦老"? 老年人应如何保肝?

人老不只表现在体态容貌上,身体各内脏器官都会起变化,其中肝脏改变亦很明显。

首先肝血流量减少。男过 25 岁女过 20 岁后,肝脏循环血流量平均每年要下降 0.3%～1.5%。60 岁时的肝内血流量约比 20 岁时减少 40%～50%。血液是护肝养肝的基础,血流量的减少标志肝内血液循环功能的下降,肝脏吸收营养、代谢和清除毒素的能力也相应减退。

研究表明,人在 60 岁后肝细胞数量随年龄增长而明显锐减。85 岁时的肝细胞仅是 40 岁左右肝脏细胞的 50%。肝细胞还出现双核、多核、胞体固缩、核染色体变性等老化现象,肝脏趋向硬变,重量明显下降。90 岁老人肝脏的平均重量只有 30 岁左右青年人肝重的 51.8%。

老年人的肝脏代谢功能比青年人要明显减退。对蛋白、糖、脂肪的代谢和解毒功能的测试平均要下降 40%以上。肝脏内具有吞噬入侵异物和微生物的枯否细胞的功能平均要下降 67%。

"人老肝亦老"这种变化常是潜移默化、不被自身察觉的。然而从人体肝脏的整个功能和一般肝功指标来看,都在正常范围之内。这里只是提醒人们,要注意肝脏生理变化和自然衰老的过程。生活中要学会保护肝脏,而不要为肝脏增加负担或添病。不随便滥用药,禁忌烟酒,注意全面营养,不吃生冷食品,按时用餐,消化功能差时采取少量多餐。减少卧床时间,避免饭后看电视坐着不动,注意动静、劳逸结合,促进食欲,增强体质是老年人保肝的自我疗养有效的方法。

43. 小儿肝炎有什么特点?

小儿肝脏比成人相对较大,血供丰富,肝细胞再生能力强,但免疫系统不成熟,对入侵的肝炎病毒容易产生免疫耐受。因此,婴幼儿感染乙型、丙型肝炎后容易成为慢性携带者。据报道,通过母婴垂直传播感染乙肝病毒的婴儿有约 $40\% \sim 70\%$ 可成为乙肝病毒长期携带者;3 岁以前水平传播而成为带毒者则占 $20\% \sim 30\%$。这些乙肝病毒携带者受丁肝病毒感染的机会较多,并使肝病加重,促进向肝硬变、肝癌转化。

临床上婴儿急性肝炎以黄疸型为主,持续时间较短,消化道症状明显,起病以发热、腹痛者多见。6 月龄以内的肝炎患儿发生重型较多,病情危重,病死率高;高热、重度黄疸、肝脏缩小、出血、烦躁、抽搐、肝臭是严重肝功障碍的早期特征,病期 12 日左右发生昏迷,昏迷后 4 日左右死亡。年长儿童多以轻型、无黄疸型或亚黄疸型居多,起病隐匿,常在入托或查体时发现。

婴幼儿肝炎的病原以巨细胞病毒感染占第一位,其次是乙型肝炎病毒。巨细胞病毒感染婴儿引起肝炎的特征主要是:

(1)年龄在 $1 \sim 3$ 月龄者占 90%。

(2)生理黄疸消退不久马上出现(1 月龄内)黄疸者占 45.2%。

(3)隐匿起病者占 61.9%。

(4)男婴多见。

(5)血清胆红素 $85.5 \sim 171$ 微摩尔/升者占 61.9%,以直接胆红素为主,消退缓慢。

(6)丙氨酸氨基转移酶升高,以低酶多见,小于 50 单位/升者占 78.5%,下降亦缓慢。

(7)并发症多,伴肺炎者占 66.6%。

（8）及时治疗者预后较好。

小儿乙型肝炎的表面抗原高峰在 5～9 岁，而抗体阳性率的高峰在 10～15 岁；血清中乙肝表面抗原和乙肝 e 抗原的阳性率高于成人；肝脏中乙肝表面抗原的表达与成人相近，而乙肝 e 抗原的表达明显低于成人。另外 20%～30% 的慢性乙型肝炎患儿有肝外系统表现，特别是肾损害；皮肤常见痘疹样皮疹。

休息和营养是小儿肝炎治疗的关键。小儿好动，不知疲倦，一定要用讲故事、听广播、看电视、做气功、午睡等方法安排好小儿休息与活动。用易消化吸收、富于营养和色香味美、小儿爱吃的半流食提高小儿食欲。当食欲恢复时要控制进食过多，以免伤及脾胃，影响肝脏康复。

44. 婴儿肝炎综合征的病因有哪些？

婴幼儿肝炎既往常认为绝大多数是由乙型肝炎病毒引起。特别在我国人群中乙肝病毒的携带率很高，主要通过母亲垂直传播给婴儿。

1983～1988 年解放军三〇二医院重点研究了这个课题。发现 121 例婴儿肝炎综合征的患儿已找到的病因中巨细胞病毒（CMV）是罪魁祸首，查出巨细胞病毒抗体免疫球蛋白 M 阳性者 62 例，占 51.2%（62/121）；而乙肝病毒是第二位，占 34.7%（42/121）；其次是 EB 病毒，占 4.13%（5/121）；甲型肝炎病毒则很少，只占 1.6%（2/121）；其它病因是：细菌性败血症 4 例、母乳性黄疸 2 例、肝组织神经磷脂病 1 例；胆汁黏稠综合征、先天性胆管闭锁、卡氏肺囊虫病合并巨细胞病毒感染各 1 例，均由尸解证实。这说明婴儿肝炎综合征中以病毒感染最多见，占已知病因的91.7%，但风疹病毒检测 43 例中无 1 例阳性。

1996年广州市儿童医院报道了16例临床和病理诊断一致的婴儿肝炎综合征,其中14例用酶联免疫吸附测定(ELISA)法检测多种病毒,并采用聚合酶链反应(PCR)法检测CMV脱氧核糖核酸,结果发现本组主要病因也是CMV感染,占56.3%,其余为甲肝病毒及EB病毒。

婴儿肝炎综合征中双重感染者22例,其中巨细胞病毒与乙肝病毒合并感染者15例;巨细胞病毒与EB病毒,巨细胞病毒与甲肝病毒,乙肝病毒与EB病毒感染各2例,还有1例是巨细胞病毒合并卡氏肺囊虫感染。

婴儿肝炎综合征的半数患儿有佝偻病,患病的内因可能是先天不足。另外婴儿患病入院后多数有肺炎、贫血、消化不良、营养不良、鹅口疮、中耳炎等并发症。并发症的严重程度常是影响婴儿肝炎预后的相关因素。

45. 我国由母亲传播给婴儿的肝炎有多少?

全世界约有两亿多乙型肝炎病毒的携带者,而我国约占1.3亿。1988年的抽样调查发现,我国人群乙肝表面抗原携带率为10.34%。2周岁以下的幼儿乙肝表面抗原的阳性率几乎成倍增加,5岁时达高峰,10岁以后缓慢下降。整个人群中感染过乙肝病毒的人占59.8%。另有资料表明,国内约有5000万丙型肝炎带毒者和1300万慢性肝炎的现患者在社会上流动,每年有227万新发的急性肝炎病例(其中大部分是乙型肝炎),每年约有75万~150万孕妇为乙肝病毒的携带者,对她们的婴儿若不采取有效预防措施,则在2岁以内约有60%能感染乙肝病毒;而凡是新生儿期感染乙肝病毒者,90%可长期带毒。

根据现有统计资料估算,我国目前众多的乙肝表面抗原携带者中,至少有6500万是由母亲怀孕时或生后传播给婴儿的，以后成为长期甚至终生病毒携带者。如果不采取有效预防措施，仅乙型肝炎病毒就可由母亲分娩时直接传播给新生儿，每年将有80万进入今后乙肝表面抗原长期携带者的行列。

有关资料还表明，在乙肝表面抗原长期携带者的队伍中，每年约有35万人死于肝炎相关的疾病，其中一半死于肝癌。由此可见，乙型肝炎已成为我国各民族的"国害"。对于母婴间传播肝炎的研究涉及到我国子孙后代的健康和民族的兴旺。

46. 孕妇伴发病毒性肝炎对胎儿及新生儿有什么影响？

孕妇伴发病毒性肝炎一般认为对下一代有三大危害：

(1)早期妊娠伴发病毒性肝炎是否会使胎儿致畸？报告尚不一致，有待更多资料加以阐明。有人报道，每10个胎儿中可发生1例上颚裂、1例流产。有人认为肝炎病毒可能影响胎儿细胞的染色体，个别发生先天愚型。也有报告，周密设计对照组观察，未见引起胎儿畸形者。

(2)晚期妊娠伴发急性肝炎可发生流产、早产、死产或新生儿窒息，个别可发生先天性肝炎。国人报道，早产率达43%，死胎率达4.8%，新生儿窒息为15.7%。关于慢性活动性肝炎及肝炎后肝硬变对胎儿的影响，目前尚有不同意见，有人认为关系不大，但也有人报告，早产率为18.75%～20.51%，死胎率达7.69%～13.09%，围产期死亡率是11.53%～17.85%，这可能与肝炎明显活动和肝硬变失代偿对胎儿造成不利影响有关。

(3)肝炎病毒携带状态。肝炎病毒携带与肝炎的临床类型无关，而与肝炎的病原学有关。甲型和戊型肝炎几乎不引起慢性携带状态；而乙型肝炎则易使婴儿成为慢性带毒者。从理论上推测,丙型和丁型肝炎有可能使婴儿成为慢性带毒者,近年已有怀孕后期丙肝病毒传播给新生儿并成为慢性带毒者的报道。如果母亲有"艾滋病毒"与丙肝病毒双重感染,则76%的婴儿可成为两个病毒的感染者或携带者。

47. 患肝炎后有的康复,有的成慢性,有的突然死亡,谁主吉凶?

临床长期实践证明,影响肝炎患者康复、迁延不愈和死亡的预后因素主要与以下情况有关。

(1)与感染肝炎病毒的量有关。国外对志愿者注射万分之一毫升含乙肝病毒的血液,就会使受注者发生急性肝炎,但如果注射千万分之一毫升就使志愿者患隐性肝炎,则可不出现临床症状。如果病毒量很大,可致暴发性肝炎,发病数日即可突然死亡。

(2)与感染肝炎病毒的种类有关。如果患的是甲型或戊型肝炎,一般就不会转成慢性。而如果患的是乙型、丙型、丁型或庚型肝炎,由于多种原因影响,造成这些病毒在体内潜伏、携带,总有少部分以"慢病毒"的形式出现,使临床转成慢性肝炎。各种肝炎病毒间的重叠、合并感染也是影响康复,或变成慢性和加重病情的原由之一。

(3)与感染者的免疫状态有关。如果人体免疫反应正常,就有能力以正常速度清除入侵病毒,使身体顺利康复;如果人体免疫反应过强,就会将病毒和病毒侵入并在其中复制的肝细胞一并杀死清除,结果导致肝脏大片坏死,引起重型或暴发型肝炎;如果机体免疫反应低下,无力杀灭和清除病毒,使病毒长期存留血液和脏器中,形成乙肝表面抗原携带状态,发展为慢性迁延性或活动性肝炎、肝硬变。如果病毒基因已与人体肝细胞整合,就可成为原发性肝癌的原因之一。

(4)临床上 1 次大量使用未经筛选的血液和血制品后引起的乙型肝炎和丙型肝炎或庚型肝炎,症状都较重。有的患者得病后过劳,体力上超负荷消耗,酗酒,都可能是诱发重型肝炎的原因。

(5)误诊失治,年龄大于 60 岁的老人或小于 2 周岁的婴幼儿,平素营养不良,肝脏原来有寄生虫病或已经患过其它型肝炎,以及滥用损肝的中西药物。病后情绪不稳定,滥用滋补药,营养过度。恢复期嗜酒,过早妊娠,性生活不节制,感染,手术等均可影响肝脏的修复和更新,直接影响预后。

48. 妊娠中毒症并发肝脏损害如何与妊娠合并病毒性肝炎相鉴别? 应如何处理?

妊娠中毒症并发的肝脏损害与妊娠合并病毒性肝炎,在临床症状上极易混淆。妊娠中毒症所致肝损害的特点是:

(1)有妊娠毒血症高血压、水肿、蛋白尿等体征为基础。

(2)肝实质损害主要表现在白蛋白明显降低、血氨升高及凝血酶原时间延长,但丙氨酸氨基转移酶及絮状试验的变化不大,与临床病情轻重不成正比。

(3)甲肝、乙肝、戊肝抗体免疫球蛋白 M 等肝炎病毒的标记常为阴性。

(4)眼底检查可见小动脉痉挛。

(5)肝脏活检可见门静脉周围有局灶性出血及坏死,甚至有大片梗塞,肝包膜下出血、水肿,有广泛纤维蛋白沉着及血栓形成。

一旦妊娠中毒症并发肝脏损害的诊断成立,最好的处理办法是及早中止妊娠。只要妊娠中止,肝功能可较快恢复。同时应做好产后大出血的预防,产后常规应用抗生素,积极加强保肝治疗,对各种并发症应给予相应的救治措施。常规要给予镇静、解痉、降压、利尿药物治疗；保证休息，低盐、低脂肪、高糖类饮食。

49. 自身免疫性肝炎有何特征？

自身免疫性肝炎是一种与自身免疫机制有关的、临床类似慢性活动性肝炎，肝脏病理以门脉周围病变为主的非自限性肝炎，具有明显发展为肝硬变的倾向，一般采用免疫抑制剂治疗有效。

诊断该病的主要指标为：

(1)丙氨酸氨基转移酶(ALT)升高。

(2)γ 球蛋白＞25 克/升，免疫球蛋白 G(IgG)＞25 克/升。

(3)红斑狼疮细胞阳性，抗核抗体(ANA)阳性，抗肝、肾微粒体抗体(抗-LKM)阳性，抗可溶性抗原(抗-SLA)阳性。

(4)甲肝病毒抗体免疫球蛋白 M 阴性，乙肝表面抗原(HBsAg)阴性，丙肝病毒抗体(抗-HCV)阴性，丙肝病毒核糖核酸(HCVRNA)阴性。

次要指标为：

(1)发热、关节痛、皮疹。

(2)具有结缔组织病的临床征象。

(3)血沉＞30 毫米/第一小时。

(4)病理为门脉及门脉周围有大量淋巴细胞浸润、气球样变性、溶解性坏死、碎屑样坏死、桥形坏死及假小叶形成。凡具备 3 项主要指标即可诊断为自身免疫性肝炎；凡具备 1 项主要的和 1 项次要指标即可诊为可疑病例。

自身免疫性肝炎的发病机制至今尚不清楚。可能与遗传因素、抗体依赖细胞毒性 T 细胞(ADCC)、效应 T 细胞、丙肝病毒、药物及营养代谢等因素有关。

为了便于治疗,目前临床上将自身免疫性肝炎分为 3 个型:

(1)Ⅰ型又称经典型:抗核抗体阳性,抗线粒体抗体(SMA)阳性,女性多发,常于 10～20 岁或 45～70 岁发病,应用免疫抑制剂效果好。

(2)Ⅱ型:抗肝、肾微粒体抗体阳性,病情较重,儿童、青年及女性多发,易发展为肝硬变,使用免疫抑制剂效果较差或尚可;实践中又被分为 2 个亚型:①Ⅱ$_a$型。以青年女性多发,带家族性,查丙肝病毒的证据阴性,使用免疫抑制剂的效果尚好。②Ⅱ$_b$型。老年男性多见,无家族史,与丙肝病毒及其抗体相关,查丙肝病毒抗体阳性,重组免疫印迹试验(RIBA)阳性。使用干扰素等抗病毒治疗的效果优于免疫抑制剂。

(3)Ⅲ型:抗可溶性抗原的抗体(抗-SLA)测定阳性,女性多发,30～50 岁多见,以 γ 球蛋白升高为特征,常兼有结缔组织病的临床表现,施用免疫抑制剂的效果较满意,但停药常见复发。

50. 输血后肝炎的发生率有多少？预后怎样？如何预防？

60 年代前输血后肝炎(PTH)发病率高达 50%,自 1972 年始,各国相继将丙氨酸氨基转移酶(ALT,曾用谷丙转氨酶,即 GPT)与乙肝表面抗原(HBsAg)列为筛检供血员的常规项目,使输血后乙型肝炎的发生率锐减。自 1989 年开始,国内外相继增加了丙肝病毒抗体(抗-HCV)的检测,使输血后丙型肝炎发生率也大大减少。日本报告 1 664 例受血者中14.8%发生了肝炎,其中输血后乙型肝炎发生率为 3.7%,而丙型肝炎及非乙型非丙型肝炎的发生率达 96.3%,1996 年追加报告中发现 90%是输血后丙型肝炎,6%是庚型肝炎。我国 299 例受血者中 13%患肝炎,其中输血后乙型肝炎占 64%,

丙型肝炎占 17.9％,还有 10％ 可能是庚型肝炎,病原不明的肝炎占 8.9％。总的来看,国外(美国,日本,西欧)报道的输血后肝炎以丙型肝炎为主(约 90％ 左右)。目前国内仍以乙型肝炎为主,丙型肝炎发生率有增加趋势;随着庚型肝炎试剂的普及;将会发现输血后肝炎中丙型、庚型肝炎常可重叠、合并发生。

资料表明,输血后丙型肝炎 45 例,急性期经一般治疗好转后,随访 3 年,转慢率为 43.9％。日本报道 399 例输血后慢性肝炎中,丙肝病毒抗体阳性率占 76％,有乙型肝炎指标阳性者占 25％。对输血后慢性乙型肝炎 55 例和输血后患慢性丙型肝炎的 53 例,进行了 7～19 年的追忆、随访观察,发现由乙型肝炎发生肝癌者为 20.0％(11/55),丙型肝炎发生肝癌者为 13.2％(7/53),而有丙型肝炎病毒和乙型肝炎病毒双重感染的患者,在引起肝癌上有协同作用。

目前认为,严格筛选供血员是预防输血后肝炎的最有效办法。如近年国内输血站增加丙肝病毒抗体的筛查项目后,可使输血后丙型肝炎减少 80％～90％。同时应该提倡义务献血。近年资料表明,职业供血员中丙肝病毒携带率＞5％,而义务献血员中丙肝病毒携带率不到 1.5％。另外应严格掌握用血及血制品的适应证。有人报告,受血(浆)2 次～3 次者,丙肝病毒抗体转阳率为 13.5％,受血大于 7 次者丙型肝炎病毒感染率可达 77.7％。希望我国能积极建立起完善的志愿献血制度,同时提倡自体血的保存和输注,打击非法的卖血市场,真正减少输血后肝炎的发生。

51. 暴发性肝炎是怎么回事？医生的诊断依据是什么？

暴发性肝炎又叫急性坏死型肝炎,临床上亦称急性重型肝炎。其发病初期多与急性黄疸型肝炎相似,但病情迅速恶化,肝脏进行性缩小,黄疸迅猛加深;常伴有牙龈出血、鼻出血、皮下淤点、呕血、便血等出血征象。患者烦躁不安,精神错乱,嗜睡或昏迷。部分患者出现腹胀、腹水、水肿及少尿或无尿。白细胞正常或稍增高,血清胆红素多在 171 微摩尔/升(10 毫克%)以上。肝功能损害严重。丙氨酸氨基转移酶(简称转氨酶)初期升高,后下降甚至正常,出现明显酶胆分离。凝血酶原活动度逐渐或迅速下降至 30%以下,部分患者血氨增高,血糖降低,病理改变为大块性肝坏死。医生诊断该病的主要依据是:

(1)病程在 10 日以内。

(2)起病急骤伴严重中毒症状。

(3)肝脏进行性缩小,伴肝臭和进行性黄疸加深。

(4)出血倾向伴凝血酶原时间延长、活动度锐减。

(5)短期内出现腹水征。

(6)精神神经突然错乱,狂躁后昏迷。

(7)肝功能试验及转氨酶明显异常,时见酶胆分离特征。

(8)尿少或无尿。

诊断本病时应与中毒性肝坏死、妊娠脂肪肝和严重的胆管感染等疾病鉴别。

52. 什么是肝昏迷？在肝病基础上引起肝昏迷的诱因有哪些？

肝昏迷亦称肝性脑病,是急慢性肝功衰竭时导致机体代谢紊乱所引起的大脑功能障碍。临床表现主要是神志恍惚、躁动不安,意识模糊、丧失直至昏迷。诱发肝昏迷的常见因素是:

(1)上消化道大出血:每出 100 毫升血含 15 克~20 克蛋白质,积血被细菌分解产氨,由肠道吸收后使血氨增高;出血使血容量减少、血压下降;肝脑肾血流量骤降,引起相对缺氧,加重肝细胞和脑、肾功能损害。这些是至今诱发肝昏迷的最常见因素。

(2)感染：急、慢性重型肝炎和失代偿期肝硬变患者常并发肺部、肠道和周身感染，特别是革兰阴性杆菌和真菌性败血症。由于细菌和真菌毒素对肝脏有损害，促进肝性昏迷发生。

(3)麻醉药、安眠药、镇静剂的使用：应用这些药对解毒功能已降低的肝脏来说成为额外的超负荷。此时的大脑亦处于敏感状态，有时少量乙醚、吗啡、氯丙嗪即可诱发肝昏迷。

(4)利尿药不合理使用：常使肝功失代偿患者出现低钾血症、低钠血症、代谢性碱中毒，致使水、电解质失衡。大量排尿后，肾血流量减少可继发功能障碍，均可诱发或加重肝昏迷。

(5)腹腔穿刺：大量放腹水可导致腹腔内压力骤降，门静脉淤血，进入肝脏血流量减少，导致肝细胞缺氧坏死，诱发肝性脑病。

(6)高氮质血症：已有肝硬变的患者可伴肾功能低下，体内氮质积聚，如再进高蛋白饮食，服食胺盐类药物，用不恰当的氨基酸制剂或注射尿素等，均可促使肝昏迷发生。

(7)其它：如外科手术创伤刺激，增加肝脏负荷；还有便秘可使肠内细菌积聚，发酵酶活性增高，蛋白质产氨、氨基酸，尿素潴留；腹泻后严重脱水及酸、碱中毒等都可导致肝昏迷的发生。

53. 我国重型肝炎的主要病原是什么？病死率多高？抢救水平如何？

我国重型肝炎可由多种病毒引起。通常是由甲型、乙型、丙型、丁型、戊型与庚型肝炎病毒引起；疱疹病毒，巨细胞病毒及 EB 病毒等也可导致本病的发生；人肠道细胞病变孤儿病毒(ECHO)11 型亦称"埃可 11 型"，主要引起新生儿重型肝炎，其死亡率可达 88%。

1966年上海报道166例急性、亚急性重型肝炎血清学检查结果,其中甲肝病毒占4.82%,乙肝病毒占63.25%,丙肝病毒占2.41%,丁肝病毒占0.6%,戊肝病毒占1.18%;甲、乙肝病毒,甲、丙肝病毒、甲戊肝病毒重叠分别占1.81%、0.6%、0.6%;乙、丙肝病毒,乙、丁肝病毒,乙、戊肝病毒,乙、丁、戊肝病毒重叠分别占4.82%、2.41%、3.01%、0.6%,巨细胞病毒占0.6%,尚未分型的病毒占12.6%。总死亡数81例,病死率为48.8%,与"七五"攻关453例重型肝炎死亡196例的病死率43.3%比较无统计学差异。

解放军三○二医院报道婴儿肝炎综合征时,发现由巨细胞病毒引起者占51.2%;由巨细胞病毒引起婴儿重型肝炎占10%左右,肯定病原的婴儿重型肝炎中尚有巨细胞病毒+乙肝病毒,巨细胞病毒+甲肝病毒,巨细胞病毒+EB病毒,乙肝病毒+EB病毒,乙肝病毒+甲肝病毒双重感染引起的婴儿重型肝炎综合征。

很多资料均表明,我国重型肝炎的最主要病原在成人中是乙型肝炎病毒;在婴儿中主要是巨细胞病毒。全国总的病死率最低为36.7%,最高为79.2%。济南市传染病院1996年报道重型肝炎583例,死亡291例,病死率为49.9%,其中亚急性重型肝炎的病死率为40.2%,急性重型肝炎的病死率为77.4%,慢性重型肝炎的病死率为50.3%。病原学分型中,以乙肝、丁肝或乙肝、丙肝病毒重叠感染的预后较差,病死率分别为64.1%或62.5%。

我国有中西医药结合的综合治疗措施,国内对重型肝炎的治疗水平已接近或达到世界先进水平。

54. 托幼机构中对肝炎患者应如何管理?

托幼机构中发现急性甲型或戊型肝炎患者后,除患儿隔离治疗外,应对接触的各班幼儿和保育人员、老师进行医学观察 45 日。医学观察范围可根据调查后的具体情况确定,一般以患儿所在班级为主。怀疑水源污染者应全园留察。观察期间不办理入托、转托手续。对出院的肝炎患儿,尚须继续观察 1 个月,并须持有区、县级或街道、乡镇级医院痊愈证明方可回所(园)。对与急性肝炎密切接触的儿童,自最后一次接触日起,医学观察 45 日。如系留家患者的接触者,则延长至 75 日,未发病者方可回班。乙型、丙型、丁型肝炎患儿发病时应立即隔离治疗。其接触者如已经种过乙肝疫苗,则无须检疫,但须医学观察,注意环境及幼儿玩具、食具及用具的消毒,对疑似者作必要的肝功检查,未种疫苗的可接种乙肝疫苗,没有必要人人注用高效价免疫球蛋白。

55. 托幼机构发生甲型、戊型肝炎该怎么办?

在我国,10 岁以下的儿童多数已感染过甲型肝炎。由于戊型肝炎与甲型肝炎的传播途径一样,只要有传染源,就很易在儿童中流行。2 岁半至 7 岁儿童是甲型、戊型肝炎高危人群易感者,在托幼机构中发生甲型、戊型肝炎的事例已屡见不鲜。托幼机构出现这样病儿后,应采取如下措施:

(1)立即隔离病儿。病儿应及早住院治疗。暂不能住院者应在托幼机构设专人负责的隔离室内进行医疗。

(2)对发病的班级进行医学检疫。①特别加强晨、午检,及时发现发热乏力、精神不振、食欲减退、恶心、呕吐、腹痛、尿黄的病儿,一旦检出,立即隔离治疗。②全班检疫 45 日,在检疫期内停办入托、转托手续。与病儿密切接触者应作为重点观察对象。③检疫班儿童必须与其它班分开活动。④检疫儿童服用有预防效果的中草药;有条件者应肌注胎盘球蛋白或丙种球蛋白;对当日接触甲型肝炎病儿的同班及邻班儿童立即注射甲型肝炎灭活疫苗,也能提供保护效果。⑤临床治愈出院的病儿应继续在其家中观察 1 个月,并须持有医院的痊愈证明书方可回托幼机构。

(3)彻底做好终结和经常性消毒工作。①对检疫班的餐具、玩具、桌椅、书画,应用环氧乙烷消毒 1 次。被褥曝晒(也可用环氧乙烷消毒后再晒)。②餐具、开水杯宜每餐蒸煮 20 分钟以上,桌椅用过氧乙酸或 0.5% 次氯酸钠液擦拭。地面亦可用过氧乙酸擦拭。③病儿的吐泄物应用 3% 漂白粉澄清液浸泡后再倒入厕所。检疫儿童应单独使用便器,甚至单独用厕所。随时做好厕所和环境消毒工作。④病儿的日常用品和餐具应单独彻底消毒。

(4)分析发生肝炎原因,健全常规保健和环境卫生制度,学习卫生常识和加强对托幼工作人员培训。对入托儿童定期体检,建立保健病历(卡片)。新入托儿童一定要有肝功能及健康检查证明。

56. 家中有肝炎患者应怎样消毒?

可根据当时当地所具备的条件选择如下方法。

(1)煮沸消毒:将患者的餐具、茶具、玩具、耐热的物品和小件布料衣物浸没水中,加盖煮沸,100℃ 1 分钟就可使甲、乙两型肝炎病毒失去传染性,煮沸 15～20 分钟(从水沸后计算)可杀灭肝炎病毒。

(2)蒸气消毒:家用大一点的高压锅或做饭用的大蒸锅、蒸笼,适用于金属、玻璃、陶瓷器、餐茶具、钱及书报的消毒,消毒时间为水沸冒气后 20～30 分钟。

(3)洗消液消毒:解放军某医院研制的肝炎消毒洗涤灵对甲型、乙型和其它各型肝炎病毒具有高效消毒的洗涤剂。加水 40～60 倍可洗消茶具、餐具、厨房用品;加水 40 倍可洗消家具、浴池、厕所、便盆;加水 100～200 倍可洗消鱼、肉、蔬菜及水果;加水 1 倍可洗消患者痰渍、粪便、血污。还研制一种香水消毒剂,稀释 1～10 倍可用于桌面、碗筷、水果、皮肤、衣服等物品的冲洗、喷雾或浸泡,只需 1 分钟即可杀灭肝炎病毒(对其它致病细菌、芽孢亦有效),用后需清水擦洗,对人无毒、无刺激性,避光阴凉处可保存 1 年。

(4)过氧乙酸消毒:适用于室内表面、患者用品、餐具和洗手消毒。对污染物品用 0.05% 的浓度浸泡 2 小时,室内(居室)表面用 0.5%～0.8% 气溶胶喷雾每平方米 30 毫升,密闭 1 小时。用 0.05%～0.2% 浸洗手后用肥皂流水冲洗均可达较好杀灭病毒的效果。

(5)漂白粉消毒:用 3% 漂白粉澄清液可对居室地面、白墙喷洒,关闭门窗 2 小时;对患者呕吐物、分泌物及粪便应用漂白粉消毒后再冲走;污染容器可放在 3% 漂白粉澄清液中浸泡 2 小时。

(6)其它:湿式高效消毒巾是解放军某医院 1989 年研制并通过京消监字第 0104 号文号的防肝炎、防性病消毒巾,对肝炎病毒有强大速杀作用,安全可靠,气味芬芳,适用于餐具、水果、皮肤、门把、扶手、开关、工作台桌面、坐椅表面的清洁消毒。

57. 漂白粉消毒液如何配制? 可作哪方面消毒?

对肝炎或疑似肝炎患者的呕吐物、排泄物,可用漂白粉消毒。1 份较稠的吐泄物可加 2 份市售的 10%～20% 漂白粉乳剂;对较稀的吐泄物可直接加漂白粉的干粉 1/5～1/4 份,充分搅拌后放置 2 小时,对各型肝炎病毒均可达到抑杀目的。

对肝炎患者用过的家用厕所、垃圾、便具,可用 3% 漂白粉上清液喷雾或浸泡 1 小时。3% 漂白粉上清液的配制法如下：取漂白粉 3 克，加少量水搅匀，再加水至 100 毫升，充分调匀后，待澄清后取上清液使用。

患者的食具、护理用具均可用 3％漂白粉液浸泡 1 小时，对准备废弃的食物和物品亦应浸泡或经煮沸后倒掉。

58. 各级卫生人员应如何对肝炎患者进行疫情报告和登记？

各级卫生人员对疑似、确诊、住院、出院、死亡的急性和慢性肝炎病例，均应写传染病报告，专册登记和统计。报告卡必须填写完整、准确，并在备注栏内注明急性、暴发型（急性重型）、慢性肝炎（轻、中、重型）、疑似和输血后肝炎。检测过乙肝表面抗原的病例，应在报告卡上注明阳性或阴性。各省、市、自治区应创造条件设点试行急性病毒性肝炎病原学分型报告和统计，每个病例尽可能经甲肝病毒抗体免疫球蛋白 M（抗-HAVIgM）、乙肝表面抗原（HBsAg）、乙肝表面抗体（抗-HBs）、乙肝病毒核心抗体（抗-HBc）、乙肝病毒 e 抗原（HBeAg）、乙肝病毒 e 抗体（抗-HBe）检测；今后还应进行乙肝病毒核心抗体免疫球蛋白 M、丙肝病毒抗体（抗-HCV）、丙肝病毒核糖核酸（HCVRNA）、丁肝抗原（HDAg）、丁肝病毒抗体（抗-HDV）及戊肝病毒抗体免疫球蛋白 M（抗-HEVIgM）、庚肝病毒抗体（抗-HGV）、庚肝病毒核糖核酸（HGVRNA）的检测。尽可能分出甲型、乙型、丙型、丁型、戊型、庚型和未定型肝炎。遇到急性肝炎暴发时，应先电话报告，然后填写卡片报告；有条件的省、市、自治区和传染病院也可作病原学分型报告。对疑似肝炎病例，应尽快确诊，或否定诊断后作更正报告。对慢性肝炎病例，复发 1 次报告 1 次。

各级卫生防疫站应做好疫情统计，各类肝炎应分别进行登记（包括按病原学分类登记），重复报告者剔除，其中慢性肝炎病例,1年只登记1次,1年复发跨两个年度者只在第一年登记。

各级医院可开设肝炎门诊,传染病院应加速对各型肝炎的研究,以提高诊治防护质量。

59. 基层医疗机构应如何对肝炎患者进行隔离和消毒?

急性甲型、戊型肝炎的隔离期自发病日算起隔离3周。乙型、丙型、丁型及庚型肝炎可不定隔离日期,住院治疗者,只要病情稳定即可以出院。条件具备时,甲型、乙型、丙型、丁型、戊型、庚型肝炎可分室隔离治疗;并可广泛开展建立家庭病床,进行留家隔离治疗。

患者隔离治疗后,对其居住、活动地区(家庭、宿舍及托幼机构等)应尽早进行终结消毒。对留家隔离者应由基层医疗机构医卫人员及患者所在单位或家庭其他成员协助消毒;并对肝炎病例个案和暴发流行的流行病学进行调查。向患者及其家属宣传隔离消毒的意义,让患者学会保护自身的简易消毒措施。

60. 对饮食及托幼行业人员中的肝炎患者应怎样管理?

对生产、经营饮料食品单位的直接接触入口饮料食品的人员、职工食堂全体工作人员、食品商贩以及保育人员等,每年应作健康检查。发现肝炎患者应立即进行隔离治疗。急性肝炎患者待临床症状消失、肝功能连续正常1月以上者,可恢复不接触食品、食具或幼儿的工作。痊愈后观察半年,半年内无明显临床症状,每隔3个月作肝功能检查,连续3次均正常时方可恢复原工作。患慢性肝炎患者,一律调离直接接触入口食品、食具或幼儿工作。疑似肝炎病例未确诊或未排除前,应暂时停止原工作。在上述单位的新增人员和临时工作人员,在参加工作前必须进行健康检查。

61. 肝炎隔离室应具备哪些基本条件？

因地制宜地设置隔离室,建立健全的隔离消毒制度很重要。隔离室的基本条件和工作要求如下:

(1)设置单独的肝炎隔离区和隔离室,应与其它病种科室分开,一定要与周围居民的居住区隔开。隔离室和清洁区、污染区及半污染区的布局要合理,避免交叉感染。

(2)医务人员进入隔离区时须戴工作帽,穿工作衣和鞋子,进入病房时要加穿隔离衣。离开时要更换衣、帽和鞋子。双手经 0.5% 过氧乙酸消毒液浸泡 2 分钟后,流水洗净。

(3)患者的排泄物、生活污水、实验室废弃物、盛放排泄物的容器、垃圾废物和患者用过或接触过的一切用具,如衣、被、尿布、桌椅、床头柜等,均须经严格消毒后才能向外排放或继续使用。废弃垃圾可焚烧。

(4)医疗器械和饮食用具,每次用后均应按照消毒、清洗、再消毒的程序严格处理。

(5)患者痊愈离室时,应换穿清洁衣服,换下的衣服及被褥、日用品、书报等物品须经消毒后方可继续使用或带回。对患者接触过的一切用具、物品,要作终结消毒后方可收容新患者。

62. 为防止肝炎传播,对供血者应如何管理？

对志愿供血者必须进行体格检查。在每次献血前都要常规检测血清丙氨酸氨基转移酶及乙肝表面抗原。凡肝功能异常或乙肝表面抗原阳性者不得献血。有条件的省、市、自治区各医院,除开展乙肝核心抗体测定外,还应检查丙型肝炎和庚型肝炎指标,阳性者都禁止献血。对职业供血者患有感冒或新发疾病时,在未查清病因前不准献血。

63. 为预防肝炎,应怎样提高个人卫生水平,加强饮食、环境卫生和服务行业的管理?

全国各省、市、自治区每年应有组织地广泛开展几次把住病从口入关为中心内容的卫生宣传教育。各单位应利用黑板报、小报、电影、幻灯、电视、广播等各种宣传工具,经常地宣传预防各型肝炎和个人卫生防护知识。各企业、工厂、矿山、院校,应为职工、家属创造条件,提供流动水洗手及洗餐具,使他们养成饭前便后必洗手的良好习惯。使用肥皂、流水洗手加上不乱吃不洁食物和生水是个人卫生防护中的重要一环,在切断甲型、戊型肝炎的传播途径中起关键作用,对预防乙型、丙型、丁型、庚型肝炎亦起辅助作用。

要加强饮食、饮水和环境卫生的管理,应首先强调饮食行业,特别要求个体摊贩和集体食堂以及私人开业户都应认真执行《中华人民共和国食品卫生管理法》,尤其要做好食具消毒。食堂、餐厅应实行分餐制或公筷制,要加强对水产品的卫生监督,加强对产地水域的卫生防护,防止粪便和生活污水的污染。要掌握产地病毒性肝炎流行和水域水的污染情况,以及运销过程中的卫生问题,一旦发现有污染可能,应立即采取相应措施。于短期内供应大量毛蚶及贝类水生动物时,应留样以便查考。

要加强水源保护,严防饮用水被粪便污染。对甲型、戊型肝炎流行区的井水或家庭饮用水,须用漂白粉消毒,余氯保持在 0.3 毫克/升;在甲型和戊型肝炎暴发点,饮水余氯应保持在 1.0 毫克/升。中、小学生上学应自带水杯,学校应供应开水。

要做好环境卫生和粪便无害化处理。医疗单位中的粪便及污水须经消毒处理后,方能排入下水道,患者使用过的废弃物应及时焚毁。

各服务行业的公用茶具、面巾和理发、刮脸、修脚等用具，均应做好消毒处理。

64. 为什么预防注射时只有"一人一针一管"才能预防肝炎传播？

目前有些单位的医务室或基层保健站在给群众进行预防注射时，每注射完 1 人就更换 1 个针头，却不更换针管。

更换针头，不换针管的方法是错误的。如果前 1 个人体内有乙肝病毒或丙肝病毒，甚至有艾滋病病毒，就可以通过预防注射将上述病毒传染给第二、三、四、五个预防接种者。因为进行皮下或肌内注射时，推药前，先得将针栓抽吸一下，以证实针尖是否误入血管后才能推药。这一回抽常可把组织液和极少量血液吸入药液内。有人研究，只要针管内残存 0.00004 毫升的血或 0.00008 毫升的组织液，就有可能传播乙肝病毒和丙肝病毒。国内曾报告 895 例急性黄疸型肝炎患者中，有 11% 的患者是因注射器污染而致病。为此，凡今后接受注射的每个人，都应要求医务人员严格做到"一人一针一管"。用过的注射器，必须严格消毒，或采用一次性注射器。

65. 怎样才能防止肝炎在医院内传播？

各级医疗卫生单位（包括厂矿、学校、农村卫生室）是防治疾病的场所，但如果不注意加强消毒防护措施，在防治疾病的过程中完全有可能传播肝炎。某院营养灶 1 名患甲型肝炎的炊事员做的凉拌菜引起患者中甲型肝炎暴发。国外报道注用胎盘球蛋白引起乙型肝炎暴发。有关拔牙后造成乙型和丙型肝炎的散发流行、输血引起丙型和乙型肝炎在医院内传播的报道已很多。戊型肝炎可因粪便污染水源、食物、蔬菜而引起暴发流行；丁型肝炎常和乙型肝炎发生重叠感染。如果医院对饮食、饮水和环境卫生管理不当,就可能为肝炎创造传播的客观条件。

为了更好防止肝炎在医院内传播,对甲型、乙型、丙型、丁型、戊型、庚型肝炎患者最好能分病区收容。所有的医疗和预防注射(包括皮试、卡介苗接种等),应采用一次性注射器,实行一人一针一管;各种医疗器械及用具(如手术器械、内窥镜、口腔科钻头、探针、采血针、划痕针、针灸针等),应实行一人一用一消毒,尤其对手术室、接产室、血透室、人工肾及监护病房一定要加强卫生管理,应严格对待血污染物品的消毒处理。

综合性医院或传染病院的肝炎门诊及病房的用具及病案,应单独使用,各种诊治手段尽可能做到一人一用一消毒或单独施行,清洁物和污染物要严格分开存放和使用。

血库、血站及生产供应人体成分生物制品的机构,一定要做好血液和生物制品的乙肝表面抗原检测工作,阳性者绝对不能使用。

66. 国产抗肝炎病毒的药物主要有哪些?

(1)阿昔洛韦(无环鸟苷,ACV):对乙型肝炎病毒有暂时性抑制作用。口服每次1克,1日4次;静点每公斤体重用30毫克~45毫克,放入200毫升葡萄糖液中滴注,对丙型肝炎病毒也有效。临床连用4个月无明显毒副反应。

(2)阿糖腺苷类(Ara-A 或 Ara-AMP):体外、体内均证明对乙型肝炎病毒有潜在的抑制作用。经观察用药期间部分患者的脱氧核糖核酸聚合酶阴转,生化及肝组织异常亦有好转。

(3)膦甲酸盐:每日每公斤体重用0.16毫克,14日为1个疗程,国外治疗8例重型肝炎,6例存活。国内使用时副反应大,远期效果尚待观察。

（4）干扰素（IFN）：治疗乙型肝炎和丙型肝炎用重组人 α_1b 型干扰素，有肯定抑制病毒的作用，用法为 300 万单位/次，肌内注射，隔日 1 次，12 周为 1 个疗程。

（5）重组人白细胞介素-2（IL-2）：肌内注射，隔日 1 次，每次 5 万单位，连用 8 周后，改为隔两日 1 次，连用 4 周。或基因工程干扰素和白细胞介素-2 联合应用。

（6）其它：胸腺制剂、病毒唑、左旋咪唑、香菇多糖、强力新、强力宁及植物血凝素等，在治疗慢性乙型肝炎中都有调节免疫功能、促进乙肝表面抗原滴度下降、乙肝 e 抗原阴转的报道。

中医中药中虎杖、黄芩、赤芍、大黄、牡丹皮等，经试验证明有破坏乙肝病毒表面抗原作用。其中大黄、赤芍水煎剂（相当于含生药 1 克/毫升）作 1：160 以上稀释时，仍能将一定量的乙肝病毒的表面抗原破坏。

67. 对慢性病毒性肝炎治疗有哪些研究热点？

目前已发现病毒性肝炎共 7 种类型，其中乙型、丙型、丁型、庚型病毒性肝炎肯定可形成病毒的慢性感染，造成肝细胞持续损伤，加重肝脏病变，常导致病情反复发作，迁延难愈，部分患者可发展成肝硬变，甚至肝癌。

（1）目前在乙型、丙型、丁型、庚型慢性肝炎临床治疗中，干扰素类药物仍是抗病毒治疗中的首选药物。但实际疗效仍不尽人意；核苷类似物如拉咪呋啶（Lamivudine）等易诱导肝炎病毒的耐药性产生，其原理在于药物诱导了脱氧核糖核酸多聚酶的突变；能够直接抑制肝炎病毒复制的中草药尚未找到。今后抗肝炎病毒的中西医结合治疗仍是研究的热点。

（2）各型肝炎感染机体后所引起的免疫应答和免疫调节异常复杂。如何打破机体中 T 细胞毒性细胞的低反应状态，激发机体对病毒的特异免疫反应,则有可能逐步清除病毒,使感染消除。用乙肝表面抗体(抗-HBs)与乙肝表面抗原(HBsAg)组成复合物;以及合成对抗乙肝核心抗原(HBcAg)特异性细胞毒性 T 细胞及协助后 T 细胞的表位短肽;还可采用特异病毒抗原及其主要抗原决定簇相应的免疫信号、调节和效应分子形成特殊的病毒抗原免疫嵌合分子;可能会有应用前景。近年体外实验已证明重组前 S_1 抗原与白细胞介素-2 嵌合分子可大大增强抗原免疫性,激发较高活性抗体产生。

(3)根据病毒诱导肝细胞凋亡发生机制及相关调节机制,分别设计不同类型的分子从细胞凋亡启动,传入和效应阶段调节及阻断病毒性肝炎肝细胞凋亡,是目前肝炎治疗研究中的一个热点。

(4)采用反义核酸(包括反义 RNA 和 DNA)抗基因寡核苷酸可互补于靶 RNA 或 DNA,特异性封闭其靶位点,从而达到抑制病毒基因的复制。并通过各种修饰反义寡核苷酸增加其抵抗体内核酸酶作用和加强其对细胞的通透性,从而达到治疗目的。同时,寡核苷酸的靶向作用也是目前实验性治疗研究的热点。

(5)基因转导及基因免疫是选择特异的抗病毒基因,免疫调节基因及抗凋亡基因作为目的基因,通过病毒载体将目的基因特异性地转导至靶细胞中进行转录并表达,发挥其治疗作用。由于基因治疗药物必须依靠人工合成,合成量太少,价格昂贵,采用的病毒载体在实际应用中存在安全性问题;如何提高病毒载体感染靶细胞的效率,基因导向靶细胞后能否高效、特异、持久进行转录、表达而抑制病毒基因的复制;另外对于真核基因调控的认识还不足。这些难题还需大量的基础研究工作来完善。基因治疗在肝炎治疗中虽刚起步,但对病毒性肝炎的有效治疗到 2005 年,一定会有很大进展。

68. 对脂肪肝的药物治疗有何评价?

(1)胆碱:口服可减轻酒精性肝损伤的发生,对恶性营养不良和长期接受静脉高能营养所致脂肪肝,适当用氯化胆碱治疗,但大剂量服用时可见肝毒性。

(2)蛋氨酸:饮食中缺乏蛋氨酸可引起脂肪肝和纤维化,补充后可使病理改变逆转。但在肝病患者中应用蛋氨酸口服,特别对重型肝炎,常形成蛋氨酸血症和增加肝性脑病的危险性。现认为该药只适用于恶性营养不良脂肪肝患者。

(3)多价不饱和卵磷脂(PUL):是从大豆中提取的一种磷脂,对伴有脂肪肝的糖尿病患者服用 6 个月后,可使肝大消失,肝功改善,偶见恶心及胃肠道不适;但对不能戒酒的酒精性脂肪肝患者有促进肝损伤作用。

(4)S-腺苷甲硫氨酸(SAMe):该药可对抗 D-氨基半乳糖和镇痛药(对乙酰氨基酚)的肝毒性,可使酒精性脂肪肝的丙氨酸氨基转移酶下降;副反应偶见血氨升高和变态反应。因为价格昂贵,难于推广应用。

(5)牛磺酸:动物试验中可减少大鼠、兔饮食中甘油三脂和胆固醇的吸收,防止高血脂症和动脉粥样硬化。对防治肥胖、高脂血症、糖尿病等引起的脂肪肝可能有效,但目前尚无治疗脂肪肝的临床报道。

(6)前列腺素 E(PGE):实验中证实具有防止肝细胞脂肪浸润,纠正动物中肝细胞脂肪代谢混乱的作用,但缺乏对人类慢性肝病治疗脂肪肝的长期效果观察。因此,它在肝炎后脂肪肝治疗中的地位尚不明确。

(7)马洛替酯:它可改善慢性肝病患者肝功能和脂质代谢,对促进蛋白质合成有一定效果,一度风行用于治疗脂肪肝。但欧洲的临床研究,对其治疗价值提出疑问。

(8)维生素 B 族和维生素 E:参与肝脏脂肪代谢,对肝细胞有一定的保护作用。近年研究发现慢性肝病脂肪肝时即使存在肝内维生素缺乏,但血浆维生素水平有时却升高,补充维生素 B_1,而不同时供给其它维生素,反可加速脂肪肝形成。因此对于脂肪肝患者,不宜盲目选服维生素药物。

(9)血脂调节药:如弹性酶虽能防止大鼠高脂饮食性高脂血症,但肝内脂肪沉积非但未减轻,反而加重;又如玉米油、鱼油均能加剧大鼠酒精性肝脂肪变,促进肝纤维化和肝坏死发生;棕榈油在实验动物中能减少酒精性肝病的发生,但临床试用中,对脂肪肝及高脂血症,尽管控制饮食后仍未起到降血脂效果,对酒精性脂肪肝患者未必有益。

总之,临床上防治脂肪肝的药物虽然种类很多,但其确切安全可靠的疗效尚待进一步验证。目前对脂肪肝患者最基本的治疗原则仍是:①去除病因,积极治疗原发病。②坚持合理的均衡膳食。③适应自身体能的运动锻炼。在此基础上应根据脂肪肝的病因、病情合理选用药物。应该明确:目前市售的防治脂肪肝药物,仅起辅助功效。一定要在专科医生指导下使用。

69. 对病毒性肝炎的防治有何展望?

由于甲型、乙型肝炎疫苗已批量生产并广泛应用,甲型、乙型、丙型、戊型肝炎高质量诊断试剂的大量使用;对分子生物学技术的不断掌握,分子流行病学,血清流行病学的大量研究资料均已表明,人类对各型病毒性肝炎(庚型肝炎、己型肝炎除外)的自然感染史有了较深入的了解。对病毒性肝炎的预防已进入综合、有效的年代,如甲型、乙型肝炎病毒的疫苗的免疫安全和效果均已肯定,以后将继续有计划、有针对性地普及使用。

丙型肝炎病毒变异快,尤其是包膜区变异特别快,直接妨碍疫苗的研制。在一定时期内预防丙型肝炎的关键不靠疫苗,而主要杜绝医源性传播,尤其是防止血源性传播。

只要预防好乙型肝炎,便可以预防丁型肝炎的发生。

戊型肝炎疫苗的基因定位较明确,采用有活性的减毒疫苗攻击动物时,具有保护作用,但疫苗的作用尚有限,目前还很难形成系统的免疫策略。戊型肝炎将随着经济的发展,环境的改善,人们个人卫生的加强得到相应控制。

庚肝病毒在人群中及肝炎患者中所占的比例较甲型、乙型、丙型、戊型肝炎要低,传播途径与输血和胃肠道外感染有关,只要有了特异性的诊断试剂,加强对血源及其制品的检测和管理,其控制将不成问题。

病毒性肝炎的治疗寄托于新一代的抗病毒药。基因治疗、导向治疗及免疫调节治疗正在取得进展;中草药制剂,生物反应调节剂正在用现代技术和实验室条件进行筛选。在 21 世纪,我们有可能全面控制病毒性肝炎对人类的危害。

二、甲型病毒性肝炎的防治

70. 甲型病毒性肝炎是怎么得的?

甲型病毒性肝炎(简称甲型肝炎)主要由粪-口(或肛-口),通过消化道传播的甲型肝炎病毒(简称甲肝病毒)而得病。

人类感染甲肝病毒后,首先在消化道中增殖,在短暂的病毒血症中,病毒又可继续在血液白细胞中增殖,然后进入肝脏,在肝细胞内复制繁殖。于起病前1～2周,甲肝病毒由肝细胞的高尔基体排向毛细胆管,再通过胆管进入肠腔,从大便排出。在甲型肝炎潜伏末期和黄疸出现前数日是病毒排泄高峰。处在这个时期的患者,尤其是无症状的亚临床感染者,是最危险的传染源。他们的粪便、尿液、呕吐物中的甲肝病毒,如果未经过很好消毒处理,就污染周围环境、食物、水源或健康人的手;另外患病者的手(如潜伏期的炊事员)及带病毒的苍蝇,也能污染食物、饮水和用具。一旦易感者吃了含有甲肝病毒的食品和未经煮沸或煮熟的污染饮水和食物,或生食用粪便浇灌过的蔬菜、草莓、瓜果等均可患甲型肝炎,引起暴发或散发感染。

个人卫生习惯不良,居住拥挤,人口稠密,环境卫生差的学校、工厂、农村、托幼机构或家庭中,更容易发生甲型肝炎的感染和高度局限性流行;一旦水源污染可引起暴发流行。1950年瑞典及1978年我国均因食用泥蚶引起甲型肝炎流行,1979年上海食用醉蟹引起过暴发,1988年因食用甲肝病毒污染的毛蚶引起大暴发,均是粪-口途径传播的实例。

近年国外陆续报道,滥用药物注射及同性恋群体中,甲肝病毒抗体水平和查出率很高,在这些人群中甲肝病毒的传播途径主要通过肛-口或被污染的注射用具。

71. 接触了甲型肝炎患者该怎么办?

(1)对家庭或托儿所、幼儿园的甲型肝炎密切接触者,特别是婴幼儿,应于接触后(最长不超过1周)立即注射丙种球蛋白,剂量为0.02毫升～0.06毫升/公斤体重,成人5毫升/次。

(2)学校、工厂及机关等单位发生散发甲型肝炎,其他人一般不需要预防注射。

(3)对接触者要加强保护,注意休息,足够睡眠,饮食富于营养,易于消化,室内保持空气新鲜,增强机体抵抗力,避免感冒、腹泻等疾病发生。

(4)对接触者,特别是在甲型肝炎流行区,对现症患者周围的人群,应密切注意监视,定期查甲肝病毒抗体免疫球蛋白M 及丙氨酸氨基转移酶,以期及早发现患者(包括隐性感染者),及时采取措施。

(5)对甲肝患者的餐具采取煮沸消毒,衣物被褥清洗后日光曝晒,室内用20%漂白粉上清液喷洒清扫或0.2%～0.5%过氧乙酸雾化消毒,以避免继续传播。

(6)密切接触甲型肝炎患者的人在1周内接种甲型肝炎疫苗,仍能提供保护。

72. 甲型肝炎能通过胃肠外途径传播吗?

以往认为粪-口途径是甲肝病毒唯一的传播途径,但近年来确实有因接受输血而感染甲型肝炎的报道。这是因为,甲型肝炎在临床症状出现前7～10日,有短暂的病毒血症,此时献血,显然有传播甲型肝炎的潜在危险。供血者献血时,恰处于甲型肝炎的潜伏期,貌似健康,但他们的血液实则含有甲肝病毒。当他们出现肝炎症状,血清甲肝病毒抗体免疫球蛋白M阳性而确诊甲型肝炎时,所献之血已输给其他患者。

(1)11例新生儿输了含有甲肝病毒的血液后,引起甲型肝炎暴发。1例儿童在输了1个单位的红细胞后,发生了急性甲型肝炎,以后证实此红细胞是来自1个不久后发生甲型肝炎并死于肝功能衰竭的供血者,将此供血者的血浆输给黑猩猩,23日后黑猩猩发生了甲型肝炎。

(2)采集急性甲型肝炎患者的各种体液,用以感染黑猩猩,结果发现黑猩猩的粪便、唾液及血清均具有传染性;将唾液经口和静脉接种感染另 1 只黑猩猩均获成功。

(3)在滥用药物者中,发现甲型肝炎病例增加,是否因用不洁注射器所致,有待进一步研究。

因此认为,甲肝病毒主要通过粪-口途径传播,少数病例也可通过肠胃外途径传播。

73. 甲型肝炎是性传播性疾病吗? 为什么?

各种研究表明,甲型肝炎是性传播疾病,其原因是 1977 年发现美国旧金山市男性同性恋者中,甲型肝炎的发病率增加了 4~10 倍。1980 年有人对美国西雅图的 102 例男性同性恋者和 57 例异性恋者,每月做甲肝病毒抗体血清学检查,分别观察平均 6.1 个月和 8.9 个月。研究开始时,男性同性恋者甲肝抗体阳性率为 30%,异性恋者 12%(P 值<0.01),前者显著高于后者。观察过程中,甲肝抗体阴性的男性同性恋易感者中,甲型肝炎的年发病率为 22%,而甲肝抗体阴性的异性恋易感者中,无一例发病。因此,认为甲肝病毒感染主要与同性恋的口-肛接触有关。

74. 甲型肝炎好发于什么季节? 流行有规律吗?

甲型肝炎一年四季均可发病,但以秋冬及早春季节发病率高,可能与秋冬大量上市的水产品有关。毛蚶、醉蟹等引起的甲型肝炎暴发,都发生于冬春;早春甲型肝炎增多,可能与春节期间人口流动频繁有关。甲型肝炎的流行每 7 年 1 个循环,并与社会经济条件有关。调查表明,甲型肝炎病毒在哪个季节流行与它在环境中存活能力有关。在由传染源污染的一般环境中,甲肝病毒可存活 1 个月,98℃加热 1 分钟、紫外线照射、含甲醛或氯的去污剂都可将它灭活。甲肝病毒在水生贝类里能存活 3 个月左右,在流行季节里对本病扩散具重要意义。污染严重的水即使用常规氯浓度亦不能杀灭病毒；水源清洁但水管通过的地区被污染，仍可发生传播。潜伏期内的饮食、保育、卫生人员和爱喝生水、吃生贝类，都是引起非季节性广泛流行的重要条件。

75. 甲型肝炎患者的唾液有传染性吗？用唾液是否可以诊断甲型肝炎？它有什么优越性？

回答是肯定的。甲型肝炎患者的唾液有传染性，因为从急性甲型肝炎患者采集得来的唾液，无论经口还是经静脉接种给黑猩猩，均使黑猩猩患了甲型肝炎，因此，认为甲肝病毒可以通过唾液传播。

用唾液也可以诊断甲型肝炎。国外有人用放射免疫法，从甲型肝炎患者急性期或近期感染甲肝病毒者采集得来的唾液，以及在近 6 周内出现黄疸者的唾液标本中，均检出了甲肝病毒抗体免疫球蛋白 M。以此来诊断甲型肝炎，其优越性在于获取标本是非侵袭性的，不给患者增加痛苦，随时可取，尤其年幼患儿愿意合作。操作简单，标本只需稀释到 10：1，而血清标本稀释需要精确到 20 000：1。检测结果，容易判断。因此唾液可以代替血清作为诊断甲型肝炎的一种方便和满意的检测标本。

76. 甲型肝炎的流行特点是什么？

(1)甲型肝炎感染率与社会经济状况和个人卫生习惯密切相关，发达国家甲肝抗体阳性率比发展中国家低，上层人群比下层人群低。我国 20 岁以上人群，90％左右甲肝抗体阳性，而日本的年轻人仅 20％～30％阳性。这是因为日本战后经济发展迅速，居住条件及卫生设施明显改善，且不用人粪施肥，故甲型肝炎发病率大幅度下降。

(2)在发展中国家，甲肝病毒感染一般多发生在幼儿和儿童时期,常常症状较轻,不易被发现,多为亚临床型;而发达国家,甲肝病毒感染则主要发生在成人,15 岁以下儿童受染者极少,多为临床型。

(3)近年来,我国某些地区和城市,由于物质文化生活、环境卫生及居住条件的不断改善,甲型肝炎人群免疫屏障有逐渐下降的趋势,易感人群增加,且向大年龄组推移,黄疸型及重型肝炎将会上升,死亡率也将会随之增加。但某些生活贫困的农村,甲型肝炎的发病对象,仍然主要是 10 岁以下儿童。

(4)由于社会经济状况及生活习惯等不同因素,在流行病学上,出现 3 种年龄特异的甲肝抗体阳性率。

第 I 型:主要见于社会经济水平低下、居住拥挤、卫生习惯较差的发展中国家,90% 以上人群在儿童和青少年时期已感染甲肝病毒,且终生保持较高的抗体水平,极少出现 2 次发病。

第 II 型:主要见于社会经济状况优越的发达国家,其甲肝抗体阳性率的特点,是随年龄增长而上升。本来甲型肝炎是儿童常见的疾病,而这些国家则多见于成人,这是因为这些国家卫生条件好,而且儿童的社会活动范围也小,很少被感染,而成年人,常常到甲型肝炎流行的国家去旅游,因而容易感染甲肝病毒。

第 III 型:主要见于与外界极少往来的封闭性国家,在 1 次甲型肝炎暴发流行后,活着的居民,甲肝抗体阳性率几乎100%,而流行后出生的孩子,甲肝抗体阳性率几乎为 0,一旦由于某种原因,暴露于甲肝病毒,将再次出现甲型肝炎大流行。

77. 甲型肝炎传染性何时最强?传染期多长?

甲肝病毒主要存在于甲型肝炎患者或隐匿性感染者的粪

便中,排毒期长至 2～3 周,在潜伏期末和发病初期大量排毒,因此,甲型肝炎潜伏期后期及黄疸出现前数日传染性最强。当黄疸高峰后逐渐消退时,病情好转,传染性亦减弱。一般黄疸出现后两周,虽部分患者粪便中仍可检出病毒颗粒,但实际传染性明显下降;黄疸出现后 3 周时,患者粪便中已很难找到甲肝病毒,此时基本上无传染性。近年有人认为,急性甲型、乙型肝炎患者同住一室,对其出院的乙型肝炎患者进行随访观察,未发现交叉感染甲型肝炎的现象。因此,对黄疸消退后的甲型肝炎患者,已无需再行严格限制或隔离。但为了最大限度地防止甲型肝炎病毒扩散,我国规定对甲型肝炎患者采取隔离措施,自发病日起不少于 30 日。

78. 1988 年上海甲型肝炎大流行的主要特点是什么?

1988 年 1～4 月上海市发生了甲型肝炎暴发流行,共有31 万余人发病,平均罹患率为 4082.6/10 万。其主要特点是:病情波及面广,将近 1/10 的家庭有两人或两人以上同时发病;流行时间持续较长,自 1 月 19 日起至 3 月中下旬方明显减少,发病高峰在 1 月下旬至 2 月中旬,持续近 20 日左右;发病年龄以青壮年为主,20～29 岁最多,30～39 岁次之,这两组年龄的患病人数占病例总数的 83.5%。

上海每年有春季发病高峰,一般 2 月中旬开始上升,3 月份达到高峰,4 月渐下降。而 1988 年上海甲型肝炎大流行,提前 1 个月,而且每日最高发病数比以往流行高峰每日病例数高 53 倍。因此,这是一起同源性的甲型肝炎暴发流行,是因为受污染的毛蚶短时间(1987 年 11 月至 1988 年 1 月)大量上市所致。

79. 为什么毛蚶能引起 1988 年上海甲型肝炎流行?

(1)每只毛蚶每日能过滤 40 升水,将甲肝病毒在体内浓缩并贮存。南方沿海省市居民喜吃毛蚶,习惯只将毛蚶在开水里浸一下,蘸上调料食用,味道鲜美,但病毒不能被灭活,可在食用者中引起甲型肝炎流行。

(2)抽样调查,上海市居民吃蚶率32.1%,即约230万人食用过毛蚶,食毛蚶者甲型肝炎罹患率达14%~16%,吃蚶人群甲型肝炎罹患率对未吃蚶人群甲型肝炎罹患率的相对危险性为23~25倍,特异危险度为11.5~15.2。

(3)毛蚶主要产地是江苏省启东县,当地水源受污染十分严重。从毛蚶提纯物中,分别用直接免疫电镜、甲肝病毒核酸杂交试验及甲型肝炎病理组织培养分离等方法,进行甲肝病毒检测,均获阳性结果。一般情况下,要从毛蚶体内分离自然受污染的甲肝病毒,是很困难的,但这次却能从受污染的毛蚶中分离到甲肝病毒。这种严重受甲肝病毒污染的毛蚶,在短时间内(1987年11月至1988年1月)销往上海,食蚶人数将近1/3,遂酿成了1988年1~4月上海甲型肝炎暴发流行。

(4)甲型肝炎暴发流行前,上海市居民血清甲肝抗体检测结果表明,20~39岁抗体阳性率低于50%,即这个年龄组的人群,一半以上对甲肝病毒易感,在这次暴发流行中,这个年龄组发病率最高,占总发病人数的83.5%。甲肝抗体阳性率随年龄的增加而上升,40岁以上抗体阳性率高达90%以上,与这次40岁以上年龄组发病率显著低下也是一致的。

(5)实验感染的研究表明,毛蚶可浓缩甲肝病毒29倍,并可在其体内存活3个月之久。对从毛蚶中分离的甲肝病毒VP_1N端cDNA序列分析证明,上海这次甲型肝炎流行并非是由于甲肝病毒变异所致,上海市人群在对甲型肝炎免疫力下降的基础上,居民习惯生食已被甲肝病毒污染的毛蚶是造成流行的主要因素。

80. 甲型肝炎存在隐性感染吗？其特点如何？

甲型肝炎不仅有隐性感染病例,而且较常见,儿童多于成人。尤其是甲型肝炎流行区,隐性感染与显性感染之比为14：1～38：1,无临床症状,但血清甲肝抗体免疫球蛋白M阳性,并向体外排毒,在流行病学上是最危险的传染源。因此,在甲型肝炎流行时,对未发病的可疑者,应及时检测血清甲肝抗体免疫球蛋白M,阳性者及时隔离,以避免潜在传染源的扩散与传播。

浙江省医科院病毒研究所从 1983 年开始进行甲型肝炎隐性感染的研究,发现隐性感染占总感染率的 32%。

1988 年浙江省舟山市定海区城关发生甲型肝炎暴发流行,隐性感染率为 13.28%,5～9 岁年龄组隐性感染率达 26.09%,有显著意义地高于其它年龄组。随着年龄的增大隐性感染率逐渐下降,说明隐性感染与年龄密切相关,低年龄组较易发生。0～4 岁及 50 岁以上均未发现隐性感染,0～4 岁可能与幼儿活动范围小,不易与外界接触有关。而且,由于年龄小,标本采集量小,影响检测结果。

山东省文登县农村肝炎发病率较低,甚至有的年份无病例发生。1986 年对该地区 709 人进行了甲型肝炎的流行病学调查,用固相放射免疫法检测甲肝病毒抗体,总阳性率为91.54%。0～4 岁和 5～9 岁年龄组,甲肝抗体阳性率分别为53.7% 和 79.76%,10～14 岁和 15～20 岁年龄组,阳性率分别为 92.86% 和 95%,>20 岁阳性率达 98.45%,>30 岁阳性率几乎达 100%。甲肝病毒抗体阳性率如此之高,显然不是通过几次显性感染所致。推测甲肝病毒很可能在人群和环境中常年存在,但毒力较低,使 90% 以上的人群在儿童和青少年时期获得了隐性感染,犹如接种甲型肝炎减毒活疫苗一样,获得了稳固的免疫力,可能是该地区肝炎发病率较低的原因。

81. 我国人群中甲型肝炎流行情况如何?

自 1992 年开始至 1996 年全国第二次病毒性肝炎流行病学调查工作,在全国 30 个省、市、自治区 435 个村庄和城市街道进行,调查了 22 961 个家庭,年龄为 1～59 岁的 67 124 人。运用当前世界上先进的检测试剂,进行了病毒性肝炎甲、乙、丙、丁、戊 5 个型别的调查。其中甲型肝炎感染率以甲肝病毒抗体(抗-HAV)阳性率表示。调查结果如下:

(1)甲型肝炎人群总感染率为 80.9%,农村和城市分别为 84.1%和 72.8%,农村高于城市。

(2)流行率呈现北高南低,长江以南部分省市为 75.5%,长江以北为 86.7%。西部地区高于东部沿海地区,分别为 86.7%和 79.8%。

(3)省、市间最高流行率 93%,最低为 50%,>80%的省、市占 60%。

(4)总体情况感染率随年龄的增长而升高,9～10 岁已接近人群年龄段感染的高峰。

以上资料说明我国仍是甲型病毒性肝炎高流行区。

82. 甲型肝炎与艾滋病毒携带人群有关吗?

1994 年,国外报道一起以艾滋病毒(HIV)携带阳性人群为主的甲型肝炎暴发。分析原因是:甲型肝炎病毒经粪-口途径传播,这些发生甲型肝炎的艾滋病毒阳性人群均有明显通过口腔-肛门性交的同性恋过去史,并发现艾滋病毒阳性或阴性的人群中,甲型肝炎的病程、临床表现及并发症极其相似;多年追踪观察,在艾滋病毒感染的血友病患者和吸毒者及静脉药瘾者中,甲型肝炎的发病率并没有增加。在长期随访的 1 组艾滋病毒感染者中,如果减少了性行为,可以使甲型肝炎的发病率逐年减少;而周期性使用甲肝疫苗预防接种,对艾滋病毒感染患者的 CD_4 淋巴细胞亚群计数没有明显影响,在预防发生甲型肝炎上则起到良好效果。

83. 甲型肝炎有复发病例吗?

一般来说,甲型肝炎复发的可能性小,但近来不断有甲型肝炎复发病例的报道。如 5 例典型急性甲型肝炎患者,病情很快恢复,丙氨酸氨基转移酶(简称转氨酶)正常,但于 7～10 周后,再次出现黄疸,肝功能明显异常,复发时 3 例作了肝活检,组织学显示典型急性肝炎。又如 256 例急性甲型肝炎,其中 17 例在 30～90 日后复发,血清甲肝病毒抗体免疫球蛋白 M 在急性期和复发期均为阳性,并在复发期的粪便中检出了甲肝病毒。又如 2 例急性甲型肝炎,在症状消失和转氨酶正常 4 ～4.5 个月后,再次出现转氨酶升高,甲肝病毒抗体免疫球蛋白 M 在急性期和复发期也均阳性。

近年国内外资料均表明,少数甲型肝炎病例,具备临床及生化方面的复发指征,并有周期性排毒现象,说明甲型肝炎存在复发。

84. 甲型肝炎复发的原因是什么?

(1)在康复期休息不好,活动过多,睡眠不足及过度疲劳,是复发的主要原因。1988 年上海甲型肝炎大流行时,住入某医院的 2608 例患者中,有 38 例(1.45%)因复发而第二次住院。经详细调查,其中 87.5% 的患者是因在康复期休息不好而复发的。

(2)饮酒、精神受刺激、感冒及肠炎等因素,都将增加刚刚修复的肝脏的负荷,导致肝炎复发。

(3)不适宜的滥吃滋补品或服用过多种类的药物。

(4)一部分人感染甲肝病毒后,粪便中不存在有功能的甲肝病毒的中和性抗体。

(5)有人研究检测甲型肝炎患者病后不同时期血清甲肝病毒抗体免疫球蛋白 M 和 G,同时检测部分患者粪便中甲肝病毒核糖核酸。痊愈组血清甲肝病毒抗体免疫球蛋白 G 出现早,甲肝病毒抗体免疫球蛋白 M 持续时间短,粪便中甲肝病毒核糖核酸排毒期短。而观察复发组甲肝病毒抗体免疫球蛋白 G 出现较晚或阴性,甲肝病毒抗体免疫球蛋白 M 时间拉长或持续阳性,粪便排毒期延长。说明甲型肝炎复发的原因,可能为机体免疫力低下,不能产生足够的甲肝病毒抗体免疫球蛋白 G,清除病毒或甲肝病毒抗体免疫球蛋白 G 持续时间短,可导致甲肝病毒的再感染。

85. 甲型肝炎能发展为慢性肝炎吗?

一般来说,甲型肝炎绝大多数呈自限性,极少慢性化。但近年陆续有甲型肝炎慢性化的报道。如对南斯拉夫 451 例甲型肝炎患者前瞻性研究结果表明,73 例(16.2%)呈迁延过程,其中 59 例(13.1%)病程持续 3~6 个月,14 例(3.1%)持续至 12 个月,所有患者在 1 年后肝功能恢复正常。对 8 例患者在临床和生化指标正常后 4~24 个月进行肝活检,4 例主要在肝门和门脉周围有轻度肝炎后残留变化,2 例组织学检查基本正常,2 例为非特异性反应性肝炎。结果表明,甲型肝炎即使呈迁延经过,但仍为良性过程,肝组织学并无明显的病变。另一作者对 25 例急性甲型肝炎的血清学、临床、生化及部分肝活检进行了研究,结果 19 例为单纯的急性甲型肝炎,顺利恢复,3 例呈迁延过程,3 例呈慢性过程。3 例迁延型肝炎患者丙氨酸氨基转移酶(简称转氨酶)升高持续 4~4.5 个月,以后经 10~35 个月的多次复查肝功能均正常。但两例肝活检,组织学可见门脉区不同程度的纤维化,部分门脉区之间有结缔组织狭条相连结,不同程度的淋巴细胞慢性浸润,大部分超越界板,且部分达到小叶中央区,小叶内可见个别细胞脂肪变性和肝细胞坏死。3 例慢性甲型肝炎,其中 1 例转氨酶升高长达 15 个月才正常,此时肝组织学可见 1 例在门脉区有密集的淋巴细胞浸润,且轻微超越界板,肝小叶内可见中度肝细胞脂肪变性和很稀疏的枯否细胞活跃,肝组织结构基本正常。另 2 例转氨酶升高达 8～10 个月,分别于病后 11 个月和 10 个月肝活检,未见炎症,但部分门脉区可见纤维组织增生,界板完整。综上所述,少数甲型肝炎,不仅在临床上呈迁延经过,而且肝组织学亦有明显的慢性化改变。因此,肝炎防治工作者,对甲型肝炎发展成慢性化的问题应引起足够的重视。

86. 孕妇患甲型肝炎会传给婴儿吗?

文献报道,妇女在怀孕期间感染了甲肝病毒,可以通过胎盘或分娩过程传播给胎儿,但极罕见。

1988 年春天,上海发生甲型肝炎暴发流行时,某医院收治的患者中,有 43 例为孕妇合并甲型肝炎。对其中 18 例妊娠中期、25 例妊娠晚期孕妇,随访到分娩,共娩出 43 例婴儿,42 例存活,1 例死婴。对其中存活的 42 例婴儿,在出生后 24 小时内检测甲肝病毒抗体免疫球蛋白 M 及丙氨酸氨基转移酶(简称转氨酶),结果皆为阴性。对 10 例婴儿在出生后 1 个月作甲肝病毒抗体免疫球蛋白 M 检测,结果也为阴性。这些结果提示,甲型肝炎病毒感染无母婴传播,对胎儿也无不利影响。

同年上海又报道另一组 55 例孕妇合并甲型肝炎,其新生儿出生后 24 小时内甲肝病毒抗体免疫球蛋白 M 全部阴性,转氨酶 6 例轻度升高(乙型肝炎病毒的标志均阴性),30 日及 60 日复查时全部正常,认为可能与分娩时经产道挤压有关,其余 49 例转氨酶均正常。所有 55 例新生儿,在出生时以及出生后 30 日及 60 日随访均未见肝炎的症状及体征,因此,6 例转氨酶增高并不能作为甲型肝炎诊断及甲肝病毒母婴传播的依据。研究表明,妊娠合并甲型肝炎,没有发现甲肝病毒通过胎盘传播的证据,也无胎儿畸变。

87. 甲型肝炎患者尿液中有甲肝病毒吗?

国内研究结果表明,甲型肝炎患者尿液中有甲肝病毒排出。作者采集临床确诊的急性甲型肝炎患者发病 5 日内晨尿 4 份和密切接触者晨尿 3 份,经一系列处理后,接种于生长良好的单层 PLC/PRF/5 细胞,共分离出 4 株能连续传代的相关病毒因子,其中 3 株从甲型肝炎患者尿液中获得,1 株从接触者尿液中分离获得,经过血清学和形态学鉴定,证明为甲肝病毒。这表明甲型肝炎患者及密切接触者的尿液中,有活的甲肝病毒存在,具有传染性,可通过其对环境污染传播。因此认为,甲肝病毒阳性尿液,对社会人群是潜在危险因素,具有十分重要的流行病学意义。

88. 甲型肝炎病毒有什么特点?

甲型肝炎病毒(简称甲肝病毒)是一种微小的核糖核酸病毒,1991 年前归属为肠道病毒 72 型,呈球形。病毒颗粒无囊膜,系对称的 20 面体,直径约 27 纳米~32 纳米,含单股正链核糖核酸基因组,长度为 9 487 个核苷酸,仅有 1 个血清型。甲肝病毒含有 3 个主要的结构性多肽,分子量从 32 736 原子质量单位~21 824 原子质量单位(约 33 000 道尔顿~22 000 道尔顿),后来证实尚有第四个多肽,约 24 800 原子质量单位(25 000 道尔顿)。这些多肽形成紧密的蛋白质衣壳,并含有甲肝病毒的核糖核酸,此核糖核酸具有传染性。甲肝病毒在电镜下可见空心和实心两种颗粒,在免疫学上两者无区别。氯化铯中主峰密度 1.33 克/毫升,沉降系数为 156S～160S。

由于甲肝病毒的体外培养不产生细胞病变,而且人体感染甲肝病毒,肝细胞的病理损害与病毒抗体几乎同时出现,并伴有排毒量减少。因此认为肝脏损害主要由于免疫病理作用,而不是甲肝病毒直接的细胞病理作用。

甲肝病毒可感染狨猴和猩猩;恒河猴和红面猴也可受染。福尔马林、氯、紫外线及加热煮沸,均可使其灭活。

近年对甲肝病毒的本质研究后,又补充如下特点:①嗜肝性。②核苷酸序列不同,5′端核糖核酸(RNA)次级结构与其它小 RNA 病毒同源性低。③体外复制周期长,产量低。④胍类、苯乙庚二酮等可抑制其它小 RNA 病毒的复制,但对甲肝病毒无作用。⑤耐药、耐热性强,60℃1 小时仍可存活。1991 年国际病毒分类委员会将甲肝病毒重新分类为 RNA 病毒科的一个新属,即肝病毒属(Hepatovirus)。

89. 甲型肝炎肝组织病理改变有何特点？与乙型肝炎有何不同？

肝炎病理组织的光学显微镜检查,可见肝细胞水肿变性,气球样变,汇管区附近嗜酸性小体及明显的炎性细胞浸润,同时有肝细胞再生,肝细胞坏死程度较轻。有急性淤胆型肝炎时,除上述改变外,突出的变化为肝细胞浆明显淤胆,毛细胆管扩张伴胆栓形成。肝功恢复较形态学恢复为早,组织损害时间持续较长,肝细胞损害与增生往往同时存在。

电子显微镜检查,各家报告不一。有人认为以线粒体高度凝聚性变或肿胀为主,线粒体基质电子密度明显增高,内嵴清晰扩张或肿胀不清。另有报告则以内质网改变为主,光面内质网增生肥大,在糖原区呈小泡状或管泡状增生,或呈灶性凝集,或形成网状团块。还有报告粗面内质网中度和高度扩张,常伴有脱粒,内质网切面呈扭曲,进一步发展可出现线粒体及其它细胞器的改变。

甲型肝炎肝细胞病变限于汇管区周围,汇管区炎症较小叶内严重,而乙型肝炎病变侵犯全小叶,以小叶中央明显,汇管区炎症不明显。

90. 甲型肝炎患者肝内甲肝病毒抗原有什么特点?

国外对甲型肝炎患者肝内抗原的研究仅见于 1982 年报道 1 例。解放军三〇二医院病理科和病毒室协作,用单克隆抗体、抗原结合细胞(ABC)法免疫组织化学检测了 41 例急性甲型肝炎患者肝内甲肝病毒抗原情况。

(1)这些患者血清甲肝病毒抗体免疫球蛋白 M 均阳性,肝穿刺病理诊断均符合急性肝炎表现。

(2)用免疫组织化学方法检出肝内甲肝抗原 22 例,检出率为53.66%,最早检出时间在发病后 8 日,最晚在发病后 3 个月。在发病 20 日内肝穿刺者,甲肝病毒抗原检出率明显高于 20 日以后穿刺者。

(3)甲肝病毒定位于肝细胞、枯否细胞、胆管上皮细胞胞浆及小胆管管腔中。甲肝病毒抗原在肝细胞内呈弥漫不均匀分布,缺乏一定的形态结构。阳性细胞少时,常为散在分布,且多出现于点灶状坏死部位;阳性细胞多时,可弥散分布于肝组织内,有的病例以小叶边缘为明显。

(4)肝内甲肝病毒抗原阳性细胞数与肝细胞病变程度相平行。甲肝病毒抗原阳性细胞数量多者,病变较重,反之则较轻。

(5)肝内同时兼有乙肝病毒标志物者,未发现不同乙型肝炎感染状态对于肝内甲肝病毒抗原的检出有影响。

91. 甲肝病毒能在体外正常外周血白细胞中增殖吗？

早在 1985 年有人用间接免疫荧光法,检出甲型肝炎患者外周血白细胞中,有甲肝病毒抗原存在,继而又从甲肝抗原阳性的白细胞中分离出两株甲肝病毒。近年又证实甲肝病毒可在体外正常外周血白细胞中增殖。提示人体单核细胞及淋巴细胞可能是甲肝病毒的复制场所之一。外周血白细胞是否是甲肝病毒在肝外的储存库,是否是短暂的无症状排毒或周期性排毒的基地,隐藏在白细胞内的甲肝病毒能否成为甲型肝炎临床复发的原由之一,有的学者正在探索这一课题。

92. 甲型肝炎有哪些肝外表现？

一般来说,甲型肝炎的肝外表现不多见。最近国外有作者报道了一些甲型肝炎发生肝外表现的个例病案。布郎伯尔等报道 1 例经血清学和组织学证实的甲型肝炎伴发脑膜脑炎的病例;还有人报道 1 例急性感染性多发性神经根炎患者,丙氨酸氨基转移酶(简称转氨酶)4 121 单位/升,总胆红质 73.53 微摩尔/升(4.3 毫克％),血清甲肝病毒抗体免疫球蛋白 M 阳性,脑脊液蛋白 1.65 克/升(165 毫克％),糖 5.27 毫摩尔/升(95 毫克％),脑脊液甲肝病毒抗体免疫球蛋白 M 阳性。入院后第 35 日肝活检显示急性肝炎改变。伊巴拉等报道 1 例经血清学证实的甲型肝炎,在病程的第二周末,突然发生特发性血小板减少性紫癜。还有人报道 1 例甲型肝炎伴发急性溶血,甲肝病毒抗体免疫球蛋白 M 阳性,入院第 13 日,突然出现高间接胆红素血症,间接胆红素达 658.35 微摩尔/升(38.5 毫克％),血红蛋白下降,脾肿大,网织红细胞升高,骨髓象显示红细胞系统增生活跃。村山久夫报道 1 例甲型肝炎伴发肾功衰竭患者,转氨酶 3 200 单位/升,血清甲肝病毒抗体免疫球蛋白 M 阳性,第八日出现无尿,尿素氮 51.4 毫摩尔/升(144

毫克％），肌酐 1936 微摩尔/升（21.9 毫克％）。斯密斯等报道1 例甲型肝炎并发再生障碍性贫血,于肝炎病程中出现贫血,脾肿大,红细胞压积 0.25（25％）,血小板 $8×10^9$/升,白细胞 $1.5×10^9$/升,转氨酶 449 单位/升;骨髓象显示严重再生障碍。此外,尚有甲型肝炎伴关节炎及脉管炎等肝外表现的报道。

93. 甲型肝炎能发展为重型肝炎吗?

一般来说,甲型肝炎很少发展为重型肝炎。文献报道流行期重型甲型肝炎约占临床病例的 0.1％～1％。本文作者收集的 550 例甲型肝炎的临床资料,无一例发生重型肝炎,凝血酶原时间及活动度均正常。但贝尔等 1980 年报道 131 例重型肝炎,其中甲型肝炎占 6.9％。马西森等 1987 年报道一组重型肝炎,甲型肝炎约占 13％。多尔登等 1989 年报道 2 例急性暴发性甲型肝炎,其中 1 例死亡。1996 年上海周霞秋报道 166 例临床重型肝炎中,由单纯甲型肝炎病毒引起者占 4.82％（8/166）,由甲肝病毒与乙肝病毒合并发生重型肝炎者,占 1.81％（3/166）,甲、丙肝病毒重叠发生重型肝炎者 1 例占 0.6％,甲、戊肝病毒混合感染引起重型肝炎者也占 0.6％（1/166）。国内外资料均表明甲肝病毒感染在重型肝炎中占有一定比例,在临床上应与其它型重型肝炎一样救治。

94. 什么叫甲肝病毒与乙肝病毒的混合感染、重叠感染及双重感染? 其发生率如何?

甲肝病毒感染和乙肝病毒感染同时发生,称混合感染。在慢性乙型肝炎或乙肝表面抗原携带者基础上,又发生甲肝病毒感染,称重叠感染。两者难辨明者,统称双重感染。

在一些乙肝表面抗原慢性携带率高的地区,甲肝病毒与乙肝病毒的双重感染相当常见。乙肝表面抗原携带者重叠感染甲肝病毒约占 2.8%，甲、乙两型肝炎同时感染的约占 1.1%。1996 年四平市传染病院对 1 400 例住院病毒性肝炎中的 92 例重叠感染的病例进行分析，发现甲肝病毒、乙肝病毒重叠感染者 26 例占 1.86%(26/1 400)。而武汉报道 268 例急性肝炎病人中甲肝病毒、乙肝病毒双重感染者达 86 例，其发生率为 32%。资料表明，地区不同，统计范畴不同(社会,住院者,病种范围不同)，其发生率差异很大。

95. 什么年龄最容易患甲型肝炎? 其预后怎样?

凡是未感染过甲型肝炎病毒的人，无论是儿童还是成人均是易感者。但由于甲肝病毒感染与社会经济状况及个人卫生习惯密切相关，故在我国，15 岁以下的儿童及青少年最容易患甲型肝炎，因为病后获得了持久的免疫力，至成年时，患甲型肝炎者减少，老年人更少。

甲型肝炎一般来说预后很好，较易恢复，是一种自限性疾病。在托儿所和幼儿园中，感染甲型肝炎的儿童出现临床症状者不多，发生暴发性肝功能衰竭等症者更少。回顾性数据表明，临床黄疸症状及病死率均随年龄增长而上升，儿童低于青壮年，更低于老年人。目前绝大多数学者认为，甲型肝炎少数病例虽可发生临床、生化指征的迁延复发，病理检查的慢性化，但不会成为慢性肝病。唯 6 个月以内的幼婴发生甲型肝炎者病情较重，死亡率明显高于年长儿。有报道住院的半岁以内甲型肝炎占儿童甲型肝炎重型的 70%，病死率约 50%左右；另外老年人(60 岁以上)的甲型肝炎患者发生重型和并发症的也多，病死率 10%，但无论老幼，由甲型肝炎引起肝硬变者甚罕见。

96. 甲肝病毒对外界的抵抗力如何?

甲型肝炎病毒对外界的抵抗力较一般肠道小核糖核酸病

毒更强,如在 0℃ 可生存 14 个月,－20℃ 数年仍保持感染性。在各种水质中 5℃ 条件下,经过 12 周,甲肝病毒存活率大于 10%,25℃ 时为 0.1%～0.01%;在海水和海洋沉淀物中,5℃ 条件下,历时 1 个月,甲肝病毒存活率分别为 30% 和 60%,25℃ 条件下分别为 2% 和 4%;在牛奶、饼干和干燥的聚苯乙烯塑料表面,在 5℃ 和 25℃ 条件下,经过 1 个月后存活率分别为 30% 以上和 1%,在 49℃ 和 21℃ 条件下历时 1 日后存活率分别为 58% 和 18%。甲肝病毒耐乙醚(20% 浓度在 4℃ 下 18 小时)、耐酸(pH 3.0)和耐高温,60℃ 1 小时均不能被杀死;但加温至 98℃～100℃ 5 分钟可以达到灭活。镁或钙离子可增强甲肝病毒对热的抵抗力。用紫外线照射 5 分钟内可使甲肝病毒灭活,并可被 5%～8% 的甲醛、70% 的乙醇迅速灭活,1∶4 000 的福尔马林作用 72 小时可以失去感染性而保持免疫原性。甲肝病毒能抵抗 2%～5% 的来苏儿和 200ppm 的有效氯达 1 小时以上,所以常规饮水消毒要考虑氯的有效含量和作用时间。

97. 诊断甲型肝炎的特异性方法有哪些?

(1)酶联免疫吸附试验检测甲肝病毒抗体免疫球蛋白M:在甲型肝炎患病早期即可检出,其出现与临床症状及生化指标异常的时间相一致。在临床症状刚出现时,甲肝病毒抗体免疫球蛋白 M 开始增加,第二周达高峰,一般持续 8 周,少数可达 6 个月以上,个别患者开始阴性,2～3 周后复查即可出现阳性,故临床上疑为甲型肝炎,而甲肝病毒抗体免疫球蛋白 M 阴性的患者,最好重复 1～2 次。甲肝病毒抗体免疫球蛋白 M 的出现与疾病的急性期密切相关,即症状、丙氨酸氨基转移酶和甲肝病毒抗体免疫球蛋白 M 一致,是早期诊断的一个极好的指标。而且,具有简便、快速和易于大量检测等优点。

（2）酶联免疫吸附试验检测甲肝病毒抗体免疫球蛋白G：出现晚，不能用于早期诊断；须采急性期和恢复期双份血清标本，恢复期抗体效价比急性期上升4倍以上，方能作出诊断。如患者入院晚，甲肝病毒抗体免疫球蛋白G抗体效价已上升到一定水平，常来不及抓住免疫球蛋白G增长4倍以上的这段时间，如单凭恢复期抗体效价上升4倍以上来诊断，就会使甲型肝炎漏诊。由于甲肝病毒抗体免疫球蛋白G持续时间长，如无双份血清标本，即使阳性，也不能区别是现行感染还是既往感染。但可作为流行病学调查，了解易感人群。

（3）核酸杂交试验：应用甲肝病毒互补脱氧核糖核酸探针，测定甲肝病毒核糖核酸，其敏感性高。但对甲型肝炎临床诊断的实际应用价值并不高，完全可用甲肝病毒抗体免疫球蛋白M测定来代替。但当标本中存在有甲肝抗原—抗体复合物，鉴别诊断丙型肝炎或戊型肝炎，以及了解外环境中是否存在感染性甲肝病毒时，应用核酸杂交试验有一定价值。有人应用斑点杂交法研究甲型肝炎患者粪便排病毒的规律。发现发病后第一周粪便中，甲肝病毒核糖核酸检出率73.3%，第二周53.3%，第三周26.7%，第四周13.3%，第五周后未再检出。

（4）免疫电镜：直接从甲型肝炎患者粪便中，检出病毒颗粒。但此法不实用，因甲肝病毒血症期短暂，而且主要是在潜伏后期，不易被发现，一旦发现，排毒量迅速下降，不易出阳性结果。电镜昂贵，极少医院有此设备，方法亦麻烦。有条件的医教研单位可以使用。

（5）聚合酶联反应（PCR法）：正确特异检测出血清、粪便和感染生物如毛蚶中的甲肝病毒核糖核酸（HAV-RNA），主要在科学研究中使用。

(6)固相免疫吸附血凝抑制试验:能快速测出甲肝病毒抗体免疫球蛋白 M,不需标记抗体及特殊仪器,3 小时内可获结果,可在基层推广使用。

98. 甲型肝炎痊愈后还会得其它类型的肝炎吗?

首先要明确肝炎不只是一种病,而是一个疾病群。甲型肝炎只是肝炎的 1 个类型。能导致急性肝炎的病毒至少有 7 种,即甲、乙、丙、丁、戊、已、庚 7 种病毒。除丁肝病毒只有在乙肝病毒存在的条件下发生双重或再感染外,其余 6 种病毒均可造成独立的再感染。它们形态不同,抗原性不同,相互间无交叉免疫。所以甲型肝炎痊愈后,仍可患其它各型肝炎。从理论上讲,一个人可患 1～5 次急性肝炎。一生中患 2 次肝炎的也大有人在。

从而启示我们,任何一种肝炎治愈后仍要讲究卫生,要了解各型肝炎的传播途径和隔离消毒的知识。由于诊断手段、确诊时间、隔离收容条件的限制,目前国内外还不能做到早期把甲、乙、丙、丁、戊、已、庚 7 型肝炎在入院前就区分开,不得不住在同一病房。因此在住院条件下和出院后均应注意个人卫生,加强保护自己,以免受第二种、第三种肝炎病毒的感染。不同型别肝炎患者之间打扑克、下象棋、交换食物、传递钱票、互借小说、馈赠礼品、嬉笑打闹等接触,可能是导致再感染的原因之一。

99. 当前对甲型肝炎的主要治疗原则是什么?

(1)避免饮酒、过劳及使用损害肝脏的药物。

(2)支持疗法。黄疸型肝炎患者,早期卧床休息,给以容易消化、富于营养、色香味俱全的食物及新鲜蔬菜、水果等。不能进食者,静脉补液,供给足够热量,注意水、电解质平衡,供给维生素 C 及维生素 B 族。有厌食恶心者,给予多酶片、胃复安等对症治疗。

(3)中医中药治疗。出现黄疸或丙氨酸氨基转移酶升高者,可予以清热解毒剂,如蒲公英、夏枯草、板蓝根、金银花、金钱草水煎服或茵陈、金钱草、白茅根、茯苓及赤芍水煎服,一般可奏效。对退黄及降酶效果不满意者,可加用茵陈、栀子、黄连、黄芩、黄柏及大黄水煎服,或茵栀黄注射液 40 毫升～60毫升,加 10% 葡萄糖液 400 毫升,静脉点滴,如黄疸较深,可同时加维生素 K_1 20 毫克莫菲管静脉点滴。亦可用凉血活血,重用赤芍的中药方剂。

100. 有人想用干扰素治疗甲型肝炎,有必要吗?

一般认为没有必要。因为甲型肝炎是一种自限性疾病,病毒血症短暂,临床症状出现后,排毒即减少,恢复顺利,预后良好,极少发生并发症及慢性化。干扰素价格昂贵,并要通过注射途径,这不仅是一种浪费,而且还要增加注射的痛苦和不良反应。但是近年来发现少数甲型肝炎患者病程迁延或复发,因此有人主张对某些甲型肝炎恢复不满意有持续或间歇排毒证据的患者,应用干扰素等抗病毒药物以缩短病程或防止复发。

101. 患甲型肝炎后有免疫力吗? 免疫力能维持多长时间?

人体只要感染了甲肝病毒,临床上无论是产生显性的甲型肝炎还是隐性感染,均可从其血清中测得甲肝病毒抗体滴度的逐步增高;在病后 2～3 个月时达高峰,并至少在 5～7 年内保持有牢固的免疫力。已具有免疫力者再度感染甲肝病毒可引起激发反应,使已经下降的抗体滴度再度升高,从而使感染者获得稳固而持久的保护性抗体,使免疫力维持更长时间,甚至终身。

近有报道,甲型肝炎患者治愈后,偶有不明原因的抗体表失者。这些患者仍可再次感染甲肝病毒,并出现短暂的无症状排毒。除免疫缺陷者以外,这种患者在再感染时抗体可见增高,感染恢复后抗体滴度下降,但亦可维持多年。艾滋病患者患甲型肝炎后抗体滴度很低或抗体产生不良,但还缺乏免疫力能维持多久的研究资料。

102. 如何预防甲型肝炎?

(1)从根本上说,应该发展经济,提高人民的物质文化生活水平,改善居住条件,普及卫生常识,搞好环境及个人卫生。

(2)管理好传染源,早期发现患者,特别是在甲型肝炎流行区,不仅隔离现症患者,更重要的是早期发现并隔离现症患者周围的隐性感染者。对可疑者,及时检查血清甲肝病毒抗体免疫球蛋白 M。隔离时间自发病日算起不少于 30 日。

(3)切断传播途径,是预防本病的重要环节,加强水源、饮食及粪便的管理,养成良好的卫生习惯,饭前便后洗手,共用餐具消毒,最好实行分餐,生食与熟食切菜板、刀具和贮藏容器均应严格分开,防止污染。强化食品卫生法及环境保护法的实施,保护生态环境,禁止向养殖水产品(贝类等)的浅海、河湖等水域施加人粪;水产品上市出售前,要进行重点监督检查。

(4)保护易感者。①被动免疫:对家庭内密切接触者,尤其是婴幼儿,应于接触后 1 周内肌内注射丙种球蛋白,剂量 0.02 毫升~0.05 毫升/公斤体重,成人 5 毫升,有一定预防作用。对学校、工厂、机关等单位发生的散发甲型肝炎病例时,其他人一般不需要预防注射。疾病控制中心提出,到流行区旅行或工作者,必须给免疫球蛋白预防,其剂量依其停留时间而定,少于 2 个月者用 0.02 毫升/公斤体重,大于 2 个月者用 0.06 毫升/公斤体重,如长期停留者,每 5 个月接受 1 次较大剂量的免疫球蛋白注射。②自动免疫:甲肝减毒活疫苗及灭活疫苗已研制成功,动物试验和人体应用,证明能产生保护性抗体,可以广泛应用。

103. 中、老年人如何预防甲型肝炎?

(1)注意个人卫生,勤换衣服勤洗澡,勤晒被褥,特别是加强饮食卫生,如从街上买来的肉类熟食,必须加热后再吃,不喝生水,饭前便后洗手,预防病从口入。

(2)40岁以上的人,应该检测甲肝抗体水平,低者应该接受甲型肝炎疫苗预防注射。

(3)中、老年人平时要采取保护措施,讲究平衡膳食和劳逸结合,慎用对肝脏有损害的药物,如氯丙嗪、四环素族抗生素、辛可芬、氯霉素及长效磺胺等。同时要戒烟、不喝烈性酒,以保护肝脏功能,提高肝脏的抗病能力。

(4)生活规律,情绪愉快乐观,不生气发怒,适当活动,如散步、打太极拳、跳迪斯科舞等,以利于新陈代谢,增强体质,提高机体非特异性免疫功能。

104. 手被甲型肝炎患者的排泄物或血液污染后,如何消毒处理?

应尽快用10 000ppm(10^{-6})有效氯的次氯酸钠溶液将手上的排泄物或血液擦净,然后在1 000ppm有效氯的溶液中浸泡,最后用肥皂和流水冲洗干净。如果没有明显污染,一般可在200~250ppm有效氯的次氯酸钠溶液中浸泡擦洗即可,也可用0.2%优氯净洗手。或用1‰~2‰过氧乙酸溶液浸泡2分钟后流动水加肥皂洗手。由解放军三〇二医院研制已由北京长兴卫生消毒材料厂生产的"湿式高效消毒巾"对污染的双手皮肤进行擦拭,有强大速杀甲肝病毒作用和消毒效果。

105. 甲型肝炎患者的餐具如何消毒?

(1)湿热消毒法:①煮沸是餐具消毒的一种可靠的方法,

用水煮沸 1 分钟,可使甲肝病毒失去传染性。②压力蒸气灭菌法,达到 15 磅压力,温度达到 121℃,历时 2 分钟,可使甲肝病毒灭活。

(2)化学消毒法:将餐具中的残渣倒去后,直接在含有次氯酸钠和十二烷基磺酸钠的洗消液中浸泡 10 分钟,用清水冲洗干净后即可使用。消毒效果满意,速度快,食具经它洗消后洁白光亮,无油无垢。在农村和临时隔离室亦可将餐具放在 3% 漂白粉澄清液中浸泡 1 小时后再洗净。

对患者的剩饭菜须经煮沸后再弃之;餐具消毒水中加 2% 的食碱,消毒去污效果会更好。

106. 甲型肝炎患者的衣服和卧具如何消毒?

(1)煮沸 20 分钟。

(2)高压 121℃ 灭菌,或用做饭的蒸锅、蒸笼蒸至冒气后 20 分钟。

(3)阳光下曝晒,经常翻动,历时 2 小时。对耐腐蚀物品喷 0.5% 过氧乙酸溶液后再翻晒,效果更好。

(4)甲醛或环氧乙烷熏蒸法,特别适用于毛皮、塑料制品和其它不耐湿及不耐热的物品。环氧乙烷的剂量为 0.4 公斤/米^3;福尔马林 100 毫升/米^3,应在专用消毒器内密闭 12~24 小时。

107. 抗甲肝病毒药物研究的近况如何?

抗甲肝病毒药物研制工作尚处于初级阶段。已知 D-2(α-羟苄基)-苯并咪唑(HBB)及苯并咪胍等药物对某些小核糖核酸病毒有干扰作用,但对人肝细胞癌传代细胞 PLC/PRF/5 培养的甲肝病毒则无抑制作用。近年报道阿糖胞苷(Ara-C)、金刚胺、病毒唑均能抑制甲肝病毒在 FRhK-4 细胞内产生的甲肝抗原。但尚缺乏临床治疗的资料。

有人选用某些能抑制核糖核酸病毒的药物,如鱼精蛋白、阿托品、紫杉叶素等作为抗甲肝病毒的实验研究。他们先用形态学及生物化学方法找出药物对细胞无毒性浓度,再把无毒浓度的药量加入病毒感染细胞作用 15 日,从而找出鱼精蛋白 50 微克/毫升,能减少甲肝病毒的感染,效价为 1.56;紫杉叶素 50 微克/毫升影响甲肝病毒抗原作用的效价为 0.77;阿托品 50 微克/毫升的抗病毒感染效价为 0.68。

108. 甲型肝炎疫苗的现状如何?

预防甲型肝炎的疫苗目前有 3 种:活疫苗、死疫苗和重组疫苗。

1992 年以来甲醛灭活的全病毒甲型肝炎疫苗,已经过广泛的临床考核。近两年中,已被 30 多个国家获准使用,这些国家大多为西欧国家以及澳大利亚、新西兰和加拿大,1996 年美国也获准使用。这种灭活疫苗的优点是安全,使用方法简单;每毫升中含甲肝病毒的浓度为 720 或 1 440 酶联免疫吸附(ELISA)单位,仅 1 次注射,对各年龄组都安全,且具有高度免疫原性,100%的试验人群获得了保护性抗体。而且生产工艺与脊髓灰质炎灭活疫苗的方法相似,可以很快投产并大面积使用。最近研究表明,即使在暴露于甲型肝炎病毒或密切接触甲型肝炎患者的 1 周内接种,疫苗仍能提供保护;广泛免疫接种 HAVRIX(疫苗商品名)能快速阻断已发生甲型肝炎暴发流行。

我国自制的甲型肝炎病毒减毒活疫苗也已面市,并在人群中较广泛使用;同时甲肝病毒减毒活疫苗也已获准使用,在免疫人群中获得较高水平的甲肝病毒抗体,肯定了甲肝病毒减毒活疫苗的预防效果。

国际上正在研制甲肝活病毒载体和其它嵌合体疫苗,合成肽疫苗和抗独特型疫苗,还有在原核或真核细胞中表达的亚单位疫苗及基因重组疫苗等。专家们预测,甲肝病毒减毒活疫苗或重组疫苗是预防甲型肝炎新型疫苗发展的方向。

109. H_2 减毒株甲肝疫苗有何特点?

H_2 减毒株甲肝活疫苗的毒种在 1988 年通过卫生部鉴定;1992 年卫生部批准试生产,1995 年批准由浙江省医学科学院正式生产。疫苗已在全国较大规模地使用,迄今已接种 2 000 多万人。该疫苗每剂量含 $10^{6.5}$ $TCID_{50}$/毫升,为液体疫苗,每安瓿含 1 毫升,用于上臂皮下注射。

110. 旅游者预防甲型肝炎应选择哪种免疫?

在接触甲型肝炎病毒前或接触后两周内肌内注射正常人免疫球蛋白(Ig)常可预防甲型肝炎或减轻病情。但这种预防未必能防止感染或促使甲肝病毒排出。近年资料表明:由于免疫球蛋白制剂中的甲肝抗体(抗-HAV)水平不衡定,并存在着自然下降趋势,采用 0.02 毫升/公斤体重的标准剂量 Ig,只能为旅游者提供 3 个月的保护作用。随着甲肝灭活疫苗的产生,有专家认为,用 Ig 预防甲型肝炎已属过时。对准备去高发区的旅游者,只需在启程 1 日前接种甲肝灭活疫苗,甚至到达流行区当日就接触甲肝病毒的旅游者,也能提供保护效果。

三、乙型病毒性肝炎的防治

111. 乙型病毒性肝炎的基本特征是什么?

乙型病毒性肝炎(简称乙型肝炎)是由乙型肝炎病毒(简称乙肝病毒)引起的肝脏炎性损害,是我国当前流行最广泛、危害最严重的一种传染病。经济发展的水平较低，卫生条件比较差是本病流行的基础。本病遍及全球，乙肝表面抗原（澳抗）携带率，热带地区高于温带，男性高于女性，在未经免疫预防的国家里，儿童携带率高于成人，城市常高于农村。传染源主要是患者及乙肝病毒无症状携带者，经血液、性接触和生活密切接触都是传播的重要方式。易感者感染乙肝病毒后约经3个月（6周至6个月）发病。临床表现为乏力、食欲减退、恶心、呕吐、厌油、腹泻及腹胀，部分病例有发热、黄疸，约有半数患者起病隐匿，在查体中发现。肝功能异常，血清乙肝表面抗原、乙肝病毒脱氧核糖核酸、乙肝病毒免疫球蛋白 M，脱氧核糖核酸聚合酶均为阳性。大部分乙型肝炎经治后能痊愈，少数病例病程迁延或转为慢性，其中一部分可发展为肝炎后肝硬变甚至肝癌；极少数病例病程发展迅猛，肝细胞出现大片坏死，成为重型肝炎；另有一些感染者则成为无症状的病毒携带者。

112. 乙型肝炎病原是一种什么样的病毒？

乙型肝炎病原是一种脱氧核糖核酸病毒，属于嗜肝脱氧核糖核酸病毒族。这类病毒具有感染的种族特异性，彼此不发生交叉感染。如乙肝病毒只对人、猩猩及恒河猴有易感性，能在猩猩体内传代，各种组织培养尚未成功。该族的鸭肝病毒只能感染鸭，对人及其它动物无传染性。在电子显微镜观察下该病毒有 3 种不同形态。

（1）小球形颗粒：直径为 22 纳米。

（2）管形颗粒：直径与小球形颗粒相同，长度为 200 纳米～700 纳米。

（3）大球形颗粒：即丹氏（Dane）颗粒或完整的乙肝病毒，直径为 42 纳米。

乙肝病毒为双层结构,由7纳米外膜和27纳米的内核组成。不管是小球形、管形、丹氏颗粒的衣膜均由表面抗原组成,不含核酸。丹氏颗粒外层为表面抗原衣膜,内容直径为27纳米的双链脱氧核糖核酸核心,呈均一的20面体,被称为独特的乙肝核心抗原(HBcAg)。从中可分离出核酸,即病毒的基因组成。

在感染者的血清中,3种形态的颗粒数量相当悬殊。乙肝表面抗原颗粒为 3.35×10^{13} 个/毫升;管形颗粒的数量与表面抗原差不多;而丹氏颗粒多为每毫升 $10^{3\sim9}$ 个。乙肝表面抗原与丹氏颗粒之比为 $2\,000:1$。

乙肝病毒形态的特殊性,决定它的外膜还可与丁型肝炎病毒相组配;在感染人的过程中它既可呈急性病变,又可持续迁延形成慢性感染。病毒的基因一旦整合到人的肝细胞中去,又可成为原发性肝癌的病因。

113. 乙肝病毒的脱氧核糖核酸的基因是怎样组成的?

近年对乙肝病毒脱氧核糖核酸(DNA)的分子生物学研究,已经有了很大进展。完整的乙肝病毒脱氧核糖核酸(HBV DNA)基因是由3200个左右的核苷酸环组成。环由1条长链和1条短链绞扎而成。从固定点形成1个缺口,由长度恒定的核苷酸组成的脱氧核糖核酸链称长链(又叫负链);比长链少15%～50%核苷酸,而长度不恒定的另一条链称短链(或叫正链)。

长链的核苷酸序列有4个功能段,称开放读码区,分别被命名为:S区〔专管乙肝表面抗原(HBsAg)的形成〕,C区〔主管乙肝核心抗原(HBcAg),乙肝e抗原(HBeAg)的复制〕,P区(主要合成乙肝病毒脱氧核糖核酸聚合酶),X区〔能合成乙肝X抗原(HBxAg)蛋白〕。每区都有起始和终止标记(由密码子标记）。各区在病毒复制过程中各司其职,发挥其主要特性。

短链不含开放读码区,缺乏编码蛋白质的功能,具体作用正在研究中。

114. 乙肝病毒脱氧核糖核酸的S、C、P、X基因区分别代表病毒的什么部位? 具有什么功能?

(1)S区:是编码病毒衣壳蛋白,即乙肝表面抗原的部位。此区又可分为S、前S_2和前S_1 3个基因蛋白段。S蛋白含226个氨基酸,是组成表面抗原的主要蛋白;S和前S_2结合产生281个氨基酸的具有表面抗原特性的中分子蛋白;S和前S_2、前S_1连接后共有409个氨基酸,形成1个表面抗原的大分子蛋白。每个乙肝病毒的衣壳内含有300~400个主要蛋白,有40~80个中分子和大分子蛋白。

前S_1区是乙肝病毒不同亚型的变异,和乙肝病毒的活跃复制有关;前S_2区是编码聚合人血清白蛋白受体的位点,而肝细胞表面上有聚合人血清白蛋白的受体,凭借前S_2位点和肝细胞受体间的结合,乙肝病毒就可进入肝细胞;前S_2与乙肝病毒的活跃复制亦有关。

(2)C区:是编码乙肝核心抗原及其可溶性成分乙肝e抗原的部位。含183~212个氨基酸多肽。C基因前有1个前C区,仅含C基因的序列,可表达乙肝病毒核心抗原,而含前C和完整C基因的结合,可表达3种大小稍有不同但抗原性明显不同的乙肝e抗原。核心抗原邻近乙肝病毒基因长链的缺口处,是乙肝病毒与受感染宿主肝细胞中脱氧核糖核酸相整合的部位;另外乙肝核心抗原中还存在具有感染活性的蛋白激酶,它在病毒感染人时起自身的磷酸化作用。

(3)P区:是编码乙肝病毒脱氧核糖核酸多聚酶的部位。该区与S、C、X 3个区相重叠,有832个氨基酸多肽。在病毒复制中具有逆转录酶的活性。

（4）X区：与前C区有部分重叠，编码乙肝的X抗原蛋白。在感染乙肝病毒的患者血清中，如果X抗原持续阳性，可能提示患者的乙型肝炎由急性向慢性转化；而抗-X抗体的持续阳性则说明乙肝病毒感染已经慢性化。由于抗-X抗体在表面抗原阳性的原发性肝细胞癌患者中检出率甚高，所以认为一旦X基因随乙肝病毒整合到宿主肝细胞的脱氧核糖核酸中后，可能是诱发肝细胞癌的潜在基础。近年研究发现HBxAg具有反式激活功能，它可反式激活多种白细胞及病毒的启动子及原癌基因。进一步证明了X基因与慢性化和致癌的关系。

115. 乙型肝炎表面抗原有几种亚型？

乙型肝炎表面抗原（HBsAg，简称乙肝表面抗原）按其抗原性不同至少可分出8种亚型和2个混合型。亚型的不同很可能代表乙肝病毒所穿的外衣不同；借着不同外衣可使乙肝病毒去适应不同人体，保证自身复制的正常进行。

现已搞清，乙肝病毒的外壳都有1个共同的抗原叫a决定簇。还有两组亚抗原决定簇：d和y；w和r。a决定簇还分几个型：a_1、a_2、a_3，它们与d、y、w、r结合成目前已经发现的8种表面抗原亚型，即：adr、adw_2、adw_4、ayr、ayw_1、ayw_2、ayw_3、ayw_4；另外还有2个复合混合型adyw和adyr。近年还发现有t、q、g、j、k、n、f、x等的变异亚型，而这些亚决定簇的变异并非来自宿主，而主要是病毒基因编码表现有所不同。经过对不同亚型决定簇理化性及多肽组分免疫原性差异，两种亚型混合感染及少数感染试验证明，各亚型间存在着不完全的交叉免疫。另外复合亚型的发生可能是乙肝病毒在感染过程中脱氧核糖核酸基因发生点突变的结果。

116. 了解乙肝表面抗原亚型有什么意义？

(1)了解乙肝表面抗原亚型与人种、地区、遗传的关系：研究发现欧美各国乙型肝炎的亚型以 adw 为主；中东和北非以 ayw 为主；我国江南 3 省 75％的亚型为 adw，河南 95.7％为 adr。解放军三○二医院调查华北地区的患者中 74.5％是 adr；adw 在中南、华北及西南地区各占 41.9％。了解亚型有助于乙肝病原的流行病学调查。

(2)发现混合感染：近年资料表明，在不同机会下暴露两种不同亚型的乙肝病毒，可发生混合感染。例如发现血清乙肝表面抗原阳性的患者可再感染另一亚型的乙肝病毒；血清中可同时呈现两种亚型的乙肝表面抗原阳性。

(3)在疫苗制作时有参考价值：由于不同亚型间尚不能彼此完全保护免受攻击，制备疫苗时就要考虑用优势的亚型。如调查发现我国 adw＋adr 亚型在江南地区占 97.6％，在河南占 100％，北京地区患者中占 95.7％。因此采用此两亚型的血源疫苗，至少可使 95％以上的接种者达到免疫效果。

(4)发现乙肝病毒新的变异动向：随着亚型单克隆抗体的制备，使大量检测乙肝表面抗原亚型工作的特异性更强。近年我国采用单克隆抗体检测，发现了复合亚型 adyw、adwr 等的存在，从而进一步认识到复合亚型的出现很可能与病毒的双重感染有关，也可能是单一亚型病毒感染后，有的乙肝病毒脱氧核糖核酸发生了点突变的结果。

117. 乙型肝炎是通过动物还是由人传播的？

一般来说乙肝病毒只能通过人传人。乙型肝炎的传染源主要是患者。在急性乙型肝炎的潜伏后期和发病初期，传染性最强。在流行病学的调查中发现，患无黄疸型乙型肝炎的患者在数量上较黄疸型乙型肝炎多 5～10 倍。由于没有黄疸，起病时不易被发现,因此对易感人群更具有危险性。另外乙肝病毒的慢性携带者约占我国人群的 10%～20%。由于这些人群长期广泛带毒,在潜在和母婴垂直传播上,起着十分重要的作用。乙肝表面抗原阳性母亲往往可使全家和子孙后代都带有乙肝病毒。在我国对乙型肝炎的社会调查中,发现无症状乙肝病毒携带者、慢性肝炎、肝硬变及肝癌患者有成簇聚集的倾向,这种聚集倾向与女性带毒密切相关。说明乙型肝炎在人传人的播散中,带毒女性应视为重点对象。另外当慢性乙型肝炎患者在复发或病情恶化时亦具有传染性,也应加以密切注意。

118. 乙型肝炎有什么流行特征?

由于人群对乙型肝炎普遍易感,所以本病遍及全球。本病无一定的流行周期,一年四季均可发病,多属散发。近年发病率明显增长,主要与有无流行、卫生习惯、居住条件、人群免疫水平和防治措施等有关。无症状乙肝病毒携带率热带地区高于温带,男性高于女性,儿童高于成人,城市高于农村。乙肝亚型的地理分布亦有不同:ayw 多见于非洲,东地中海,中东及巴基斯坦;adw 多见于北欧及美洲;adr 多见于东南亚及远东;adw 及 adr 多见于印尼、马来西亚、新几内亚及泰国。国内调查发现,乙肝表面抗原的亚型具有一定民族性,汉族的 adr 为多,adw 次之;蒙族、维吾尔族、哈萨克族、回族都是 ayw 亚型,几乎无 ad 亚型者,这对乙肝病毒的传播和演变规律的研究具有重要意义。我国是肝炎高发区,1995 年 12 月底由国家卫生部领导,中国预防医科院牵头组织,全国 30 个省、市、自治区防疫站参加,报告了全国第二次大调查结果:用放射免疫法检测的全国人群 HBsAg 阳性平均携带率为 9.75%,其中男性为 11%,明显高于女性 8%;乡村 10% 明显高于城市8%;1～5 岁幼儿组的年递增率明显高于其他年龄组,江南地区明显高于江北地区,东部沿海地区平均为 10.8%,高于西北边疆地区 8.5%;华北地区为相对低于流行区(5.5%),中南和华东部分省市为最高携带地区。全国乙肝表面抗体(抗-HBs)阳性率为 27.4%,乙肝核心抗体(抗-HBc)阳性率为 49.8%;感染过乙型肝炎病毒的总流行率为 57.63%。感染流行率随年龄的增长而增长,但 50 岁以后呈逐渐下降趋势。

119. 乙肝病毒主要通过哪些途径传播他人?

(1)经血传播:如输入全血、血浆、血清或其它血制品,通过血源性注射传播。

(2)胎源性传播:如孕妇带毒者通过产道对新生儿垂直传播;妊娠晚期发生肝炎的孕妇对胎儿的感染等。

(3)医源性传播:如医疗器械被乙肝病毒污染后消毒不彻底或处理不当,可引起传播;用 1 个注射器对几个人预防注射时亦是医源性传播的途径之一;血液透析患者常是乙型肝炎传播的对象。

(4)性接触传播:近年国外报道对性滥交、同性恋和异性恋的观察肯定:乙型肝炎的性传播是性伙伴感染的重要途径,这种传播亦包括家庭夫妻间的传播。

(5)昆虫叮咬传播:在热带、亚热带的蚊虫以及各种吸血昆虫,可能对乙型肝炎传播起一定作用。

(6)生活密切接触传播:与乙型肝炎患者或病毒携带者长期密切接触,唾液、尿液、血液、胆汁及乳汁,均可污染器具、物品,经破损皮肤、粘膜而传播乙型肝炎。

120. 乙型肝炎的发病率与年龄、性别和职业有关吗?

乙型肝炎的发病率与年龄曲线相一致。4~10 岁是发病的第一高峰;20~40 岁是发病的第二高峰;40 岁以后乙型肝炎的发病率有所下降。

乙型肝炎的发病率男多于女。在河南省人群大面积抽样调查发现,人群乙肝表面抗原携带率男性 18.8%,女性 15.6%;而乙型肝炎显性现患率男性却比女性多 1 倍。临床上急性乙型肝炎的治愈率女比男高,乙肝表面抗体转阳率亦是女高于男,而慢性乙型肝炎和肝癌的现患率则又是男多于女,这种性别上的差异可能与糖皮质激素和自体免疫等因素有关。

乙型肝炎与职业的关系,据国内统计发现,中、小学生发病率较高,干部、工人、农民的比例相近;城镇分散居民的发病率最低。国外在同性恋者和性滥交者中乙型肝炎发病率最高,吸毒和药瘾者中亦比常人高。还有血液透析单位和口腔科工作人员的乙肝病毒携带率和乙型肝炎发病率亦比普通人群高数倍。妓女、暗娼、犯人中乙肝病毒标志的阳性率在我国亦可达 85% 以上。

121. 异性间的性接触能传播乙肝病毒吗?

现代观点认为,性接触是乙肝病毒感染的主要方式之一。美国近年在 855 名随机对象中进行异性间性接触引起乙肝病毒传播给对方的研究。男性 427 名,女性 428 名,平均年龄 36 岁。乙肝病毒异性间总传播率为 26%(255/855)。女传男比男传女略高。17 岁以下的青少年感染率为 3%;18～35 岁年龄组感染率为 25%;36～44 岁的感染率与 45 岁以上的感染率达 37% 及 36%。其中多数是海地人(57%),其次是黑人(30%)、白人(8.0%)和西班牙人(5.0%)。79% 为单纯由异性间性接触传播,6% 有同性恋史,5% 兼有非肠道药物滥用史,少数有输血、注射、纹身史。抽样调查的结论是:当地居民中异性间性传播乙型肝炎是主要方式。过去报道"不明来源"的成人乙型肝炎病例中,可能大部分是异性性接触引起的。

国内尚缺乏类似的调研资料,不过丈夫患乙型肝炎或妻子患病后分别传播给对方的比例亦在 15% 左右。有报告感染后发病者却不到 2%。

122. 乙肝病毒可通过胎盘感染胎儿吗?

通过病理、免疫组织化学及基因杂交等高技术检测和科学的对照观察,已确认乙肝病毒宫内感染的存在,认为总的宫内感染率在 10% 以内。近年有关这方面的报道如下:

(1)1988 年康庸等用基因杂交法检测引产儿,发现乙肝病毒宫内感染率(引产儿)为 12.8%;用探针技术发现乙肝病毒的 C 基因和前 S 基因整合杂交带的阳性率为 9.4%。

(2)易健如检查 16 例乙肝病毒携带者母亲所生的流产死胎,在 7 例胎儿血及肝匀浆中均查到乙肝表面抗原颗粒,1 例肝细胞核周查到乙肝核心抗原阳性,其中 6 例血清乙肝核心抗体免疫球蛋白 M 阳性,3 例脱氧核糖核酸聚合酶活力升高。乙肝病毒脱氧核糖核酸已整合到胎肝细胞基因中,但无特定的整合部位。

(3)贾希瑜用免疫组织化学技术检测 22 例乙肝表面抗原阳性孕妇的引产胎儿的心血和肝组织,发现 1 例(4.6%)肝组织乙肝病毒脱氧核糖核酸阳性,肝细胞内乙肝表面抗原和乙肝核心抗原均为阳性。

(4)1990 年广西地区报道,82 例乙肝表面抗原阳性孕妇的引产儿,心血表面抗原阳性率为 42.7%(35/82);以 4~5 月龄的胎儿阳性率最高。而 37 例乙肝表面抗原阴性孕妇的引产儿心血的乙肝表面抗原全部为阴性。

(5)北京某医院 1995 年统计了乙肝表面抗原或乙肝 e 抗原阳性 38 例孕妇用多聚酶链式反应检查其感染率为 100%,相对应的 38 例婴儿血清乙肝病毒阳性率为 94.8%(36/38)。

婴儿血中乙肝病毒脱氧核糖核酸基本与母亲呈平行关系。

以上结果不仅证明了乙肝病毒可直接通过胎盘屏障引起胎儿宫内感染,而且提示乙肝病毒已经有部分整合到胎肝细胞基因中,这有可能是造成早期流产、死胎的原因,也可能是生后终身带病毒和发生肝癌的潜在根源。

123. 婴儿感染乙肝病毒与哪些因素有关?

婴儿感染乙肝病毒与乙肝表面抗原及乙肝e抗原双阳性的孕母关系最大。主要通过母婴垂直传播,生后水平传播。亦与生活密切接触的亲属、保姆是乙肝病毒无症状携带者或急慢性乙型肝炎患者有关。临床及流行病学研究表明与下列因素有关:

(1)与怀孕妇女感染乙肝病毒的时间有关:妊娠早、中期患乙型肝炎者,出生后婴儿的感染率仅为 6.2%;孕妇在妊娠晚期至产后两月内患乙型肝炎时,其婴儿感染率可达 70%。

(2)与孕妇乙肝e抗原、乙肝e抗体有关:乙肝病毒无症状携带者母亲血清中乙肝e抗原阳性者所生婴儿 90%以上要感染乙肝病毒;而乙肝e抗体阳性母亲的婴儿仅有 10%～20%发生感染。

(3)与母亲血清乙肝病毒脱氧核糖核酸阳性有关:血清中乙肝病毒脱氧核糖核酸与乙肝e抗原的指标相平行,孕妇乙肝病毒脱氧核糖核酸阳性者其乙肝e抗原必定阳性;而乙肝e抗原阳性时,乙肝病毒脱氧核糖核酸 83%阳性。凡血清中乙肝病毒脱氧核糖核酸＞80 皮克/10 微升的孕妇所生的子女,即使接受了乙肝疫苗及乙肝免疫球蛋白注射,婴儿还是全部感染了乙肝病毒。

(4)与种族地区有关:抽样测定乙肝表面抗原阳性者中的乙肝e抗原,发现美国人的乙肝表面抗原及乙肝e抗原双阳性率为 4.7％；法国人为 3.6％～6.6％；意大利人为 5％；西班牙人为 5.5％；台湾人为 39％；香港人为 54.1％；上海人为 31.3％；印度人为 56.1％；新加坡人为 50％。其中亚洲黄种人的乙肝 e 抗原阳性期可持续长达 20 余年。英国妈妈乙肝表面抗原阳性 39 例所生婴儿无一例表面抗原转阳者；而中国妈妈 14 例所生子女一年内有 9 例(64.3％)表面抗原转阳。提示与遗传因素可能亦有关。

(5)孕妇血中乙肝表面抗原滴度越高,婴儿感染率也越高:孕妇血中滴度为 1：32 的 9 例,其婴儿有 2 例(22.2％)转阳;孕妇血 1：128 的 16 例,其婴儿有 8 例(50％)转阳;孕妇血 1：256 的 23 例,其婴儿有 15 例(65.0％)转阳;孕妇血 1：512 的 9 例中,其婴儿有 8 例(88.8％)表面抗原转阳。

(6)与婴儿首次感染乙肝病毒的年龄有关:凡在 1 月龄以内受感染的婴儿,日后 78％可成为持续乙肝表面抗原携带者;而大于 1 岁的受染者,乙肝表面抗原携带率小于 20％;成人感染后转成慢性者在 5％以下。

(7)父亲对婴儿的传播:凡父亲是乙肝表面抗原携带者兼有乙肝 e 抗原阳性时,子女的感染率可达 85.7％,成为乙肝表面抗原携带者为 42.8％;但父亲乙肝 e 抗体阳性时,其子女感染率为 25％,而未见成为乙肝表面抗原携带者的婴儿。

124. 乙肝病毒与艾滋病毒在传播方式上有什么相似性?

乙肝病毒和人免疫缺陷病毒(HIV)即艾滋病毒,经常由于其特殊流行病学方式而联系在一起。1989 年 4 月法国学者报告了法国乙肝病毒与艾滋病毒在流行病学上的相关情况。到 1988 年底法国已查出慢性乙肝病毒携带者 25 万人,预计每年感染的新患者约 5 万人,其中 10％成为慢性携带者。目前法国乙肝病毒的慢性携带者占全人口的 0.3％～0.5％。

1985 年后该学者所收住的慢性乙型肝炎患者中 40％是男性同性恋和静脉注射毒品成瘾者,其次是血友病患者和多次输血者,还有围产期垂直传播者。1988 年底,法国已登记的艾滋病患者为 5000 例,而艾滋病毒抗体在人群中的阳性率为 0.4％～0.5％,据此法国大约有 25 万～30 万艾滋病毒携带者,恰好与乙肝病毒携带者的数量相似。但男性同性恋和静脉注射毒品成瘾者在艾滋病患者中约占 85％,其中艾滋病患者具有乙肝病毒标志者可达 90％。两种病毒都存在着大量无症状携带者,他们都是潜在的危险人群,通过血液、精液、阴道分泌物、唾液、乳汁和尿液等媒介,特别是经混乱的性生活而广泛蔓延播散。另外,两种病毒在血源、母婴、医务人员职业感染、生活接触的传播途径上也是相似的。

125. 乙肝病毒和艾滋病毒共同感染的临床表现及后果怎样?

在国外已发现有些艾滋病患者也是乙肝病毒的感染者。两种病毒感染同一个机体后发现有如下特征:

(1)艾滋病毒感染的基本特征为人白细胞分化抗原$_4$(一种辅助/诱导 T 细胞的亚群,简称 CD_4)耗竭,从而导致一系列免疫缺陷综合征。患者 T 细胞总数及 CD_4 细胞数下降,T 细胞亚群 CD_4^+/CD_8^+ 比值降低。乙肝病毒感染的特征是慢性化。由于慢性乙型肝炎肝功能的恶化必须依赖于病毒复制的免疫反应,所以当乙肝病毒与艾滋病毒在患者体内合并存在时,因艾滋病毒使 T 细胞缺乏,常可使大多数慢性乙型肝炎患者的肝功能和组织学特征相对改善。

(2)有乙肝病毒标志的艾滋病患者,多数显示过去感染过乙肝病毒,而并非正在发生乙型肝炎。血清学乙肝表面抗原多数呈阴性。

（3）凡慢性乙肝病毒携带者或急、慢性乙型肝炎患者，只要具备接触艾滋病毒的传播条件，就较易发生与艾滋病毒重叠感染；重叠感染将促使机体的乙肝病毒向慢性携带状态发展。

（4）乙肝病毒与艾滋病毒重叠感染后，因为艾滋病毒主要在活性淋巴细胞中复制，可加重免疫系统的缺陷；但当艾滋病毒刚入侵时，常可使明显康复的急性乙型肝炎患者的乙肝病毒脱氧核糖核酸激活，使正在痊愈的急、慢性乙型肝炎复发。临床上发现艾滋病毒促使乙肝表面抗原、乙肝 e 抗原及乙肝病毒脱氧核糖核酸的滴度增加。随访 3 年以上者，乙肝病毒标志仍持续存在，滴度有增未减。

（5）同性恋和静脉注射毒品成瘾人群，首先感染乙肝病毒，然后感染艾滋病毒者的肝症状和细胞溶解现象处于次要地位，而艾滋病相关征象逐渐突出，最后占主导地位。这就提示，艾滋病使乙型肝炎转向慢性化时，乙型肝炎则可加速艾滋病恶化。

（6）对单纯乙型肝炎患者有效的抗病毒药，用在两种病毒重叠感染患者身上则无效。这说明双重感染给临床治疗带来很大困难。

（7）两种病毒合并感染者的结局，尚未发现死于肝功衰竭或肝癌，而都是死于艾滋病，特别是机会性感染。

126. 乙型肝炎发病的主要机制如何？

一般说，肝细胞受乙肝病毒入侵后，乙肝病毒本身并不直接引起肝细胞病变。乙肝病毒只是利用肝细胞摄取的养料赖以生存并在肝细胞内复制。病毒复制的乙肝表面抗原、乙肝 e 抗原和乙肝核心抗原都释放在肝细胞膜上，激发人体的免疫系统来辨认，并发生反应。这种在肝细胞膜上发生的抗原抗体反应可造成肝细胞的损伤和破坏,从而产生一系列临床症状。

乙肝病毒急性感染后,人体对乙肝病毒抗原产生相应的抗体,即乙肝表面抗体、乙肝e抗体及乙肝核心抗体等。这些抗体在血清中企图中和乙肝病毒及其相应的抗原;另一方面人体的细胞免疫发生启动,特别是细胞毒T细胞,它会瞄准已经窜入乙肝病毒的肝细胞(靶细胞)进行攻击。乙肝病毒所制造的乙肝核心抗原(还有乙肝表面抗原、乙肝e抗原或前S抗原等)在肝细胞膜上都采用与肝细胞膜脂蛋白结合的方式。被乙肝病毒致敏的人体细胞毒T细胞识别上述靶抗原和组织相容性抗原(HLA-I类抗原)。结果在清除这些靶抗原和肝细胞内病毒的同时,肝细胞成了牺牲品。根据肝细胞破坏的多少就相应出现不同程度的急性期临床征象。

慢性肝炎患者中,乙肝病毒的抗原与肝细胞膜结合要产生新的抗原,叫肝细胞膜特异性抗原(LSP)。人体免疫系统在产生肝细胞膜特异性抗体的同时会刺激杀伤细胞(K细胞),K细胞通过肝细胞膜上的Fc受体与肝细胞膜特异性抗原抗体复合物结合,对肝细胞起杀伤作用,同时消灭部分病毒(称为ADCC)。由于慢性肝炎患者的免疫反应不足,这种引起ADCC的作用时强时弱,以致不能完全清除乙肝病毒。还由于乙肝病毒已与正常肝细胞成分结合,使人体细胞免疫的识别能力减弱。只要乙肝病毒的肝细胞膜特异性抗原伪装不剥除,慢性肝细胞病变就要周而复始地持续存在。另外还发现慢性肝炎的患者产生抗病毒的干扰素量减少,使HLA-I类抗原的表达也不足;同时可见血清抑制因子、肿瘤坏死因子等各种淋巴因子的表达异常,使病毒不能有效被清除,导致疾病迁延不愈。临床上也发现乙肝病毒在机体免疫机制的压力下,在各种治疗因素的作用下,病毒本身也可产生基因突变或氨基酸序列的变异,得以持续存活,待机猖獗肆虐。

127. 乙肝病毒的血清学标志有哪些?有什么诊断意义?

乙肝病毒最常用的血清学标志是:乙肝表面抗原(HBsAg)、乙肝表面抗体(抗-HBs)、乙肝 e 抗原(HBeAg)、乙肝 e 抗体(抗-HBe)、乙肝核心抗体(抗-HBc)。即"两对半",或称乙肝病毒 5 项。

(1)乙肝表面抗原:是乙肝病毒的外壳蛋白,本身不具有传染性,但它的出现常伴随乙肝病毒的存在,所以它是已感染乙肝病毒的标志。它可存在于患者的血液、唾液、乳汁、汗液、泪水、鼻咽分泌物、精液及阴道分泌物中。在感染乙肝病毒后2～6 月,当丙氨酸氨基转移酶升高前 2～8 周时,可在血清中测到阳性结果。急性乙型肝炎患者大部分可在病程早期转阴;慢性乙型肝炎患者该指标可持续阳性。

(2)乙肝表面抗体:是对乙肝病毒免疫和保护性抗体。常在乙型肝炎恢复后期出现阳性。此时乙肝表面抗原已转阴数月。血清中乙肝表面抗体滴度越高,保护力越强,持续时间也越长(3～5 年以上)。再次感染乙肝病毒后,乙肝表面抗体可在 2 周内滴度明显升高。但也有乙肝表面抗体阳性而又发生乙型肝炎者,这种情况可能为不同亚型感染。90％接受乙肝疫苗注射者的乙肝表面抗体可转阳。极少数情况下表面抗原和抗体均为阳性,常见于不同亚型的乙肝病毒感染;免疫功能低下的患者,血液中的乙肝表面抗体常不能处理表面抗原;或是感染了 S 基因发生了变异的乙肝病毒。

(3)乙肝 e 抗原:在乙肝病毒感染后表面抗原阳性同时或其后数日可测得乙肝 e 抗原。乙肝表面抗原在血内高峰期亦是乙肝 e 抗原的高峰期。在肝炎症状出现后 10 周内逐渐下降,在乙肝表面抗原转阴前可先转阴。如果乙肝 e 抗原持续阳性,则可发展为慢性持续性感染。乙肝e抗原阳性说明乙肝病毒在体内复制活跃,传染性强。在慢性乙型肝炎患者中,乙肝e抗原指标转阴而乙肝e抗体转阳过程中临床上可出现明显的肝功能恶化。极个别情况下可见乙肝表面抗原阴性而乙肝e抗原为阳性。

(4)乙肝e抗体:在乙肝e抗原转阴后数月出现乙肝e抗体阳性。乙肝e抗体阳性预示患者的传染性已显著或相对降低。病毒复制程度已降低或明显缓解。近年发现个别乙肝e抗体阳性,但乙肝病毒核糖核酸(HBVDNA)亦为阳性者的病情迁延不愈,这是感染了变异的乙肝病毒所致,临床上不可忽视。

(5)乙肝核心抗体:通常在乙肝表面抗原出现后3~5周,肝炎症状出现前即可在血清中检出。高滴度的乙肝核心抗体阳性常标志乙肝病毒正在复制,有传染性。可持续存在数年至数十年。低滴度的乙肝核心抗体表示乙肝病毒既往感染。

128."二对半"与乙型肝炎临床病型和传染性有什么关系?

乙型肝炎病毒的血清5项指标(二对半)在不同病期检出不一样,其传染性亦有差别。做成表格形式可便于理解和对照参考(见表4)。

表4 乙型肝炎"二对半"与临床病型和传染性的关系

临床病型	表面抗原	核心抗体	e抗原	e抗体	表面抗体	传染性
急性肝炎潜伏期	+	+	+	—	—	++
慢性肝炎活动期	+	+	+	—	—	+~++(1)
慢性肝炎 (活动性弱时)	+	+	—	+	—	±(2)

临床病型	表面抗原	核心抗体	e抗原	e抗体	表面抗体	传染性
恢复期(早期)	+	+	−	+,−	−	±
恢复期(晚期)	−	+	−	+,−	−	±～−
既往感染 (有轻度活动)	−	+	−	+,−	+	±～−
既往感染(无活动)	−	+,−	−	−	+	−,±?
感染后免疫状态及 注射疫苗后	−	−	−	−	−	−(3)
慢性携带者	+ + +	+ + +	+ − −	 	 	++ ± ±

注:(1)+～++肯定有传染性;(2)±可能有传染性;(3)−无传染性

129. 检测乙肝表面抗原的常用方法有哪些?

乙肝表面抗原检测的方法在不断发展,特异性和敏感性(检出率)也有明显提高。例如对流免疫电泳(CIEP)法和补体结合试验(CF)法比琼脂免疫扩散(ID)法要敏感 20～100 倍,可检测到每毫升中含有 1 微克以上的表面抗原颗粒。而反向被动试验(RPHA)又比对流免疫电泳和补体结合试验敏感 10～100 倍,可检出每毫升血清中所含的 0.1 微克以下的表面抗原。还有固相放射免疫法(RIA)和酶联免疫法(ELISA),则可检出每毫升血清中所含的 2‰微克～5‰微克的表面抗原。所以如果同一患者在甲、乙两地检查结果不同时,首先要了解检测方法是否一致。除了方法不同,敏感性不一样,不同地区的检验还可能有误差。如果不了解检测方法而单纯看检验结果,或根据表面抗原的滴度增减或转阴、转阳而情绪波动,不相信医生或武断停止用治疗药物都是没有必要,甚至是错误的。

一般在专科或传染病医院检测乙肝表面抗原的方法都比较敏感,有些肝病研究中心的检测手段反复更新,方法比较先进,对乙肝表面抗原阳性者不容易漏检。

为正确判别肝功能是否正常,乙肝表面抗原是否真正转阴,近期改用的药物是否真正有效,最好选择一些设备条件较好的医院进行检查;对检出的结果一定要问清采用什么检验方法,以便前后结果可以相互对照,作为诊治疾病的参考。

130. 单项乙型肝炎核心抗体阳性有什么意义?

单项乙型肝炎核心抗体(抗-HBc,简称乙肝核心抗体)阳性者,在一般人群的检出率为 0.1%～20.0%。检出率的差别与不同国家、地区的乙型肝炎感染率高低及检测方法不同有关。

单项抗-HBc(在二对半中查出)阳性,在乙型肝炎低发地区,一些过分敏感的检验中曾被解释为假阳性外,在乙型肝炎高发区,发现的单项抗-HBc 阳性者仍认为是乙肝病毒感染的指标。单项抗-HBc 阳性与乙肝病毒感染相关,至少有如下 3 种可能性。

(1)急性乙型肝炎病毒感染的"窗口期",乙型肝炎表面抗原(HBsAg)已被人体免疫清除,或在血中消失,而乙型肝炎表面抗体(抗-HBs)尚未产生之时。二对半检查仅可见抗-HBc 阳性。

(2)慢性乙型肝炎感染或乙肝病毒无症状携带状态,HBsAg 水平很低,用一般的血清学方法不能检测出 HBsAg。

(3)既往的乙型肝炎病毒显性或隐性感染者,由于抗-HBc 比抗-HBs 在体内存在的时间长,因此抗-HBs 已消失或在可检测水平以下时,抗-HBc 仍存在。

许多观察与研究表明,将单项抗-HBc阳性的血清输给临床患者时,仍可引起输血后乙型肝炎;特别当输入抗-HBc阳性,且兼有丙氨酸氨基转移酶≥45国际单位/升的血液时,62%的受血者将发展为肝脏疾病,其中部分患者是非甲非乙型肝炎。近年研究发现,单项抗-HBc阳性的慢性肝病患者的肝组织中,用多聚酶链反应(PCR)技术87%可检出乙肝病毒脱氧核糖核酸(HBVDNA)阳性,而血清中HBVDNA均为阴性,应用这些人的心脏、肾脏或肝脏作器官移植后,接受器官者的乙肝病毒感染率可达2%~50%,移植后可成为HBsAg阳性者;以肝脏移植者的传播率最高。在一组准备接种乙肝病毒疫苗(简称乙肝疫苗)的儿童中发现,单项抗-HBc阳性儿童的血清中HBVDNA的阳性率为57.9%。由此可见,单项抗-HBc阳性者的血液和器官均具有传染性,不宜随便使用。

国外研究发现,单项抗-HBc阳性者,当接受乙肝疫苗接种时,有6%~35%的人表现为第一针注射后半至1月内产生回忆反应;41.2%~78.8%在注射3针后产生抗-HBs的原发性反应;而8.6%~21.2%的人对不同乙肝疫苗均不产生抗-HBs应答反应。他们认为,第三种无反应的人,除抗-HBc阳性同时,可能是一些低水平HBsAg携带者。第二种原发性反应者,在美国和澳大利亚被解释为抗-HBc是假阳性结果。而回忆反应者,表示抗-HBc是以前感染乙肝病毒后留下的一种免疫指标。目前的观点是认为用接种乙肝疫苗的不同应答判断抗-HBc的意义只能是相对的。1993年希夫曼等采用放射免疫法校正单项抗-HBc的假阳性结果时认为,把一半以上抗-HBc阳性者判断为假阳性的解释显然不妥或估计过高;在乙型肝炎高发地区中抗-HBc单项阳性者,绝大部分还是过去的乙型肝炎病毒感染者。

131. 乙肝核心抗体免疫球蛋白M阳性说明什么问题？

乙肝核心抗体免疫球蛋白M是人体感染乙型肝炎后，对乙肝病毒核心抗原的免疫反应所产生的一种对乙肝核心抗原的抗体。这种抗体在乙肝病毒感染后的急性发病期明显增高。急性肝炎患者可通过检测这种抗体阳性（高滴度）而肯定乙型肝炎诊断。在乙型肝炎恢复期，该抗体滴度渐降，约在血中维持3～8个月转阴。目前认为，此种抗体阳性，即可作为乙肝病毒现症或近期感染的依据之一。

研究发现在乙型肝炎慢性感染者中该抗体也经常增高。随着慢性乙型肝炎患者的机体免疫状况不一，肝脏损害程度有差异，这种抗体检测的结果也不一致。解放军三〇二医院对经过病理确诊为慢性肝炎一组的120例，其中66例慢性活动性肝炎患者的乙肝核心抗体免疫球蛋白M阳性率为74.2%；而54例呈现慢性迁延性肝病理的患者该抗体阳性率仅为37.0%；另一组乙肝表面抗原阳性，初诊时以无症状携带者220例的乙肝核心抗体免疫球蛋白M阳性率11.4%，且滴度也低（该抗体阳性者常伴轻度转氨酶异常）。因此认为，乙肝核心抗体免疫球蛋白M阳性，常说明乙肝病毒在肝内活跃的情况。急性期或慢性肝炎活动期，病毒在肝内复制活跃，炎症损害就越明显。因此可把该乙肝抗体免疫球蛋白M阳性的滴度当作肝炎活动严重度的指标之一。

132. 诊断乙肝病毒宫内感染时的注意事项是什么？

临床诊断乙肝病毒宫内感染的必备条件是：

（1）新生儿出生时外周血乙肝表面抗原阳性或乙肝病毒脱氧核糖核酸阳性。

（2）出生后1～3月龄复查乙肝表面抗原持续阳性。

参考条件是：

（1）采用乙肝免疫球蛋白（或）乙肝疫苗阻断无效。

（2）生后乙肝表面抗原阳性演变为乙肝病毒携带者。

注意事项有 3 条：

（1）脐血乙肝表面抗原阳性不能代表乙肝病毒宫内感染。因为脐血乙肝表面抗原阳性与母血渗漏有关；还与分娩时第一产程的持续时间有关。第一产程持续 1～5 小时脐血阳性率为 23.4%；11～15 小时阳性率为 50%；16～20 小时阳性率达 66.7%。

（2）新生儿出生后外周血乙肝核心抗体免疫球蛋白 M 阳性要考虑到宫内感染的可能。但胎儿免疫系统尚未成熟，感染乙肝病毒后对乙肝核心抗体的免疫应答常呈低反应或无反应状态，所以绝大多数婴儿乙肝核心抗体免疫球蛋白 M 为阴性。即使宫内感染，此指标也不一定呈阳性。

（3）母体的乙肝核心抗体能抑制胎儿乙肝抗原的表达和病毒的复制。有人认为宫内感染的胎儿，可从母体被动获得乙肝核心抗体免疫球蛋白 G，这种抗体可抑制胎肝内乙肝病毒的复制和向其它肝细胞扩散释放。这种抗体的调控作用一直能维持到胎儿出生后，滴度下降时，乙肝病毒的复制才重新活跃（此时胎肝肝相对成熟），乙肝病毒的标志才能表达出来。

133. 在肝脏以外的组织中是否也存在乙肝病毒？

以往认为乙肝病毒只能在人体的肝细胞中繁殖复制。近年随着检测方法的进展，发现乙肝病毒还可以感染人体肝脏以外的一些组织，并可在相应的组织细胞中复制，病毒的脱氧核糖核酸基因还能整合到肝外组织的细胞中去。至今已在下列组织中发现有乙肝病毒的存在。

（1）胰腺：用内窥镜采集的胰液中乙肝表面抗原阳性，采用免疫组织化学方法已检测到胰腺腺泡细胞胞浆中有乙肝表面抗原,在胞核中测到乙肝核心抗原阳性。

(2)胆管上皮细胞:用原位杂交方法可查到胆管上皮细胞中乙肝病毒的脱氧核糖核酸阳性。

(3)肾脏:用核酸杂交的方法可在感染鸭肝病毒的鸭肾细胞中检出鸭肝病毒的脱氧核糖核酸。

(4)血管:用原位杂交方法发现慢性迁延性肝炎患者的血管壁内皮细胞和平滑肌细胞中存在乙肝病毒脱氧核糖核酸;免疫组织化学法见肾及胰腺的血管壁中有乙肝表面抗原存在。

(5)其它组织:在皮肤、白细胞、骨髓细胞内同样已检测到乙肝表面抗原或乙肝病毒去氧核糖核酸。国内有报告在脾、肺、心、前列腺、睾丸中找到乙肝表面抗原、乙肝 e 抗原或乙肝核心抗原,还用杂交方法查到乙肝病毒脱氧核糖核酸阳性。有人还在 288 例牛皮癣的鳞屑中用固相放射免疫法查到乙肝表面抗原阳性率为19.1%,用斑点杂交法查到乙肝病毒脱氧核糖核酸阳性率为11.8%。虽然肝外组织细胞对乙肝病毒也有易感性,但其亲和性要比肝脏低得多。由此可见,乙肝病毒不仅有明显的嗜肝性,还有泛嗜性。

134. 感染乙肝病毒后,为什么有的病情轻,有的病情重,有的转变成慢性?

都是乙型肝炎病毒感染,为什么病情轻重不一,临床情况不同,转归和后果各异呢?除了每个患者感染的乙肝病毒数量、毒力和感染方式等因素不同外,每个人的身体素质、免疫反应状态,都在乙型肝炎病情和病程的转归上起着重要作用。

(1)如果患者机体的免疫调控机能正常,入侵的乙肝病毒所感染的肝细胞及时被致敏的细胞毒 T 细胞攻击,释放到血循环中的乙肝病毒又很快被特异性的抗体(乙肝表面抗体的抗-前S)所中和,那么这个人除在肝细胞遭攻击破坏时出现相应的临床症状外,随着乙肝病毒被清除,感染马上中止,随着肝细胞的修复,病情就趋向痊愈。

(2)在上述过程中,如乙肝病毒数量较少,毒力较弱,仅部分肝细胞受损,临床可表现为无黄疸型肝炎。

(3)在上述过程中如乙肝病毒数量较多,毒力较强,有较多肝细胞受损,则临床表现为黄疸型肝炎。

(4)如人体免疫功能较低下,或乙肝病毒的抗原性差,无法引起明显的免疫反应,体内病毒得不到彻底清除,肝细胞间断地受到一定程度侵害,临床上表现为轻度慢性肝炎。

(5)如人体免疫功能低下,抗体(乙肝表面抗体及乙肝抗-前S抗体)形成不足,不能有效地中和循环中的乙肝病毒,细胞毒T细胞不能消灭和清除肝细胞内的乙肝病毒。还由于抑制性T细胞功能亦低,无法阻止乙肝病毒与肝细胞膜结合产生肝细胞膜特异性抗体,导致肝细胞持续损伤。另外大量抗原抗体复合物的形成,使肝细胞和其它器官脏器亦遭受更严重、持久的损害。这种免疫低下的抗体,产生干扰素的量亦减少,也不能刺激人白细胞组织相容性(HLA-Ⅰ类)抗原有效表达,T细胞不能有效识别,攻击靶细胞,白细胞介素2(IL-2)低下,肿瘤坏死因子α(TNF-α)水平升高,及其它淋巴因子的作用不协调等等均可促使病毒持续存在,肝细胞病变加重,毛细胆管炎症进展,肝功持续恶化,临床表现为中度甚至重度慢性肝炎。

(6)如果机体免疫功能严重失调,初期特异性细胞免疫反应增强,对大量入侵的乙肝病毒和感染的肝细胞发生强烈的免疫反应,造成大量肝细胞坏死,随之细胞免疫功能衰竭。非特异性免疫反应降低;T、B淋巴细胞功能失调,激发免疫复合物反应及抗体依赖性细胞毒细胞(ADCC)作用;再加上肿瘤坏死因子(TNF)、血清抑制因子、中分子物质的聚集、内毒素血症和微循环障碍等多因素的交叉协同作用,导致肝脏大块坏死、萎缩,患者表现出血、昏迷,即发展为重型肝炎。

(7)如果人体免疫功能发生耐受或麻痹,虽肝细胞内有乙肝病毒在复制,而机体却缺乏有效的免疫反应;肝细胞没有或仅有轻度损伤,则可表现为长期慢性无症状带毒者。

135. 急性黄疸型乙型肝炎的临床表现如何?

急性黄疸型乙型肝炎的整个病程可分为 3 个阶段,其临床表现为:

(1)黄疸前期:即从患者开始有症状到出现黄疸这段时间,约为数日至 2 周。起病时患者常感畏寒、发热,体温 38℃左右,少数患者可持续高热数日。更为突出的症状是全身疲乏无力、食欲减退、恶心、呕吐,尤其厌恶油腻食物,上腹部堵胀满闷,尿黄似浓茶水,大便较稀或便秘。在这阶段,有的患者表现为上呼吸道炎症,类似感冒。有些患者可伴关节酸痛而被误认为风湿病。也有少数人有剧烈腹痛而误认为急腹症。还有少数人可出现荨麻疹。此期中末,查体可发现肝区叩击痛及压痛,半数以上患者肋缘下可触及肝脏,血清丙氨酸氨基转移酶明显升高,尿胆红素阳性。乙肝表面抗原或二对半阳性、乙肝核心抗体免疫球蛋白 M 阳性。此期患者的血液、大小便、呕吐物中均含有大量肝炎病毒,因而有很强的传染性。

(2)黄疸期:患者巩膜(眼白部分)、皮肤及粘膜黄染,于数日到 2 周达高峰。此时发热渐退,消化道症状却进一步加重。肝脏肿大压痛。约 10%～35% 的患者脾脏亦肿大并能触及。血象白细胞正常或稍偏低,肝功能试验明显异常,血清胆红素在 17 微摩尔/升(1.0 毫克%)以上。此期一般约持续 2～6

周。

（3）恢复期：黄疸渐消退，症状逐步消失，肝、脾肿大日渐回缩，肝功能趋向恢复直至正常，为期约 4 周。

136. 乙型肝炎黄疸越深，传染性就越强吗？

在乙型肝炎临床中有急性及慢性之分。不论急性和慢性都可表现为黄疸型或无黄疸型。黄疸型的黄疸深浅主要决定于毛细胆管阻塞程度和肝细胞坏死阻塞胆道通路的情况。

淤胆型肝炎时黄疸虽深，但患者一般情况往往较好，只有当持续黄疸，或黄疸急剧增高时，病情加重或引起胆汁性肝硬变的后果。

绝大多数乙型肝炎患者黄疸加深与肝细胞坏死程度相平行，黄疸越深，临床症状越重，病情可向急性或亚急性肝坏死发展。但并不意味着传染性强。由此可见，黄疸的深浅只与病情的轻重有关，与传染性则没有直接联系。

乙型肝炎的传染性与乙肝病毒血症和乙肝病毒是否活跃复制有关。临床上与"二对半"（HBsAg、抗-HBs、HBeAg、抗-HBe、抗-HBc）的指标变化有关。一般认为，不管患者是黄疸型或无黄疸型，也不管是急性或慢性，只要乙肝表面抗原、乙肝 e 抗原及乙肝核心抗体阳性者，其传染性就较强。传染性强弱还与血中存在乙肝病毒脱氧核糖核酸和脱氧核糖核酸聚合酶的多少有关。

137. 中医对急性黄疸型乙型肝炎的认识如何？

现代医学中对病毒性肝炎有甲、乙、丙、丁、戊、已、庚型之分，急性、慢性之别。七类 14 型中皆可出现黄疸。祖国医学则把急性黄疸型肝炎（不管甲、乙、丙、丁、戊、已及庚型）都归属"黄疸"范畴。认为主因湿热相交，相互搏结所致。并有阳黄及阴黄之分。阳黄可分为：

(1)热重型:黄疸色泽鲜明如橘色,口干而苦,口渴喜饮,口气秽臭,恶心呕吐,纳少厌油,小便短赤,大便干结,胁满胀痛或有恶寒发热,舌红少津,苔黄腻,脉弦滑或滑数等为主证。

(2)湿重型:身目色黄,但不如热重者鲜明,头重身困,肢体倦怠,胸脘痞满,纳少厌油,大便或稀或黏腻,苔厚腻微黄,脉弦滑或濡缓等为主证。

(3)湿热并重型:兼有上述两型特点,湿热主证均甚显著。

阴黄者黄色晦暗,纳少脘闷,腹胀便溏,畏寒乏力,舌质淡,苔黄腻,脉沉迟为主证。多见于慢性黄疸型肝炎,在急性肝炎时较少见。

138. 急性无黄疸型乙型肝炎有什么特点?

急性无黄疸型肝炎与急性黄疸型肝炎比较,常有以下特点:

(1)起病较徐缓,部分患者说不清从什么时候开始起病,甚至有些患者没有症状,在查体或验血中才发现肝功能异常。有的患者与肝炎患者或污物有密切接触史或半年内有输血、免疫接种、注射、针刺治疗史。

(2)近期内乏力,出现消化道症状,如食欲减退,恶心厌油,腹胀便溏,肝区胀痛,肝脏有动态性肿大压痛,但无其它原因可以解释。

(3)在未查血清丙氨酸氨基转移酶和检测乙肝核心抗体免疫球蛋白 M 前,有少数患者因乏力、头晕、失眠、健忘而误诊为神经衰弱;有的因腹胀、腹泻、消瘦被诊断为消化不良;有的因低热、疲乏在门诊以发热待查,疑为结核、风湿;有的女性患者以月经不调、水肿一直在妇科就诊;有的男患者被诊为性功能减退,直到抽血查肝功能和做乙肝特异免疫球蛋白 M 检查后,进行动态观察才明确为乙型急性无黄疸型肝炎。

（4）实验室检查血清丙氨酸氨基转移酶升高,肝功能浊度或絮状试验轻、中度异常,血清胆红素始终正常,乙肝核心抗体免疫球蛋白 M 阳性。

（5）多数患者在 3 个月内逐渐康复。恢复不顺利者,约有5%～10%的急性无黄疸型肝炎要转为慢性。

（6）祖国医学认为本型主要因湿重于热,湿困脾阳,脾失健运,而肝胆蕴热不甚,未致胆液外流,故无黄疸。常见者有:①肝郁气滞型,以胁肋胀痛、口苦腹胀、苔薄白、脉弦数为主证。②肝脾不和型,以胁痛、腹胀、大便不实、疲乏、苔薄白、脉弦为主证。③脾胃不和型,以恶心、纳差、口黏腻、胸闷、腹胀、疲乏无力、便溏、舌胖、苔白或腻、脉弦为主证。

139. 乙型肝炎慢性化的因素有哪些?

当乙型肝炎病毒入侵人体后,约 65%的感染者并不发病,仅表现为短暂的亚临床症状,出现轻度、一过性疲乏和纳差,大多数受染者并未介意,而体内的肝炎病毒已被清除,高水平的表面抗体已经产生,对乙型肝炎获得了较持久的免疫能力。约 25%的感染者要发病,表现为典型的急性黄疸型或急性无黄疸型的临床经过。约 10%的感染者常由急性变慢性或一开始就表现为慢性乙型肝炎。

哪些人感染乙型肝炎病毒后容易发生慢性化呢? 目前认为除遗传因素和种族因素外,以下几个方面在乙型肝炎慢性化中有重要意义:

（1）最初感染乙肝病毒时的患者年龄。资料表明:新生儿感染乙肝病毒,约 90%～95%要成为慢性携带者;儿童期感染乙肝病毒后约 20%;成人约 10%发展为带毒状态。

（2）急性期隐匿起病的无黄疸型肝炎患者比急性黄疸型肝炎患者容易发展为慢性。这与不能得到及时休息和治疗有一定关系。

（3）免疫功能低下者。如肾移植、肿瘤、白血病、艾滋病、血液透析患者感染乙肝病毒后常易演变为慢性肝炎。乙型肝炎发病的急性期使用肾上腺糖皮质激素等免疫抑制剂治疗者，常能破坏患者体内的免疫平衡，也容易使急性肝炎转变为慢性。

（4）既往有其它肝炎或肝病史者，或有并发病症者，再感染乙型肝炎病毒时不仅容易急转慢，而且预后较差。如原有酒精中毒性肝硬变或并发血吸虫病、华支睾吸虫病、疟疾、结核病、溃疡病、糖尿病等。

（5）其它因素。如急性期的肝炎患者过度劳累、酗酒、性生活过度、吸毒、应用损害肝脏的药物、营养不良、有其它病原微生物的严重感染或滥用药品等均可由急性转为慢性。

临床上发现转氨酶持续高水平超过 1 个半月不降者，急性乙肝表面抗原持续阳性在 12 周以上，乙肝 e 抗原阳性 8～10 周以上不转阴者，就可能发展为慢性乙型肝炎。

140. 临床上急性乙型肝炎慢性化的发生率有多少？乙肝表面抗原阴转率怎样？

急性乙型肝炎慢性化的发生率国外报道为 5%～10%，国内则有报道为 18.7%～30.2%，甚至有更高者。解放军有的医院严格掌握急性乙型肝炎诊断标准，排除慢性乙肝病毒携带者的急性发作病例，发现真正的急性乙型肝炎预后良好，有 83.8% 的患者可以痊愈，恢复体力，出院后经过休息能照常参加工作和学习。由急性转为慢性乙型肝炎的病例为 16.1%。

乙肝表面抗原阳性的急性乙型肝炎患者中，其自然阴转率为 85%，持续阳性率 15%。凡乙肝表面抗原持续阳性者均演变为慢性乙型肝炎及带毒者。

141. 无症状乙肝病毒携带者是怎么形成的？

多数学者认为，无症状乙肝病毒携带者的形成主要与机体免疫功能低下有关；还与年龄、性别及遗传等因素密切相关。

(1)首先是母婴传播：母亲对子女的垂直传播是出生后携带者最主要的感染来源。在没有预防措施的情况下，乙肝表面抗原、乙肝 e 抗原双阳性的母亲，引起母婴乙肝病毒传播率几乎是 100%。婴儿对大量入侵的乙肝病毒感染缺乏免疫清除能力，呈现"免疫耐受状态"。入侵乙肝病毒的脱氧核糖核酸可与婴儿肝细胞的染色体基因组合，利用婴儿肝细胞复制繁殖，并逃避机体免疫系统的攻击，从而表现为长期乙肝病毒携带状态而并不出现症状。

(2)婴儿期感染：幼婴如长期与乙肝表面抗原、乙肝 e 抗原阳性母亲、保姆、亲属密切生活接触，如哺乳、喂食、亲吻等可导致感染；也可通过预防接种和注射途径感染。婴幼儿期在易感的环境中比成人的感染并携带的机率约高 8 倍。

(3)抵抗力较弱：免疫功能低下或不全的青少年、成人接触乙型肝炎病毒后，可表现为不发病，但又不能清除病毒，使病毒与机体处于共存状态，成为无症状乙肝病毒携带者。

142. 检查出乙肝表面抗原阳性的人该怎么办？

首次检出乙肝表面抗原阳性者应在 $1/2$~2 周后复查 1次，同时查血清丙氨酸氨基转移酶（简称转氨酶）、乙肝核心抗体免疫球蛋白 M、乙杆核心抗体、乙肝 e 抗原、乙肝 e 抗体及乙肝表面抗体。如果有条件，还可检测乙肝病毒脱氧核糖核酸、脱氧核糖核酸聚合酶等。转氨酶明显增高者应住院治疗。无转氨酶增高而其它指标有不同程度增高或阳性时应请医生对自己的转归和传染性作出初步评价。必要时应配合医生做肝活检，了解肝脏是否存在病理变化，有病理阳性发现者应按现症乙型肝炎处理。

查出乙肝表面抗原和乙肝e抗原双阳性者，每3个月应复查1次。单纯乙肝表面抗原阳性无乙肝e抗原阳性，且无症状者，可6个月至1年复查1次。因为无症状乙肝病毒携带者转变为肝炎的机会比一般人高好几倍。

乙肝表面抗原和乙肝e抗原双阳性的妇女特别要注意经期卫生，严防经血污染手和日常生活用品，避免赤手触摸他人的开放性伤口，不能当保育和饮食行业人员；已怀孕者如一定要求生育应请医生定期检查肝功能及乙肝病毒标记。她们的新生儿最好采用乙型肝炎高效价免疫球蛋白及乙肝疫苗预防注射，保护好下一代。

乙肝表面抗原阳性者的食具、牙具、刮面刀、注射器、穿刺针、针灸针等应与其他人分开。要防止唾液、血液和其它分泌物污染环境，感染他人。

单纯乙肝表面抗原阳性或兼有乙肝e抗体、乙肝核心抗体阳性者可以正常工作、学习、劳动、入托，定期接受医学观察，但不能承担献血任务。

143. 乙肝表面抗原阳性的人有无传染性？可以结婚吗？

乙肝表面抗原（曾称"澳抗"）是乙肝病毒的外壳蛋白，不含病毒的核酸成分，就其本身而言不具有传染性，因此不应将其视为传染性的标志。一般来说，乙肝表面抗原阳性常有乙肝病毒的其它指标同时存在，表示这个人的血内正携带或存在乙肝病毒感染，但并不能表明当时是否有乙肝病毒在体内活跃复制。因此，一般说来，仅仅乙肝表面抗原一项指标阳性者对周围同志并不构成明显的威胁。

如果乙肝表面抗原阳性的人，同时有乙肝病毒或丁肝病毒在肝内活跃复制，有大量病毒颗粒不时向血液或体液中释放，那么这个人的血液、唾液、精液、乳汁、宫颈分泌液、尿液都可能带有传染性。反映乙肝病毒复制的指标很多，如高滴度的乙肝核心抗原及其核心抗体免疫球蛋白 M、乙肝 e 抗原、乙肝病毒脱氧核糖核酸和脱氧核糖核酸聚合酶。第一项指标主要在肝组织内查到；第二、三、四项在一般实验室可检测，如果第二、三、四项明显阳性，其血液等的传染性就可以肯定。如乙肝 e 抗原阴性而乙肝 e 抗体阳性，则血液传染性低。所以乙肝表面抗原阳性者及其对象在结婚前最好要查一下乙肝 e 抗原和乙肝 e 抗体。乙肝 e 抗体阳性的无症状乙肝病毒携带者可以结婚。若乙肝 e 抗原阳性，需查对方的血，如对方血中乙肝表面抗体阳性，说明对方对乙肝病毒已有免疫力，不易再感染，可以结婚；如对方乙肝表面抗原、抗体和乙肝核心抗体均为阴性，则表明对方对乙肝病毒既未感染过又无免疫力，婚后很易被感染，暂不宜结婚。可按 0、1、6 方案注射乙肝疫苗，待6 个月以后体内产生足够保护性抗体时再结婚，这样处置比较安全妥当。

144. 乙肝病毒慢性携带者的乙肝 e 抗原能自然阴转吗？

慢性乙肝 e 抗原的转阴和 e 抗体的出现常为临床治疗有效指标之一。在大面积对乙肝病毒感染人群乙肝 e 抗原变迁的研究发现，乙肝 e 抗原完全能自然地转化为乙肝 e 抗体。成人年转化率为 1%～4%。1994 年，国内报告一组 466 例乙肝病毒慢性无症状携带者，经随访 3 年，乙肝 e 抗原的年自然转阴率为 3.85%，乙肝 e 抗体的转阳率每年为 2.7%；同时发现每年乙肝表面抗原的转阴率是 1.63%，乙肝表面抗体转阳率为 0.34%。日本报道对确定乙肝病毒水平感染者 45 例儿童和垂直传播者 8 例儿童进行 5～12 年的随访观察,发现不管是水平或垂直传播,乙肝 e 抗原自然变迁是一样的;青少年乙肝 e 抗原阳性在青春发育阶段转化为乙肝 e 抗体阳性的年转化率为 5.9%。乙肝 e 抗原的转化率无性别差异,与乙肝表面抗原的亚型亦无关。

145. 无症状的乙肝病毒携带者的转归如何?

无症状的乙肝病毒携带者一般转归良好。长期携带者中一部分进展为慢性迁延性肝炎,少部分成为慢性活动性肝炎,也可能处于肝硬变形成阶段。有极个别携带者可能演变成肝癌。具体地说,转归有 4 种情况:

(1)自然转阴。随着时间推移,机体免疫状态改善,部分乙肝病毒携带者的乙肝表面抗原可自行转阴。国内报道凡是母婴垂直传播的携带者,乙肝表面抗原的年阴转率很低,一般低于 2%。18 岁以后的青壮年的年阴转率在 1.25%～3.4%。同时有乙肝 e 抗原阳性者更难转阴。

(2)持续稳定的终身乙肝表面抗原携带状态。有不少患者终身携带乙肝表面抗原。发现乙肝表面抗原数十年阳性,但最终死于非肝性疾病。骆抗先等报道 218 例无症状乙肝病毒携带者中,有 48.2% 的肝脏有轻微病理变化,可能这种变化就是相对稳定的一种乙肝病毒持续感染的低反应状态。在我国这种情况十分普遍。

(3)有一部分人在携带过程中出现肝功异常,发生临床显性肝炎。其中乙肝表面抗原与乙肝 e 抗原持续阳性者易发展成慢性肝炎。还有少数与丁型肝炎病毒重叠感染。个别还不能排除其它病毒引起的肝损害。

(4)发生慢性轻、中、重型肝炎、肝硬变甚至肝癌。有人认为发生慢性中、重型肝炎可达 1%～3%。少数人可发展为非活动性肝硬变。已发生肝硬变的患者中 9.9%～16.6%有发生肝癌的机会。研究表明，无症状乙肝病毒携带者比非携带者发生原发性肝细胞癌的危险率大。演变为肝癌的关键是乙肝表面抗原阳性者的乙肝病毒脱氧核糖核酸的基因序列是否已经整合到该携带者的肝细胞核中。

146. 慢性乙型肝炎有哪些主要特点？

1995 年以前国内把慢性乙型肝炎分为：迁延和活动两型，并按下述特点进行认识：

(1)慢性迁延型肝炎(CPH)：多半起病隐袭，病情较轻，主要表现为轻度乏力、食欲欠佳、劳累后右季肋部不适、腹胀、嗳气等。部分患者有肝脏轻度肿大，血清丙氨酸氨基转移酶(简称转氨酶)可有轻、中度升高，胆红素偶有一过性轻度升高。肝脏组织学改变主要为汇管区的炎症浸润，肝小叶结构完整，肝实质内可见少量肝细胞变性或点状坏死，肝细胞中可以找见乙肝核心抗原、乙肝病毒脱氧核糖核酸和乙肝表面抗原的标志，但不如急性乙型肝炎或慢性活动性肝炎广泛多见。

总的认为，慢性迁延性肝炎虽然病程较长，但预后良好。近年研究证明，当乙肝病毒在肝细胞中活跃复制时，有些慢性迁延性肝炎的肝组织可以转变为慢性活动性肝炎的病理改变，临床症状与慢性活动性肝炎很难区别；而在有的慢性活动性肝炎的病情缓解期，肝脏组织学可以好转，而呈现为慢性迁延性肝炎的病理变化。

(2)慢性活动型乙型肝炎(CAH)：临床症状一般较迁延型肝炎明显。劳动能力逐渐减退，乏力，纳差，厌油，腹胀持续且明显，常有齿龈出血及鼻出血。有的人常有低热、月经失调、性功能紊乱或减退，部分患者兼有关节炎、肾炎、糖尿病、干燥综合征等肝外损害表现。

体检可见一般健康状况下降，虚胖或面色晦暗，皮肤有毛细血管扩张，手、足掌可见朱砂一样的密集红斑，以大小鱼际明显，称为肝掌。面、颈、胸、臂、手背部位可见血管痣。脾脏呈动态性肿大。多数患者反复出现或持续有黄疸，肝功检查转氨酶持续或反复升高，有的高酶可持续数月。白蛋白与球蛋白的比值降低，球蛋白增多，胆红素升高，凝血酶原时间延长，活动度降低，可有轻度贫血，白细胞和血小板均减少。类风湿因子、抗核抗体、抗线粒体抗体等自身抗体可阳性。乙肝表面抗原、乙肝e抗原及乙肝核心抗体持续阳性，常称"三大阳"。70%以上患者的乙肝核心抗体免疫球蛋白M阳性。按照肝脏组织学改变，还可分为慢性活动性肝炎轻型、中型及重型。

147. 慢性肝炎新的分类法是怎样的？

慢性肝炎按慢性迁延型、慢性活动型分类已20余年，随着病毒学、血清学、免疫学及分子生物学的发展，对肝炎的研究进展很快，在很大程度上已明确了肝炎的病因、自然病程、病毒复制与病理改变的关系。研究提示，随着病毒类型、病毒复制状态、重叠感染、机体的免疫反应状态及治疗等诸多因素的不同，组织病理学的改变亦各不相同。大量肝穿刺、肝组织活检也证明，沿用慢性迁延和活动两型的分类法已不能反映飞速发展的研究现状，而且慢性迁延型和慢性活动型之间可以相互转化；迁延与活动两型也不可能被视为预后不同的两种疾病类型。根据国际工作小组1994年底在世界胃肠病大会上建议的原则，我国肝病专家在1995年第五次全国传染病会议上对病毒性肝炎防治方案进行了修改。对无论是乙型、丙型、丁型或新型病毒引起的慢性肝炎诊断均被划分为轻度、中度、重度3类。

(1)轻度相当于原先认识的慢性迁延型或轻型慢性活动

型,临床上病情较轻,生化指标仅 1～2 项轻度异常。

(2)中度相当于原慢性活动型肝炎的中等病理改变者,其症状、体征、实验室检查结果居于轻、重度之间。

(3)重度有明显而持续的肝炎症状,如乏力、纳差、腹胀及便溏等。可有肝病面容、肝掌、血管痣和肝脾肿大而排除其它原因引起者,临床上无门脉高压症证据;血清丙氨酸氨基转移酶(ALT)反复或持续升高,白蛋白(A)减低或白/球比值(A/G)异常,蛋白电泳(EP)丙种球蛋白(γ球蛋白)明显升高。凡白蛋白≤32g/L、胆红素＞85.5 微摩尔/升、凝血酶原活动度＜0.60～0.40,3 项中只需 1 项达标者,即可诊断为慢性肝炎重度(见表 5)。

表 5　慢性肝炎患者实验室检查异常程度参考指标

项　　目	慢　性　肝　炎		
	轻　度	中　度	重　度
血清丙氨酸氨基转移酶	≤正常值 3 倍	≤10 倍	＞10 倍
血清胆红素(微摩尔/升)	≤34.2	≤85.5	＞85.5
白蛋白(克/升)	≥35	≥33	≤32
白/球比(A/G)	≥1.3	≥1.0	≤0.9
蛋白电泳丙种(γ)球蛋白(%)	≤21	≤25	≥26
凝血酶原活动度(%)	≥71	≥61	＜60～40

148. 重型乙型肝炎的临床有哪些主要表现?

重型乙型肝炎的发病率约占乙型肝炎的 1% 左右。以青壮年居多。劳累、酗酒、感染、营养不良、末期妊娠、病毒重叠感染等均可促使急、慢性肝炎的病情转重。临床可分 3 种类型:

(1)急性重型:又称暴发性肝坏死。起病如同急性黄疸型肝炎,但病情发展迅猛,发病10日内迅速出现精神、神经症状,从烦躁、神志不清到深度昏迷。黄疸每日以34微摩尔/升的速度加深(但有时较轻或来不及出现)。肝脏进行性缩小,凝血酶原时间明显延长,活动度骤降,血氨增高,丙氨酸氨基转移酶随黄疸上升反而下降,即所谓酶胆分离现象。后期可出现腹膜炎、出血、脑水肿及脑疝。病情危重,预后甚差。

(2)亚急性重型:即急性肝炎发生亚急性肝坏死。起病10日以上出现极度乏力、食欲明显减退、严重恶心厌油、频繁呕吐、重度腹胀及出现腹水。并见黄疸进行性加深,逐步出现肝臭,凝血酶原时间延长,活动度<0.4,可出现明显出血倾向和Ⅱ°以上肝性脑病症状,查血清白蛋白降低,白蛋白与球蛋白比例倒置,电解质紊乱,血氨升高,尿少,肝、肾功能趋向衰竭。经常并发各种感染,部分患者经抢救可望恢复。该型恢复期容易发展为肝硬变。

(3)慢性重型:即慢性肝炎亚急性肝坏死。在慢性活动性肝炎或肝硬变的基础上病情急剧恶化,临床表现同亚急性重型肝炎,病死率极高。

由于重型肝炎的病情重,变化快,病死率高,临床医生尽量要注意早诊早治,全力以赴进行抢救。尽可能把治疗抢在病情发展的前头。

149. 重型乙型肝炎的早期有哪些征象?

重型乙型肝炎,特别是急性及亚急性者,病情重笃,发展迅猛,有时当诊断标准尚未完备之时,病情已发展到不可挽救的地步。因此,要认识重型乙型肝炎的早期征象,才能把抢救和防治措施抢在病情发展的前头,提高救治的存活率。

遇到下列情况时,临床上应考虑为重型肝炎早期。

(1)过度劳累,发病后仍继续体力劳动或过度活动。

（2）严重呕吐不能进食，消化道症状比一般患者严重并出现呃逆现象。

（3）重度疲乏无力。

（4）有行为反常、性格改变或意识改变等轻度精神症状。

（5）用超声波动态观察肝脏有缩小趋向。

（6）黄疸超过 171 微摩尔/升（10 毫克％），或每日以 34.2 微摩尔/升（2 毫克％）上升。

（7）凝血酶原活动度持续下降，且伴有临床出血倾向。

（8）肝功损害呈现酶胆分离。

（9）胆碱酯酶和胆固醇明显下降，白蛋白很快减少。

（10）出现腹水。

（11）黄疸上升、发热不退兼有白细胞总数和中性粒细胞增高。

（12）血支链氨基酸/芳香氨基酸（BCAA/AAA）比值下降。

150. 聚合酶链反应技术在乙肝病毒感染中可作哪些应用？

聚合酶链反应（PCR）是通过特异引物和耐热脱氧核糖核酸聚合酶的作用，在体外大量复制某一特定的脱氧核糖核酸基因片段，它具有高度的敏感性与特异性。目前这种技术已被广泛应用，在乙型肝炎病毒感染的诊治防护中也开始广泛应用。该技术可用于：

（1）鉴定乙肝表面抗原阴性肝炎是否为乙肝病毒感染。

（2）协助确定乙肝 e 抗原阴性的慢性乙型肝炎者有无传染性。

（3）了解乙肝 e 抗原阴性慢性活动性肝炎的病变活动和与乙型肝炎病毒复制之间的关系。

（4）鉴定乙肝核心抗体阳性的不同群体的感染意义。

目前，国内外已把聚合酶链反应技术应用于：

①单纯血清丙氨酸氨基转移酶增高者，用该技术判别它是否为乙肝病毒感染。

②调查乙肝核心抗体单项阳性者是否为慢性乙肝病毒感染。

③鉴定乙肝表面抗原阴性供血者中乙肝病毒的携带者。

④重新评定无症状乙肝病毒携带者的分泌物有无传染性。

⑤对环境中乙肝病毒感染的传播作进一步调查认识。

⑥判定药物灭活乙肝病毒的效果。

⑦检测血源性制品和乙肝疫苗的安全性。

⑧检测慢性肝炎病情活动时，乙肝病毒的低复制状态。

⑨为母婴传播或水平传播提供鉴定依据。

⑩对肝硬变病程进展作病因学调查。

⑪对肝癌作分子病理学研究。

⑫调查对乙肝疫苗无反应的原因。

⑬在外周血单个核细胞及肝外脏器各组织中的乙肝病毒的病原学调查。

⑭研究乙肝病毒基因变异。

⑮了解乙肝病毒核苷酸序列中同位点突变，来追溯流行时的传染源等。

151. 乙肝病毒脱氧核糖核酸定量检测有何意义？

乙肝病毒感染时，外周血中乙肝病毒脱氧核糖核酸（HBVDNA）是病毒复制活动最直接和可靠的标志。HBV-DNA不仅能定性，帮助临床医生判别患者和携带者有无传染性。随着分子生物学技术的发展，从核酸分子杂交技术到定量聚合酶链反应(PCR)技术,已可以通过 HBVDNA 的定量检测研究感染量和临床病情的好坏,评价和监测抗病毒药物的疗效。

1994 年以来,学者们对 HBVDNA 检测方法进行比较,认为 Digene 杂交捕获法的灵敏度不及 Abbott HBVDNA 杂交法;分支链DNA(bDNA)信号扩增法在检测低水平HBV-DNA量时比 Abbott 法更精确;用 PCR 竞争性检测乙肝e抗原或乙肝e抗体阳性样本中的 HBVDNA,检出率又明显比bDNA法高;确认了用各种杂交方法定量检测相对高水平的 HBVDAN 具有局限性。临床上已发现,用各种杂交法定量检测抗病毒治疗后有效的慢性乙型肝炎患者血中HBVDNA,结果呈阴性,而实际上,用 PCR 方法检测,患者血中的HBVDNA仍存在,提示并未完全清除。因此,对检出的HBVDNA浓度的结果分析时,一定要追究HBVDNA定量检测的方法。

如果研究工作中需要,可以对乙型肝炎患者定期作HBVDAN的定量检测,不仅可以检测同性恋者精液、唾液、血清样本中HBVDNA的滴度,为接吻、性交造成乙肝病毒肠外传播提供流行病学证据,而且研究结果表明,乙肝病毒携带者的传染性大小与HBVDNA的滴度呈正相关。

在采用肾上腺皮质激素(简称糖皮质激素)撤退疗法加干扰素-α治疗慢性乙型肝炎患者时,凡糖皮质激素治疗时HBV-DNA 浓度平均比治前上升 2.0 倍以上者,在干扰素治疗中HBVDNA 浓度常下降至不能检测出来,随访 1 年时仍呈阴性;而对糖皮质激素撤退无反应或 HBVDNA 浓度上升不到治前 1.5 倍者,干扰素治后 HBVDNA 常反跳上升。在用病毒唑及阿糖腺苷治疗过程中,HBVDNA 的滴度均有下降,仅 1/30 的HBVDNA转阴,动态观察显示这些药物对乙肝病毒仅有短暂抗病毒和轻度抑制乙肝病毒的复制作用。

另外对 HBVDNA 的定量检测还可对干扰素抗病毒疗效作预测。干扰素价格昂贵，且有一定副反应。研究发现，治疗前患者处于慢性肝炎活动期，丙氨酸氨基转移酶(ALT)指标升高，但 HBVDNA 含量较低者采用干扰素的疗效常满意。有人发现，干扰素治疗前，HBVDNA 量＜100 皮克/毫升者中50％有效，而＞200 皮克/毫升者中仅 7％有效。

总之，有条件的单位应对乙型肝炎患者应该定期检测HBVDNA 指标。而定性检测 HBVDNA 的阳、阴性结果只能反映病毒基因的有无。只有定量检测才能显示出病毒量的变化，可用于携带病毒者的流行病学调研和传染性大小的判别，临床抗病毒药效的评价和监测，还可为选用昂贵药物和疗效作预测。但由于聚合酶链反应技术的开展必须具备一定技术力量和条件；必要时应反复复检。HBVDNA 检测常受到污染和操作误差而引起误会或浪费。应谨慎掌握，不可滥用。

152. 急、慢性乙型肝炎的治疗原则如何？

由于目前无肯定特效药物，乙型肝炎又是一种相对自限性疾病，所以在治疗上应强调急性期严格消毒隔离，慢性期注意相应隔离措施、合理休息、合理饮食、适当营养、注意对症，用药要保肝不伤肝。可因地制宜，结合有效的治疗经验，选择1～2 种(方)中西药物，以促进肝细胞修复。病初消化道症状较重，尿量减少，兼有黄疸者可适当静注葡萄糖；黄疸迅速加剧者加用 6912(茵栀黄注射液)，警惕向重型肝炎发展。一般情况下对急性乙型肝炎不宜应用肾上腺皮质激素。

慢性乙型肝炎的治疗原则：强调三分药治，七分调理。在心理素质上要有克敌制胜的坚强斗争意志，精神要愉快，生活有规律，注意合理安排饮食，反对过度营养引起肥胖，除出现黄疸或丙氨酸氨基转移酶(简称转氨酶)显著上升时要卧床休息外,一般症状不多,转氨酶轻度升高时应适当活动,注意动静结合。用药切忌过多过杂,切勿有病乱投医滥用药,换药不宜太勤。选用抗病毒药、调整免疫药、活血化淤药、抗纤维化和促进肝细胞再生药物时,一定要有医生指导。患者久病成医,可注意学习肝病自我疗养的知识,推荐你学习《肝病饮食指南》一书。希望你能配合医生选用适宜于自已的调理方法,让身体逐步增加抵抗力,最后战而胜之。

153.“二对半”出现阳性结果,都需开方用药吗?

“二对半”系指乙型肝炎表面抗原、乙肝表面抗体、乙肝e抗原、乙肝e抗体、乙肝核心抗体,其中某些指标阳性,并不代表乙型肝炎发病;有相当部分的就诊者,虽然从未打过乙肝疫苗,但受检时乙肝表面抗体阳性,应该说是对乙肝病毒有抵抗力的标志,只能代表既往虽受过乙肝病毒感染,但并未发病,而且乙肝病毒已被人体正常免疫力所清除,根本没有必要开方吃药。

特别应该指出的是,目前我国市售的乙肝诊断试剂标准化不够,甚至有些试剂稳定性极差,还存在假冒伪劣现象,加上有些单位的检测方法不准确,仪器、血样、温度常是客观影响因素,可能出现“二对半”假阳性、假阴性,同一份血两个单位的结果互相矛盾,甚至个别综合性医院也可能报出错误的检验报告单,都是不足为奇的现象。所以当拿到“二对半”阳性报告单首先要冷静分析,积极对待,请确实可以信任的专科医生帮助分析、判断一下,以确定报告结果是否可信,必要时请专科医院复查核实。目前“二对半”检查结果,绝大多数医院是“阴”、“阳”性的定性结果,水平较高的专科医院则是报告“定量”或半定量的结果,通过报告单能够提示病毒处在什么时期,以及数量变化的增减情况。如果"二对半"大三阳(乙肝表面抗原、乙肝e抗原、乙肝e抗体阳性),血清中乙肝病毒脱氧核糖核酸(HBVDNA)阳性,丙氨酸氨基转移酶(简称转氨酶)异常,即说明乙肝病毒正处于繁殖复制期,要及时治疗;属于单纯携带状态的,可以观察变化,约半年左右再定期复查;如"二对半"已变成小三阳(HBsAg、抗-HBe、抗-HBc三项阳性),而血清HBVDNA阴性,转氨酶始终正常者,也没有必要吃药,而应注意有规律的生活和在医生指导下的饮食治疗。

目前社会上有不少治疗乙型肝炎的夸大宣传,千万不要把动听的广告用语与真实疗效等同起来。乙型肝炎患者一定要警惕,以免上当受骗。

154. 无症状乙肝病毒携带者为确保适宜体重应如何掌握饮食原则?

过去认为,成年人可以随年龄不同而相应增加体重作为饮食指导原则;现在发现,对成年人的体重区间列出限定数值,选吃均衡膳食,自觉严格控制摄入热量,才是更科学的新的饮食指导原则。

美国政府在1996年公布了成年人体重身高限定阈值,即身高1.52米,健康人体重为43公斤～58公斤,微重范围为58公斤～66公斤;身高1.60米,健康体重为50公斤～63公斤,微重63公斤～73公斤;身高1.68米,健康体重54公斤～70公斤,微重70公斤～81公斤;身高1.75米,健康体重宜59公斤～77公斤,微重77公斤～88公斤;身高1.82米,健康体重63公斤～83公斤,微重83公斤～95公斤。体重区间与性别有关,男性偏于高值,女性偏于低值;不管男女性别,只要体重一超过"微重"的限定高值,就是超重或过重,则必须在选择合乎健康而均衡食谱的同时,加强体育锻炼,使自己缓慢而稳定地减重,切忌因减重而采用饥饿、泄泻等损害身体的饮食或吃药减肥方法。

为确保体重区间的限定数值得到稳定,推荐的饮食原则是:每日从脂肪酸(各种肉食、油脂类食物)中摄入的热量不得超过 30%,其中从饱和脂肪酸摄入的热量只能是 10%,建议进餐的食物应该主要是谷类(面包、杂粮、大米和其它面食)、蔬菜和水果,再添加牛奶、鱼食、蛋和豆类,对猪、牛、羊等肉食务必适量。

155. 治疗肝病用氨基酸制剂需经医生指导吗?

氨基酸制剂是本世纪 70 年代以来用于临床治疗的一种新制剂,分肝病用、肾病用等多种类型。有人认为氨基酸可以合成蛋白质,所以氨基酸制剂是营养性药品,可随意服用或输注。这种观点是错误的。因为不对症下药就不会收到预期疗效,甚至会引起不良反应。

仅就肝病用氨基酸制剂而言,目前已有 10 余种不同配方,分别组成含有 3 种、6 种、14 种、15 种和 16 种氨基酸的制品,而氨基酸数目相同的各种制剂中所包括的具体氨基酸的种类和含量又各不相同,目的是为便于不同类型的肝病患者选用,现举例如下:

肝昏迷的发病机制之一是氨基酸代谢紊乱,即支链氨基酸(亮、异亮、缬氨酸)减少,而芳香族氨基酸(苯丙、酪、色氨酸)及蛋氨酸增加。因此防治肝昏迷时,以选用 3 种支链氨基酸做成的注射液或六合氨基酸注射液(3 种支链氨基酸、精、谷、天门冬氨酸)较为适宜。输注上述液体,有助于已降低的支链氨基酸与芳香氨基酸比值升至正常或接近正常,并有助于去除过多的血氨,使患者得以清醒。当然对于那些以氨基酸和血氨代谢紊乱为主的慢性肝性脑病患者,清醒一段时间后可将注射给药改为口服。肝安干糖浆是 3 种支链氨基酸制剂。

又如某些肝炎后肝硬变患者,有多系统脏器受累表现,一般消化与吸收功能较差,常呈营养不良状况。为防止诱发肝昏迷,传统做法是限制蛋白质摄入。若长期限制蛋白质供应,势必导致体内蛋白质耗竭,肝细胞修复能力下降,加速肝细胞衰竭。应用含有 15 种氨基酸的肝安注射液,可能增加患者对蛋白质的耐受,即使摄入较多的蛋白质饮食,也不会像治疗前那样容易诱发肝昏迷,且可减少体内蛋白质的分解,促进肝细胞再生,从而改善全身营养状况,有利于肝细胞功能恢复。

另外,有无并发症及伴随疾患,在选择氨基酸制剂时也要予以考虑,否则顾此失彼。对输注氨基酸的量、速度,是否同时应用葡萄糖液或其它药物,口服制剂如何服用可减少消化道不良反应等等均有要求,因人而异,因具体情况而异,故应用氨基酸制剂时最好请医生指导。

156. 慢性乙型肝炎选择用药时如何抓主要矛盾?

慢性乙型肝炎的病理机制复杂,矛盾很多。既有乙肝病毒的持续存在,又有机体免疫功能失调;既有肝细胞的炎症、坏死,又有肝纤维组织增生、微循环血流淤滞、肝血窦毛细血管化、肝脏缺血缺氧及代谢障碍;既有肝脏本身病变,还有肝外病变。具体到每个患者除有共性特点外,更有其个人特性。因此临床医生必须仔细、全面了解病情,分析研究患者的主要矛盾,尽可能根据病程和病情的不同阶段和患者的个体特点,对症并较合理地用药。

对乙肝病毒复制标志明显阳性的患者(如乙肝 e 抗原阳性、脱氧核糖核酸聚合酶及乙肝病毒去氧核糖核酸阳性),应当选用抗病毒药;对以免疫功能紊乱为主的患者应选用调节免疫功能的药物；以微循环障碍为主的患者应用活血化淤中西药改善微循环；肝细胞损害严重的患者应采用以保护肝细胞和修复为主的综合治疗。目前虽然还没有针对性特别强、作用特别可靠、疗效特别肯定的特效药物，很多药物都只是在研究和临床试用中，但是只要医生们真正能经常分析慢性肝炎患者的病情，抓主要矛盾用药，就能做到中西医结合的辨证施治，尽量对症合理选择用药。

由于当前对肝炎药物的研制还缺乏系列性、针对性和广泛临床实践性，新老产品总是不能满足临床的需求，加上宣传广告往往有些失实，所以在临床实践中，真正做到抓主要矛盾用药还缺乏得心应手的措施，治疗经验就显得十分重要。个别慢性肝炎病例，即使一直在积极治疗，仍然不能阻止病情的发展。

157. 干扰素对慢性乙型肝炎的治疗情况如何？

干扰素（IFN）是一种广谱抗病毒剂，并不直接杀伤或抑制病毒，而主要是通过细胞表面受体作用使细胞产生抗病毒蛋白，从而抑制乙肝病毒的复制；同时还可增强自然杀伤细胞（NK细胞）、巨噬细胞和T淋巴细胞的活力，从而起到免疫调节作用，并增强抗病毒能力。70年代中期人们发现慢性乙型肝炎患者自身产生干扰素的能力低下，在应用外源性干扰素后，不仅产生了上述抗病毒作用，同时可以增加肝细胞膜上人白细胞组织相容性抗原的密度，促进T细胞溶解感染性肝细胞的效能。成人注射$(2\sim5)\times10^6$单位干扰素后，3小时血清中干扰素活性开始测出，6小时达高峰，48小时基本消失。

目前可供临床选用的干扰素种类很多。例如国产重组IFN-α_1型和IFN-α_2型，进口的干扰能（IFN-α_2b）、罗扰素（IFN-α_2a）、惠福仁（类淋巴母细胞干扰素）及组合干扰素等等。各种亚型的干扰素-α(含 α₁ 或 α₂ 或 α₂a 或 α₂b)疗效近似；干扰素-β(IFN-β)也有相似效果，但它在肌肉组织中易被灭活。干扰素-β制剂进入血液后，稳定性差，确切疗效尚在观察中，但可作为干扰素-α的替代制剂。当前国内对干扰素-α各亚型制剂的常用较佳剂量为$(3\sim5)\times10^6$单位/日，连续用 1 周后改为隔日或每周 3 次，肌内注射，疗程 3～6 月。

干扰素治疗慢性乙型肝炎过程中，初期常见丙氨酸氨基转移酶(ALT)升高，随后乙肝 e 抗原转阴，同时 ALT 下降并逐渐复常，全身情况相应改善。经 3～6 月治疗后，慢性乙型肝炎患者中约有 40%～50%的乙肝 e 抗原(HBeAg)、乙肝病毒脱氧核糖核酸(HBVDNA)均可转阴，但停药后能巩固疗效者仅占一半。综合 1991～1996 年间，全国各医院采用 IFN-α 各亚型治疗慢性乙型肝炎患者的近期观察效果为乙肝 e 抗原的转阴率在 34%～66%之间；HBVDNA 的转阴率可达 43%～80%。经验认为，乙肝病毒水平感染的时间少于 2 年者，用干扰素制剂后，乙肝表面抗原、乙肝 e 抗原及乙肝病毒脱氧核糖核酸的消失比较容易；患者肝脏活检病理改变轻者，没有或稍有肝脏纤维化者的效果较好；青壮年的疗效优于老年人；国产与进口干扰素对照比较，近期疗效相似。较多资料表明，对慢性肝炎早期采用干扰素制剂治疗半年以上，并取得临床效果者，有利于防止肝脏纤维化，并能阻断向肝硬变发展。

干扰素制剂治疗后，大部分患者有不良反应：初期可有流感样症状，暂时性脱发，白细胞和血小板减少，亦可发生贫血；大剂量使用时可出现高热、寒战、低血压、恶心、腹泻、肌痛及乏力等；长期使用超过半年以上者可见间质性肺炎及视网膜病变。但停药后，上述不良反应和症状可消失。应用干扰素治疗时，如早期出现干扰素抗体者，干扰素的疗效相应减弱或可导致无效。

158. 阿糖腺苷治疗乙型肝炎的效果如何？

阿糖腺苷(Adenine arabinosid，Ara-A)及其单磷酸化合物均属嘌呤核苷，有较强的抗病毒作用。已证明阿糖腺苷主要作用是抑制病毒的脱氧核糖核酸聚合酶活性，使病毒的脱氧核糖核酸无法合成。该药抗病毒脱氧核糖核酸聚合酶的作用大于对人体细胞脱氧核糖核酸聚合酶的作用。因此在治疗浓度时能优先抑制病毒脱氧核糖核酸合成，而对人体细胞毒性相对较低。阿糖腺苷抑制乙肝病毒脱氧核糖核酸聚合酶的水平快而明显，比干扰素好；但抑制作用维持时间短暂，停药后要反跳，因此在对抗乙肝病毒的持续复制方面又次于干扰素。阿糖腺苷的水溶性低，临床应用时必须大量稀释至 0.7 毫克/毫升以下时才能作静脉点滴。静注该药后 30 分钟，血内浓度达高峰，但停止滴注后，血浆药物浓度很快下降，在 15～20 分钟后即测不到。改用单磷酸化合物制剂(Ara-AMP)后的溶解度为阿糖腺苷的 100～400 倍，可作肌内注射和静脉滴注.肌内注射后 3 小时血浓度才达峰值。

阿糖腺苷的用法，每日 10 毫克～15 毫克/公斤体重，稀释在 1 000 毫升 5%～10%葡萄糖液内，12 小时内缓慢静滴，疗程 10～30 日；也有将剂量减为每日 5 毫克～10 毫克/公斤体重，认为疗效相仿。

阿糖腺苷单磷酸化合物(Ara-AMP)每日 10 毫克/公斤体重，6 日后减半量，静脉滴注或分 2 次肌内注射，疗程同上，也可延长到 8 周。

治疗后对乙型肝炎病毒的乙肝 e 抗原阴转后转成乙肝 e 抗体阳性的血清转换率在 5%～55%之间。大剂量应用可有发热、恶心、呕吐、血小板减少及下肢肌肉强直的肌痛综合征等不良反应。停药后,慢性乙型肝炎常易复发。为提高疗效,防止肝功反跳,有人主张与免疫调节剂联合应用,如同时每2周注射1次乙肝疫苗或同时注射胸腺肽制剂隔日1次,常可减少复发率。

159. 阿昔洛韦抗乙肝病毒的疗效如何?

阿昔洛韦(Acyclovir,无环鸟苷)是一种合成的无环嘌呤核苷类化合物,具有抑制多种脱氧核糖核酸病毒的增殖,特别在抗疱疹病毒时,效力比阿糖腺苷强160倍。无环鸟苷对单纯疱疹病毒脱氧核糖核酸多聚酶的抑制作用比对人体细胞脱氧核糖核酸聚合酶的抑制作用强10～30倍。约3 000倍的抑制病毒增殖的无环鸟苷浓度,才能抑制宿主细胞的生长,因此该药对人体的毒性很低。但是该药对乙肝病毒的抑制机制尚不清楚。有人认为,可能是在乙肝病毒感染的细胞中,细胞的激酶会将无环鸟苷磷酸化成为无环三磷酸鸟苷,从而发挥抗乙肝病毒的作用。

治疗剂量15毫克/公斤体重,每日加在10%葡萄糖液500毫升内静滴,用药14日为1个疗程,可连续用药两个疗程。有人报告,应用该药后乙肝e抗原(HBeAg)阴转率为31.8%(对照组为16.7%),乙肝病毒脱氧核糖核酸(HBVDNA)的阴转率为33.3%(对照组为15.8%)。

现在主张无环鸟苷与其它抗病毒药联合应用。已有报道干扰素-α剂量2.5×10^6单位/米^2,每日1次肌注,同时加用无环鸟苷,联合用药后2周显著抑制乙肝e抗原,用药第3～4周后60%～80%的患者的脱氧核糖核酸聚合酶阴转,60%的患者乙肝e抗原阴转。停药1年后随访,乙肝e抗原仍有37.5%持续阴转,而对照组40例病人中只有1例的乙肝e抗原阴转。说明治疗乙型肝炎时联合用药对脱氧核糖核酸聚合酶及乙肝e抗原的抑制,可能强于单独用干扰素或无环鸟苷。

用药后偶有不适、发热、皮疹等不良反应,停药后迅速消失。静脉注射大剂量(每日 10 毫克～15 毫克/公斤体重)时,可出现可逆性肾功能紊乱、血浆尿素氮和肌酐增高。如给予大量饮水或静脉缓慢滴注,可减少此种不良反应。此外,静脉给药时,偶见引起血栓性静脉炎。

目前国外采用 6-脱氧无环鸟苷,口服吸收较好,治疗乙型肝炎抗病毒时可长期服用。

160. 聚肌胞治疗乙型肝炎有效吗?

聚肌胞(polyⅠ∶C)是一种人工合成的双链核糖核酸,可诱生低水平的干扰素,具有一定的抗病毒作用;此外还有调节机体免疫功能,促使人体非特异性免疫功能和某些特异性免疫功能增强,达到抗肝细胞坏死和抗肿瘤作用等。用量一般为每次 2 毫克～4 毫克,每周 2 或 3 次,3 个月为 1 个疗程;也有采用每次静脉注射聚肌胞 10 毫克,每周 2 次,疗程 3 个月。治疗后使乙肝表面抗原滴度下降者占 22.5%,使乙肝e抗原阴转率达 36.8%,使乙肝核心抗体滴度下降者占 55%。在治程中测定患者血清干扰素,凡能诱导出血清干扰素的患者,疗效就好,可使乙肝病毒脱氧核糖核酸聚合酶的治后转阴率达 80%,使乙肝e抗原阴转;但患者体内未能测出诱生干扰素者,其脱氧核糖核酸聚合酶只有 27% 阴转。对该药的长期效果尚缺随访观察。

国产聚肌胞剂量在 0.04 毫克～0.2 毫克/公斤体重范围内治疗慢性乙型肝炎时,约 10% 病例在最初几次用药后出现一过性低热,此外,未见其它不良反应,即使连续用药半年以上,也未见明显不良反应。当聚肌胞剂量大于 1 毫克/公斤体重时,则几乎所有患者都发生一种类流感病样症状,如发冷、发热、肌痛、恶心等;当剂量大于 6 毫克/公斤体重时血清转氨酶可暂时性上升,碱性磷酸酶亦有轻度暂时性升高。

近年主张该药与其它抗病毒药或免疫调节药或强的松联合应用,结果提示联合疗法对乙肝病毒复制的抑制作用,一般优于单用聚肌胞治疗。

161. 肝炎灵和肝 3 注射液对慢性乙型肝炎的效果怎样?

肝炎灵注射液系中药山豆根的提取物(ERSS),是目前临床常用治疗慢性肝炎的有效药物之一。动物实验表明,本品能降低受试动物已增高的血清丙氨酸氨基转移酶(简称转氨酶),减轻肝细胞的变性坏死,促进肝细胞再生,增加肝糖原含量,激活网状内皮细胞,提高小鼠非特异性免疫功能。该药浓度为 1:20~1:160 时,对疱疹病毒Ⅰ型有一定抑制作用。

广西地区肝炎协作组 1983 年用肝炎灵治疗慢性活动性肝炎 402 例,总有效率为 91.8%。1987 年有人报告治疗慢性活动性肝炎 142 例和慢性迁延型肝炎 33 例,治后血清转氨酶恢复者占 85.6%。肝炎灵对乙肝病毒的复制有一定的抑制作用;对肝组织病变也有一定程度改善。又有专家选用该药专门治疗乙肝病毒脱氧核糖核酸、脱氧核糖核酸聚合酶、乙肝 e 抗原均阳性的慢性乙肝患者,经过 3 年对照观察,肝炎灵治疗组的降酶复常和抑制乙肝病毒的复制指标,皆明显高于对照组。本品每支 2 毫升,每次肌注 1 支,1 日 2 次,3 个月为 1 个疗程。

药物分析表明,肝炎灵的有效成分是苦参碱及其它生物碱,而苦参碱的含量直接与降转氨酶和阻抑乙肝病毒的复制有关。

解放军某医院与军事医学科学院协作,直接从中药苦参中提取苦参碱,获得了肝 3 注射液。实验室显示肝 3 注射液对大白鼠的中毒性肝损伤有明显保护作用,用药后使血清转氨酶下降,肝细胞再生活跃,并可使肝细胞的坏死和炎症明显减轻,在树鼩模型中亦取得了同样的保肝消炎效果,对乙肝病毒的复制有一定的抑制作用。药物的毒性试验显示用药安全,无积蓄中毒。

临床上曾严格观察肝3注射液和肝炎灵治疗慢性乙型肝炎的效果,显示肝3注射液使转氨酶的复常率为 $70.6\% \sim 77.8\%$,肝炎灵组为 $50\% \sim 58.3\%(P<0.05)$;肝3注射液使乙肝e抗原转阴率为 61.7%,肝炎灵组为 $35.3\%(P<0.05)$。肝3注射液的疗效优于肝炎灵。我们分析市售肝炎灵的苦参碱含量为17.5毫克/毫升,而肝3注射液中苦参碱的含量为25毫克/毫升。疗效是否与苦参碱的含量有关,有待进一步探讨。

162. 苦味叶下珍珠有抗乙肝病毒作用吗?

苦味叶下珍珠属大戟科油柑属中药,味苦、性凉,对四氯化碳和氨基半乳糖诱导的肝细胞毒性具有保护作用。国内外对苦味叶下珍珠的抗乙肝病毒作用进行了大量体内、体外实验,结果差别悬殊;发现此药有600余个品种,产地不同,采集时间不同,可能是治疗效果不一的主要原因。后来提出,对该药还需进行周密的多中心试验,寻找出一种或几种能抑制乙肝病毒的叶下珍珠是完全有可能的。近年重庆医科大学肝病研究所报告,广西壮族自治区产和云南产的野生苦味叶下珍珠均具有抑制鸭肝病毒脱氧核糖核酸的作用,而重庆产者效果差,经对照有明显统计学差异。而且还发现,广西地区产的苦味叶下珍珠加环丙沙星似可增强抗鸭乙肝病毒的作用。

163. 膦甲酸能对抗乙肝病毒吗?

膦甲酸是膦羧基甲酸钠的简称,或叫PFA,报道具有广谱抗病毒作用。近年体外试验证明,药物浓度为300微摩尔/升时可抑制受染的 H₉ 细胞和阻止艾滋病毒的感染;还能抑制疱疹病毒脱氧核糖核酸聚合酶;并能使巨细胞病毒感染部分缓解;是逆转录病毒非竞争性的强抑制剂。有人认为在抗病毒药的比较中该药优于苏拉明和 HPA-23(一种抗病毒的钨锑衍生物)。

1986 年国外普赖斯等人用该药成功地治疗 1 例暴发性乙肝病毒和丁型肝炎病毒(简称丁肝病毒)混合感染引起的肝炎。经首剂 20 毫克/公斤体重后,随即每小时输入 1 毫克/公斤体重,以后增加到1.7毫克/公斤体重,13 日接受总剂量 30克。在用药 30 日后患者完全恢复,表面抗原转阴。1986 年国际肝炎会议上,有人综述膦甲酸治疗暴发性乙型或丁型混合型肝炎 8 例,其中 6 例存活且完全恢复。因此可望用膦甲酸对抗乙肝病毒,但治疗方法及疗效在国内尚在研究中。临床初步试验,治疗期间该药对乙肝病毒脱氧核糖核酸有抑制作用,但停药后病毒又复苏,因此对该药的疗效和不良反应的评估,还需经过较长时间的随访观察才能得出结论。

164. 干扰素制剂与其它药物联合应用治疗乙型肝炎的效果如何?

很多患者单用干扰素抗乙肝病毒的疗效不佳,因此有人采用糖皮质激素脱离疗法,激发乙肝病毒复制后再用干扰素,有的则与其它药物联合以增强抗病毒作用。有的报道指出联合用药可使乙肝病毒的 e 抗原消失,使乙肝 e 抗体的出现率增高,而且使乙肝 e 抗原阴转和乙肝 e 抗体的出现时间提前。

干扰素可与其它抗病毒药联合使用。美国报道与胸腺肽(日达仙)等免疫调节药联合,可使乙肝 e 抗原阴转率达 40%～50%。日本还将干扰素-α 与中药小柴胡汤、桂枝茯苓丸和甘草酸合并使用,近年还用重组干扰素-α 与肿瘤坏死因子联合应用。总病例 155 例,使乙型肝炎病毒的乙肝 e 抗原完全转阴数达 75 例,乙肝 e 抗原总转阴率达 48.4%。认为比单用干扰素的疗效要好。

药物的联合使用,并非都能起叠加效果。如 1990 年迪比塞格利报道,如把重组干扰素-α 和干扰素-γ 联合应用治疗慢性乙型肝炎时,仅干扰素-α 具有较强的抑制乙肝病毒的效果,干扰素-γ 仅有很小抑制作用,且不良反应较多。二药合并既无叠加作用,又无协同作用,而不良反应增加,且乙肝病毒脱氧核糖核酸、脱氧核糖核酸聚合酶及乙肝 e 抗原无一例阴转,所以认为该两种重组干扰素的联用在消灭乙肝病毒中还可能存在拮抗作用。

干扰素与抗病毒药联合使用后,对于肝细胞核内的乙肝病毒超螺旋共价闭合环形脱氧核糖核酸(即 HBV-cccDNA)均无抑杀作用,所以在停用干扰素或各种抗病毒药后,肝细胞核内的 HBV-cccDNA 又重新活化起来,成为病毒复制中转录的新模板,使乙型肝炎治疗效果不易彻底或半途而废。近年有人从体外实验中发现某些喹诺酮类药物,如萘啶酸,还有氯喹等,可抑制 HBV-cccDNA;但在临床上可否与干扰素联用以提高抗病毒效果,尚待进一步观察。

165. 如何评价肾上腺糖皮质激素对慢性乙型肝炎的治疗作用?

肾上腺糖皮质激素(以下简称糖皮质激素)曾被广泛用于治疗各型病毒性肝炎,曾经历了不同阶段的认识过程。目前认为,用糖皮质激素治疗一般急性病毒性肝炎是不可取的;而长程糖皮质激素治疗对自身免疫性慢性肝炎肯定有效,而对慢性乙型肝炎则利少弊多。因为糖皮质激素对慢性乙型肝炎的治疗,可使乙肝病毒的复制增强,可使病情反复波动或加重,对疾病的根治是不利的。

近年来,国内外学者采用糖皮质激素的短程疗法,以利用糖皮质激素停药后的免疫"反跳"作用,来实现用其它抗病毒药物清除乙肝病毒的目的。实践中发现施用短程糖皮质激素后用抗病毒药治疗乙肝 e 抗原阳性、无肝硬变的轻度慢性肝炎患者可获得令人满意的结果。具体方法:第一周用氢泼尼松每日 40 毫克,此后每周减量 10 毫克,共用 28 日停药。接着改用干扰素或阿糖腺苷等治疗。有报告乙肝 e 抗原最高转阴率可达 81.8%,乙肝 e 抗体阳转率可达 63.6%,而对照组分别达 20.8% 和 18.8%。但也有报道,这种联合治疗并不比对照组优越。

经验认为,短程肾上腺糖皮质激素只适合治疗轻度慢性肝炎。对合并肝硬变的慢性中、重度肝炎患者在停用强的松后,部分病例可出现肝功能失代偿,导致病情加重,甚至产生腹水、出血、昏迷,所以应视为禁忌。

166. 免疫增强剂对慢性乙型肝炎的疗效如何?

近 20 年来,在临床上试用的细胞免疫增强剂主要有从动物组织提取的转移因子、小牛胸腺素、猪胸腺肽和特异性的免疫核糖核酸;从中草药提取的黄芪多糖,云苓、猪苓多糖等;化学合成的药制品如左旋咪唑、异丙肌苷等。近年以重组白细胞介素-2(rIL-2)等治疗慢性乙型肝炎。总的印象是:这些免疫增强剂,在提高患者细胞免疫功能方面,虽已显示不同程度的有益作用,但在清除乙肝病毒方面,尚未见到确切持久的疗效。下面简要介绍胸腺素、左旋咪唑、特异性免疫核糖核酸和白细胞介素-2 在治疗慢性乙肝方面的效果。

(1)胸腺素(肽)(Thymosin):具有能诱导 T 细胞成熟和

调节成熟 T 细胞的功能。临床应用后可不同程度增加 T 细胞数量、功能和受体;检测患者用药后 E-玫瑰花结形成细胞的百分率多有明显上升,甚至恢复正常,淋巴细胞转化率明显增加,转氨酶下降。并伴其它肝功能改善。但对乙肝病毒的血清指标均无明显影响。小牛胸腺素的用法,每次 5 毫克～10 毫克,每日或隔日 1 次肌注,重型乙型肝炎每次可用 15 毫克～20 毫克,静脉滴注,每日 1 次,疗程 3 个月,未见明显不良反应。如中途停药两周以上,需作过敏试验后方可继续使用。大剂量胸腺素的治疗效果正在观察中。近年美国赛生药品公司生产人工合成的纯 28 氨基酸多肽 α 胸腺肽(商品名为日达仙)注射液,可促进 T 细胞成熟,产生各种淋巴因子,调节免疫功能。皮下注射每次 1.6 毫克,每周 2 次,半年为 1 个疗程。临床初试可使 40%慢性乙型肝炎患者的乙肝 e 抗原和乙肝病毒脱氧核糖核酸转阴。

(2)左旋咪唑(Levamisole):当人体的 T 淋巴细胞和巨噬细胞功能降低时,用药后可将其功能恢复到正常水平。但对体液免疫无明显影响。用法:每日 100 毫克～150 毫克/次,每周服 3 日停 4 日,疗程半年以上者,可见血清转氨酶正常和乙肝病毒复制受抑制的倾向,但对乙肝 e 抗原的阴转率与对照组相仿。临床应用中可有厌食、恶心、呕吐、腹痛、无力、关节痛、发冷、发热,偶可发生过敏反应,如荨麻疹、粒细胞及血小板减少等。为减少口服不良反应,近年经过剂型改革,国内某药厂生产出左旋咪唑涂布剂,每次 5 毫升,涂布在大腿内侧皮肤上,涂后 24 小时内不能洗澡。每周外涂 2～3 次,3～6 个月为 1 个疗程,乙肝 e 抗原阴转率在 38%左右。更适用于不宜口服用药的患者。

(3)特异性免疫核糖核酸(iRNA):企图对慢性乙型肝炎

进行过继免疫治疗。方法每次 2 毫克,每周 2 次。皮下注射或注入淋巴结及其周围,3 个月为 1 个疗程。结果对慢性乙型肝炎总的临床近期治愈率仅 28.7%(27/94),但对慢性活动性肝炎的近期治愈率可达 40.5%(17/42)。有人报告:第一次先用 10% 斑蝥酒精发疱,在皮内作 iRNA 过继免疫 2 小时后再注入淋巴结及其周围,随后方法同上,可使乙肝 e 抗原的阴转率达 63.9%,具有对乙肝病毒清除和阻抑其复制作用,比聚肌胞的效果(清除乙肝病毒作用)好。缺点是未作长期随访追查。生物制剂缺乏标准化,制作的产品不恒定,影响治疗效果的稳定。

(4)白细胞介素-2(IL-2):即 T 细胞生长因子,具有调节免疫、抗病毒、抗肿瘤作用。它能与免疫效应细胞表面 IL-2 受体特异结合,刺激这些细胞增殖并诱生干扰素-γ(IFN-γ),增强 NK(杀伤)细胞活性,增加 T 淋巴细胞亚群中 CD_4/CD_8 比值。慢性乙型肝炎患者体内 IL-2 水平常低下,故用其作补充治疗。用法:每日 250~2000 单位的重组 IL-2,肌内注射,28 日为 1 个疗程,可使 1/4~1/3 患者的乙肝 e 抗原转阴。大剂量注射时可出现不良反应:轻者恶心、呕吐,重者水肿,严重者可发生肺水肿、心脏毒性等。停药后可消失。

167. 中医中药能调节肝炎患者的免疫功能吗?

用现代科学技术对中医药进行研究,发现很多中药及其成分都具有增强免疫功能的作用。如:

(1)云芝多糖 K(PS-K):具有促进人体细胞免疫功能的作用。该药是由云芝 CM-101 菌株培养的菌丝体中提取的多糖,其中蛋白质含量占 25%。用法:1 克,每日 3 次,口服。

(2)银耳多糖:由银耳提取制得的多糖,有改善和调节机体免疫功能及提升白细胞的作用。用法:1 克,每日 3 次,口服。

(3)猪苓多糖:由中药猪苓提取而得,可提高机体的细胞免疫功能,用药后淋巴细胞转化率显著上升,巨噬细胞的吞噬活力提高。用法:40毫克,每日1次,肌注。用20日停10日,可连续3个月。并同时配合乙肝疫苗30微克,每2周1次皮下注射,共6次。

经实验室证实或临床研究肯定的中药:

(1)能增强巨噬细胞功能的有:白花蛇舌草、女贞子、金银花、鸡血藤、山豆根等。

(2)能增强B细胞功能、提高免疫球蛋白的有:菟丝子、黄精、锁阳、仙茅等。

(3)能增强T细胞功能的有:黄芪、人参、党参、白术、灵芝、桑寄生等。

(4)能清除免疫复合物的有:生地、大黄、桃仁、红花、益母草、丹参、赤芍等。

(5)能活血化淤、增强免疫功能的有:丹参、鸡血藤、桃仁、红花、郁金、葛根等。

168. 中药五味子降血清丙氨酸氨基转移酶的效果和机制如何?

1968年解放军三〇二医院首先应用中药五味子治疗肝炎。发现五味子的煎剂缺乏治疗作用,而用北五味子烤熟研末或做成蜜丸后则有明显降低血清丙氨酸氨基转移酶(简称转氨酶)效果。1日用五味子粉6克以上,一般用3～7日就能使80%病毒性肝炎患者的转氨酶下降,3周可把大部分升高的转氨酶降至正常;而且对药物性肝炎、自身免疫性肝炎、脂肪肝的转氨酶升高均可明显下降。

临床治疗中发现,五味子降酶作用对无黄疸型、慢性肝炎单项转氨酶升高者的效果持久。中医辨证对肝肾阴虚者的效果好。对湿重于热、湿热并重、兼有淤症、黄疸、乙肝表面抗原、乙肝e抗原、乙肝核心抗体明显持续"三阳"者的降酶效果差。后者用药期间虽能降酶，停药或减量时常可使转氨酶反跳，其反跳率可达50%以上。五味子粉和蜜丸剂量较大时对胃有刺激作用，有反酸、烧心不适，但多能耐受。

经动物实验与临床研究，证明五味子降低转氨酶的有效成分存在于果实的核仁内，且为脂溶性成分。曾请中国医学科学院药物研究所对五味子有效成分进行分析，发现28种成分中五味子乙素、丙素、醇乙、脂乙、脂丙、脂丁等为降酶有效成分，并能减轻因四氯化碳中毒引起的小鼠肝脏病理损害。研究还发现五味子对肝脏合成蛋白质及糖原生成均有促进作用，并能提高肝细胞微粒体细胞色素 P-450 含量，从而增强肝脏的解毒功能。

关于五味子的降转氨酶机制说法不一，有人认为是由于五味子对肝细胞的保护作用；有人推测五味子可能具有糖皮质激素样作用。北京医科大学的研究认为，五味子对转氨酶无明显的直接灭活作用，未能减少肝细胞膜对转氨酶的通透性作用，没有明显地加速转氨酶清除的作用。五味子能明显地降低肝细胞内转氨酶的活力，因此认为是一种可逆的转氨酶的酶抑制剂。但各种说法都不能完全解释临床已经治愈的病例和五味子确实可使患者血清白蛋白的指标增高的疗效。因此尚需进一步研究。

169. 联苯双酯对慢性肝炎的疗效如何？

在研究五味子有效成分和化学结构基础上，在人工合成五味子丙素（合三）的过程中，发现了降酶和治疗肝炎的有效成分为联苯双酯。联苯双酯的药理作用与五味子类似，对四氯化碳中毒的小鼠有降转氨酶作用,对多种化学性肝损伤的动物模型有保护作用。此药可使强的松龙诱导升高的转氨酶下降,而五味子醇提取物无此作用。联苯双酯预先给药的动物,可使四氯化碳引起肝细胞肿大、空泡变性、大片肝细胞溶解坏死的病变普遍减轻,还能诱导肝微粒体细胞色素 P-450 活性,提高肝脏解毒功能。

临床用此药治疗肝炎 382 例,服用后 2 周转氨酶恢复正常者 72.8%,1 个月后增至 79.8%,2 个月为 81.8%,3 个月为 85.6%,比当前世界上各种药物的降酶效果都明显。少数病例用五味子制剂效果不明显,改用联苯双酯后仍可明显降转氨酶。但是对浊度和絮状试验的效果不够理想。据报道,本品对慢性肝炎肝硬变患者的甲胎蛋白增高有降低作用,有效率71.4%。

联苯双酯有片剂和滴丸两种,滴丸的生物利用度是片剂的 1.87~2.37 倍。用法:每次 10 粒,1 日 3 次口服,待转氨酶下降至接近正常时逐渐减量,完全正常后改为每日 6~10 粒的维持量。疗程长短可依病情而定。慢性肝炎的有效患者,其维持量应服药 1 年以上。

实践中发现,本品与抗病毒药联合应用,或与活血化淤、调节免疫药等协调配伍,可以达到标本兼治,防止"反跳",提高疗效。

170."881"丸对慢性乙型肝炎的疗效如何?

乙型肝炎转成慢性的机制很复杂。祖国医学认为,久病入络而血淤,造成慢性乙肝患者面色晦暗、舌质淤紫、腹部癥瘕形成;微循环检测可见血流缓慢,肝血窦毛细血管化,影响了肝细胞与血液之间的物质交换,加重了肝细胞的代谢障碍。同时乙肝病毒的持续存在使肝病久久不愈。有的药物如五味子虽有降酶保肝作用,但有反跳、复发和病理变化改善不明显的缺点。解放军三〇二医院在既往治疗经验的基础上自制了881丸剂。经过与清热解毒及其它中药双盲对照研究,经治慢性乙型肝炎3~6个月后,881丸的有效率为64.7%,对照组仅为9.4%;治疗后乙肝e抗原阴转率881丸为46.2%,而对照组仅为11.1%。

采用显微放射自显影的方法研究显示,881丸剂的主要药物能较好地促进肝细胞脱氧核糖核酸的增殖,可明显促进肝细胞再生和修复,在恢复肝功能上起决定作用。体外实验还发现,881丸剂中的药物对乙肝病毒脱氧核糖核酸有明显抑制作用,表明临床上乙肝e抗原的阴转可能与881丸对阻止乙肝病毒复制能起一定作用有关。

实验和临床实践提示881丸的组方是合理的,效果比较明显,且没有明显不良反应,深受患者欢迎。但还需经过更多难治性慢性肝炎的治疗考验。

171. 促进肝功恢复正常的临床常用药还有哪些?

促进肝功复常的药物种类繁多,除上面介绍的五味子制剂、肝炎灵、肝3及881丸外,当前临床还常用甘草甜素制剂、小柴胡汤等。如强力宁或强力新由甘草甜素、半胱氨酸和甘氨酸组成,对四氯化碳中毒性肝损害具有保护作用,可诱生干扰素-γ,增强杀伤(NK)细胞活性,增强网状内皮细胞功能。每次可用80毫升~120毫升,溶于10%葡萄糖300毫升内静滴,每日1次,30日为1个疗程。该药宜逐渐减量停药,以防丙氨酸氨基转移酶(ALT)反跳。长期大量应用时,个别患者产生糖皮质激素样不良反应。甘利欣为强力宁的代用品,降酶作用优于强力宁,每日用30毫升溶于10%葡萄糖200毫升内静滴;也可采用甘利欣胶囊口服,每次150毫克,每日3次。中药小柴胡汤(柴胡、黄芩、半夏、生姜、党参、大枣、甘草)煎剂加减,每日1剂,分2次服用,疗程3个月,具有较明显降酶和调理肝功作用,并可使γ-球蛋白显著下降,还可使部分患者的乙肝病毒脱氧核糖核酸(HBVDNA)受到抑制,并能增强患者的免疫功能。如能以小柴胡汤为基础方,严格按照中西医结合辨证施治,对慢性乙型肝炎可获良好的效果。

其它促进肝功康复的药物,如双花冲剂、肝得宁Ⅱ号、垂盆草、益肝灵、黄芩甙、华蟾素、葫芦素、齐墩果酸、马洛替酯等,这里不再一一赘述,可视病情和经验选用。

172. 如何选用防止肝炎后肝组织纤维化的药物?

(1)冬虫夏草制剂:冬虫夏草的有效成分为虫草头孢菌丝,是一种保护心脏、肝脏功能的抗衰老中药。它可抑制总胶原及Ⅰ、Ⅲ型胶原在肝脏内沉积,使已经形成的胶原重新溶解、吸收。药物中丰富的氨基酸含量还可促进血清白蛋白的提高。市售的心肝宝胶囊属于此类制剂,用量为每次4~6粒(1.0克~1.5克),每日3次,可服3~6个月。解放军三〇二医院以冬虫夏草为主药制成抗肝纤维化的软肝片(复方鳖甲片),从实验观察到,该药对促进纤维化的贮脂细胞增殖,具有明显抑制作用(可降低88%);软肝片可使Ⅰ型胶原信使核糖核酸(mRNA)的表达,平均提高抗Ⅰ型胶原能力5.4倍,使Ⅰ胶原蛋白合成能力提高2.2倍,明显减少胶原在肝脏狄氏腔隙中的过量沉积,可阻断或延缓肝纤维化进程。临床观察证实,对66%的肝硬变患者具有提高血清白蛋白的作用,并有缩小脾脏效果。用量为每次6片,每日2次,连服3~6个月,有效者可延长服药时间。

(2)丹参制剂:北京友谊医院研究认为,临床上肝炎后肝硬变患者服用丹参制剂后,门静脉压力、脾静脉压力下降,脾脏有一定程度回缩,主要可使Ⅲ型前胶原肽(PⅢP)和层粘蛋白(LN)的检验指标有明显下降。

(3)桃仁制剂:上海中医研究院用该制剂治疗肝硬变患者,用药超过6个月以上者,实验室检验中透明质酸酶(HA)及层粘蛋白(LN)指标降低,血清白蛋白可上升,细胞免疫水平有所提高。

(4)汉防己甲素:为中药汉防己中提取物,每次用量50毫克,1日3次,6个月为1个疗程,可使血清中PⅢP及透明质酸酶(HA)比治前下降,肝组织纤维化程度减轻。

(5)秋水仙碱:可降低胶原的合成,治疗慢性肝炎,阻止向肝硬变方向发展,有效率达66%。每次用量0.5毫克,日服2次,每周用药5次,疗程至少3个月。

其它如中药柴苓汤、赖氨酸、精氨酸及其同分异构体、山黧豆衍生物、D-青霉胺等可根据医生的不同经验酌情使用。

173. 基因治疗乙型肝炎的研究现状如何?

人体基因治疗的手段是人工将基因导入人体特定细胞,治疗各种遗传性疾病或生后获得性疾病。美国研究人员近年在一项试验中已为急性肝功能衰竭的患儿采用基因工程方法进行人体肝细胞移植。在移植后经基因工程修饰的肝细胞持续存活并发挥功能达1年以上。国内近年对基因治疗亦已有极大关注,在其抑制乙肝病毒方面的研究也取得了一定进展。

姚志强等应用反义核酸进行抗乙肝病毒的基因治疗基础研究,他们合成了一系列互补于乙肝病毒不同基因位点的反义硫代寡核苷酸(asON),应用乙肝病毒基因转染的 Hep G$_2$ 细胞作实验,观察 asON 对乙肝表面抗原和乙肝 e 抗原的抑制作用,发现针对乙肝病毒几个基因区段的 asON(如乙肝病毒信使核糖核酸 SPⅡ增强子帽基因区,多聚腺苷信号区及 S

基因起始区)活性最高;采用这 3 个基因区段合成的 asON,对乙肝表面抗原的实验抑制率可达 85%～90%;对乙肝 e 抗原的抑制率也近 50%～60%;进而对动物模型:一种由乙肝病毒感染的荷瘤裸鼠进行治疗,证明 asON 在动物体内同样具有良好的抗病毒效应。同时观察到 asON 在抑制乙肝病毒的基因表达方面,具有序列特异性、剂量相关性、时效依赖性、修饰增强性、联合协同性及对宿主细胞无害性等高效无毒特点。任红等报道了与上述类似的工作,并将硫代 asON 通过肝细胞半乳糖受体的人工合成配体导向肝细胞,导向配体——asON 复合物与 2.2.15 细胞共孵育 72 小时后,对乙肝表面抗原的抑制率可提高到 90%～96%,对乙肝 e 抗原的抑制率为 79%～82%。成军等采用基因工程方法构建了白细胞介素-2(IL-2)重组表达载体,观察到 IL-2 转基因表达在 24 小时内可达 6 单位/毫升(10^6 细胞),每毫升中含 6 单位转基因表达的 IL-2,就能明显抑制乙肝表面抗原的表达;用基因工程制备的含人 IL-2 互补脱氧核糖核酸(cDNA)假病毒颗粒,感染正常人的末梢血单个核细胞,即可诱导细胞因子激活的杀伤细胞(LAK 细胞)活性。6 单位/毫升转基因表达的 IL-2 与每毫升含 100 单位的重组 IL-2 具有同样诱导出相似的 LAK 细胞杀伤活性。

上述实验研究已为研制新一代对抗乙肝病毒的基因治疗药物奠定了基础。我们期望在不久的将来能广泛用于临床。

174. 研究治疗慢性乙型肝炎有哪些新动向?

(1)抗乙肝病毒导向治疗:将有效的抗病毒药作"导弹",利用一定的载体,把"导弹药物"定向运送到肝细胞,以渗入细胞内对乙肝病毒充分发挥药效。如兰州二院报告用脂质体干扰素治疗乙肝;邱氏以脂质体冬虫夏草,秦氏以乙肝表面抗体干扰素治疗慢性乙型肝炎,初步尝试均显一定成效。解放军三〇二医院应用肝细胞受体导向抗病毒药物,实验证明具有良好的抑制乙肝 e 抗原和乙肝病毒脱氧核糖核酸(HBVDNA)的作用,并降低了药量数倍,可明显减少抗病毒药的不良反应,为实际应用开辟了新途径。

(2)消除对乙肝病毒免疫耐受的治疗:上海医科大学研究采用乙肝免疫球蛋白(HBIG)和乙肝疫苗复合制剂治疗慢性乙型肝炎和乙肝表面抗原慢性携带者,发现可激活并增强患者的免疫功能,使免疫功能低下者促发抗体,诱生特异性细胞免疫,从而使 64.3% 的患者的乙肝 e 抗原转阴。

(3)重组 DNA 质粒疫苗用于肝炎治疗:1996 年 4 月罗马国际会议报告应用编码乙肝表面抗原的脱氧核糖核酸(DNA)质粒给鼠、猩猩作肌内注射,可使实验动物产生快速、强烈、持久的体液和细胞免疫反应,所产生的乙肝表面抗体(抗-HBs)和细胞免疫反应可维持数月或更久。用同样方法编码丙肝病毒结构区各段抗原的重组质粒 DNA,对实验动物作肌内注射,同样可诱导对丙肝病毒的免疫反应。这种针对慢性病毒性肝炎的重组 DNA 质粒疫苗正在研制中。

(4)与乙肝病毒相关的基因治疗:①核酶:是一种天然存在于人体的核糖核酸酶,目前正试用于抑制基因的表达和病毒的复制,体外实验已证明对乙肝病毒脱氧核糖核酸或丁肝病毒核糖核酸有一定抑制作用。②反义硫代寡核苷酸(asON):可特异地与肝炎病毒的核糖核酸结合,从而导致病毒核糖核酸翻译停止或降解;现已证明对鸭乙型肝炎模型的治疗有效。③干扰蛋白:在细胞内合成干扰蛋白,包括抗体,目的是特异性地干扰病毒蛋白的功能,阻止病毒蛋白的合成。

上述大部分治疗方法虽属实验研究阶段,但可使我们看到治疗乙型肝炎的光明前景。

(5)核苷酸类似物治疗:Famciclovir 是一种口服的鸟嘌呤核苷酸类似物,Ⅰ期试验中,对鸭及人的乙肝病毒均起抑制作用。Ⅱ期临床试验显示,11 例慢性乙型肝炎患者中,6 例的乙肝病毒脱氧核糖核酸受到了抑制。Lamivudine 是一种胞嘧啶核苷类似物,在Ⅱ期临床试验中,剂量为 100 毫克时,可100%地抑制乙肝病毒脱氧核糖核酸,不良反应轻微。但停止治疗后绝大多数患者的乙肝病毒脱氧核糖核酸又恢复到治疗前水平。该药与干扰素合用或不合用的长疗程研究工作正在进行中。

175. 对核苷酸类似物治疗慢性乙型肝炎有何评价?

干扰素治疗慢性乙型肝炎可使乙肝 e 抗原发生 40%～50%的阴转率,但必须采用注射方法,多数治疗者均有不良反应是明显缺点。近年在叠氮胸苷、双脱氧肌苷(ddI)、双脱氧胞苷(ddC)治疗艾滋病逆转录病毒的启示下,国外采用核苷酸类似物 Lamivudine 治疗慢性乙型肝炎,预防肝移植后乙肝病毒感染均取得一定疗效,现将有关情况作如下介绍。

Lamivudine 是 $3'$ 硫胞嘧啶核苷左旋异构体,也是一种 $2'$ $3'$ 双脱氧核苷酸,但能口服,抑制病毒脱氧核糖核酸(DNA)合成,还能抑制乙肝病毒逆转录酶的活性,但它与其它双脱氧核苷酸有所不同,不抑制线粒体的 DNA,在阻滞乙肝病毒脱氧核糖核酸(HBVDNA)时不抑制骨髓母细胞,因此该药在国外颇受重视。

国外在双盲试验中,每日口服 Lamivudine 为 25mg、100mg 或 300mg 共 12 周,并随访半年,临床治疗可使HBVDNA滴度下降率分别达到 70%、100%、100%,但停药后大部分患者HBVDNA再次出现,部分患者丙氨酸氨基转移酶

（ALT）比原来增高 4～5 倍,乙肝 e 抗原转阴率为 9%左右。有人用该药 300 毫克 1 日 2 次治疗艾滋病乙型肝炎混合感染的患者,对 HBVDNA 的暂时转阴率亦达 90%,且无任何不良反应。

有人将 lamivudine 每日服用 100 毫克,至少 4 周后再予肝移植,治疗期间 6 例患者所有 HBVDNA 转为阴性,2 例在移植时乙肝表面抗原(HBsAg)阴性,移植后 4 例患者肝活检 HBsAg 和乙肝核心抗原(HBcAg)免疫染色阴性,未发现有不良反应。认为该药对 HBsAg 阳性患者肝移植后再感染起到良好预防作用。

该药在治疗期间对 HBVDNA 的转阴效果肯定,且口服方便,比较安全,不良反应少,但用药的价格十分昂贵,停药后 HVBDNA 转阳,ALT 反跳的情况在一定程度上限制它的使用。

该药治疗慢性乙型肝炎的前景尚待探讨研究。目前可有计划地观察使用。

176. 慢性乙型肝炎合并糖代谢紊乱时如何治疗?

慢性乙型肝炎合并糖代谢紊乱时,原则上应首先治疗原发病肝炎,随着肝功能恢复,糖代谢紊乱常得到控制与纠正。因此首先要遵守慢性肝炎的治疗原则。

对空腹血糖在正常范围者不需作过分的饮食控制,但应避免大量饮用糖水或食用高糖饮食。如肝炎出现黄疸和转氨酶波动需要静滴葡萄糖液时,一般输 4 克糖加 1 单位正规胰岛素,或在输液过程中控制尿糖在＋＋以下为宜。

对空腹血糖高于正常的患者应适当控制饮食。总热量的计算和治疗原则与治疗糖尿病相同。如肝病不十分严重,可给予高蛋白饮食,适当限制脂肪量,补充足量的维生素 B 和 C

等。为了照顾到肝病的恢复,糖量的控制不要过低,可适当放宽胰岛素的使用,用胰岛素调控血糖,增加肝糖原含量,利于肝炎恢复。一旦肝功恢复,这类患者的胰岛素比较容易撤除。如果没有条件应用胰岛素,可考虑选用降糖片(二甲双胍)或苯乙双胍(降糖灵),后者每日用量不宜超过 75 毫克,疗程不宜超过 2 个月,有酮血症和酸中毒者忌用。

轻、中型糖代谢紊乱的患者还可应用中医中药治疗。预后较原发性糖尿病要好。

对慢性乙型肝炎患者应注意预防合并糖代谢紊乱。避免经常性高糖饮食;不要随便给肝炎患者输注高渗葡萄糖液;慎用糖皮质激素;病情需用利尿药时一定要及时纠正低血钾。在一定意义上说,预防总比治疗好。

177. 乙肝肾炎是怎么回事?

乙肝肾炎是与乙型肝炎病毒相关性肾炎的简称。它为乙肝病毒与机体产生相应的抗体结合形成的免疫复合物,在肾小球内沉积而引起的一系列肾脏疾病。近年国外认为,该病还不能除外乙肝病毒直接对肾脏的侵犯。按病理分类,乙肝肾炎以膜性肾炎及膜性增殖性肾炎多见。临床上乙肝肾炎患者在发病前或发病时,肯定有乙肝病毒感染或乙型肝炎病史。乙肝表面抗原、乙肝 e 抗原或乙肝核心抗体持续阳性或乙肝脱氧核糖核酸曾多次阳性;伴或不伴转氨酶升高,有血尿、水肿、高血压等肾炎表现或表现为肾病综合征。症状不典型,常伴肝脏肿大,病情多变。起病时以肾炎表现为主,一段时间后又转为以肾病表现为主,无一定规律可循。血清补体正常或降低,循环免疫复合物阳性,有的在肾小管内皮细胞中找见乙肝病毒,肾穿刺活检或免疫电镜可协助确诊。多数病例病程迁延,药物疗效不佳,对糖皮质激素及细胞毒免疫抑制剂大都耐药,以致可发展为慢性肾功能不全。但本病有一定自限性。部分患者经护肝调理，在医生指导下自我疗养和对症积极治疗后，临床症状可减轻，渐至消失，并有自愈倾向。

这类患者如在乙型肝炎活动期应该隔离。患者应对疾病的自愈和适当治疗增强信心，克服焦躁忧伤情绪，让身体慢慢增强抵抗力，去战胜疾病。

178. 甲状腺功能亢进患者伴发黄疸型乙型肝炎时治疗上应注意什么？

由于甲状腺功能亢进（甲亢）伴发黄疸型乙型肝炎时，约有 27％的患者可发生重型肝炎，且病死率较高。所以遇到甲亢伴发乙肝病毒所致的急性或慢性活动性黄疸肝炎时，一定要按重型肝炎积极治疗。

（1）肾上腺糖皮质激素与胸腺肽并用。糖皮质激素可抑制垂体促甲状腺素分泌和降低血清促甲状腺素含量，抑制自身免疫发生（甲亢本身常为自身免疫性疾病），并减轻重症黄疸引起的症状。胸腺肽能提高机体免疫力，特别能增强细胞免疫，以减少和预防继发感染。强的松龙每日 20 毫克～60 毫克，胸腺肽每日 10 毫克～20 毫克，静滴。

（2）危重患者可用碘剂治疗 2～3 周后，再用硫氧嘧啶类、他巴唑、甲亢平等；不能应用上述抗甲状腺药物的患者可试用过氯酸钾。

（3）心得安 10 毫克～60 毫克，每 6 小时 1 次，起 β-受体阻滞作用。用药后由于甲亢产生的心悸、多汗、心动过速、震颤、神经过敏等症状分别得到改善和控制。肝炎危重期可与复方碘液合用。不能用心得安时可选用氨酰心安。

（4）积极保护肝脏。可静注 10％葡萄糖液加胰岛素、维生素 C、肝太乐等。重型肝炎时可用胰高糖素 1 毫克加胰岛素 10

单位加入 10％葡萄糖液 500 毫升中静滴,每日 1～2 次,可促进肝细胞再生。加强必要的血浆和白蛋白等支持疗法,用时要注意预防肝昏迷、大出血、感染和肾功不全的发生。

179. 乙型肝炎与血吸虫病并存时如何治疗?

乙型肝炎特别是慢性乙型肝炎病程较长,在我国南方水乡经常与血吸虫病交叉存在,合并发病。既可见先感染血吸虫病后患病毒性肝炎,又可见慢性肝炎(急性肝炎并存机会少)患者又感染上血吸虫病。前者临床表现与一般急性肝炎无差异,所不同的是兼有腹泻者较多,体征上肝脾肿大率较高,肝脏左叶肿大者高达 68％。两病并存后转为慢性迁延性和慢性活动性肝炎以及共同引起肝硬变腹水症者较多。治疗上要分清谁前谁后。对并发急性乙型肝炎患者以保肝治疗为主,肝功基本恢复和肝炎控制后再考虑抗血吸虫病的病原治疗。对慢性肝炎后患急性血吸虫病者,则在常规持续积极保肝治疗的基础上兼顾抗血吸虫病治疗。

抗血吸虫病治疗时禁用锑剂。因为锑剂的蓄积作用对肝脏毒性太大。非锑剂抗病原药物在慢性肝炎活动期和重型肝炎时亦应慎用或缓用,仅在患者一般情况较好、肝功相对稳定和正常时采用。

治疗药首选吡喹酮,剂量每次每公斤体重 5 毫克,日服 3 次,6 日为 1 个疗程;二线药物可选用呋喃丙胺,每日每公斤体重 50 毫克～60 毫克(成人),小儿每日 80 毫克/公斤体重,分 3 次饭后服,疗程 10 日。同时可用敌百虫肠溶片口服,每日每公斤体重 3 毫克,但总量不得超过 200 毫克/日。于疗程第 2～4 日始服,连服 3 日(在当日上午服呋喃丙胺后 2 小时顿服)。有心肌炎、心衰、溃疡病、哮喘、老年慢性支气管炎、昏厥史、妊娠者不能采用此方案。第三种方案是吡喹酮和双萘羟酸副品红联合应用。亦有采用双萘羟酸副品红每日每公斤体重 50 毫克,连服 14 日后接着第十五日服呋喃丙胺 1.0 克,适应后从第十六至二十日,每日每公斤体重口服 60 毫克。对体质差、肝炎不稳定者可用中医药调理。

慢性乙型肝炎和慢性血吸虫病引起脾功能亢进、有上消化道出血史兼有巨脾者,当肝功能允许时应予外科治疗。可选用脾肾静脉吻合术、门腔静脉吻合术、脾切除术或大网膜腹膜后固定术。大出血时的应急措施是用三腔管压迫止血或内窥镜直视下注射硬化剂止血。

180. 慢性心脏病患者伴发急性乙型肝炎怎么办?

慢性心脏病(高血压心脏病、冠心病、风湿性心脏病等)患者如未发生心力衰竭而伴发急性乙型肝炎时,其临床表现、诊治方法与一般病毒性肝炎相同。在加强保肝药物治疗的同时,主要强调卧床休息,以免诱发心力衰竭。但对于已经发生充血性心力衰竭的患者又伴发急性乙型肝炎时,患者肝炎是发生在已有肝脏淤血甚至肝细胞坏死的基础上,因此症状、体征和肝功能损害都较严重,甚至可发展为重型肝炎。所以首先应尽快地控制患者的心力衰竭。对恶心呕吐严重、黄疸上升速度很快的患者应考虑用肾上腺糖皮质激素,以求促进症状缓解,利胆退黄。一般可静滴琥珀酸氢可的松 100 毫克,每日 1 次,或相应剂量的强的松龙、地塞米松等。症状缓解后可逐渐减量。在心力衰竭允许的情况下缓慢静滴 10%葡萄糖 500 毫升加三磷酸腺苷、辅酶 A,或用维生素 C 2 克,普通胰岛素 8～12 单位、氯化钾 1 克～2 克,对心脏和肝功的恢复都有一定好处。

181. 慢性乙型肝炎合并干燥综合征有什么表现? 应如何治疗?

部分中、重度慢性乙型肝炎和干燥综合征都可归属自身免疫病,临床上约 1/3 的慢性中、重度乙型肝炎患者可两病合并存在。以女性多见(占 80%)。除具慢性肝炎的征象外,临床上常有口干,咀嚼时感觉缺乏唾液,难于下咽;皮肤及鼻粘膜干燥;泪腺分泌低下,双眼常有异物感。此外有关节肿痛、紫癜、肢端动脉痉挛症、腮腺肿大、颌下腺肿大、肝脾肿大,少数有周期性发热。实验室检验常有红、白细胞及血小板轻度减少;血沉增快、球蛋白增高、类风湿因子 3/4 以上阳性、乙肝抗核抗体 2/3 阳性;半数以上有抗唾液腺自身抗体阳性;泪腺分泌滤纸测试小于 15 毫米,唾液腺 5 分钟分泌少于 0.5 毫升;少数患者可查见狼疮细胞。

对慢性肝炎保肝治疗的同时,针对干燥症拟用中西医结合治疗。如强的松每日 30 毫克,2% 甲基纤维素溶液涂口腔,0.12% 甲基纤维素滴眼,每日 4～5 次。中医认为干燥综合征主要是内燥,阴血不足,患者口渴喜饮,舌边尖红赤,质干少津,无苔、少苔或薄黄苔,兼脉细者可滋阴清热,养血生津;主方:养阴清肺汤或知柏地黄汤加减。患者口苦咽干,眼干目赤,胸胁胀满,纳差眩晕,夜寐不实,舌干裂,少津苔净,脉小弦者,可予舒肝解郁,佐以甘寒润燥。主方:丹栀逍遥散和一贯煎加减。患者如口干不欲饮,肌肤萎黄水肿,大便不爽或稀溏,舌体胖,边有齿痕,苔厚腻而浊,脉滑,可健脾祛湿升举清阳,方以香砂六君子和补中益气汤加减。患者眼干咽燥,涎腺、泪腺肿大甚至结块,舌质偏暗或有瘀斑者,方以桃红四物汤、散结灵、通窍活血汤加减。

182. 治疗重型乙型肝炎应遵循哪些原则?

(1)重型乙型肝炎患者应住院治疗。

(2)注意基础护理,严防继发感染。重型乙型肝炎患者抵抗力低下,应严密隔离,加强用具及病房消毒,防止继发和交叉感染的发生。对昏迷患者应注意口腔及皮肤护理,若有留置导尿管,或作插入体腔的诊治手段,均应注意消毒,防止植入性或逆行感染的发生。

(3)保持所需热量,维持水、电解质平衡。不能进食者可静滴10%葡萄糖液,每日1 500毫升～2 000毫升。昏迷患者可酌情采用鼻饲,给予低蛋白或无蛋白饮食;随昏迷的苏醒,逐步增加饮食中蛋白质比例。重型肝炎输糖后钾离子转入细胞内,加上利尿剂、糖皮质激素和脱水剂的应用,均可产生低血钾,每日应有计划地从静脉中补充氯化钾2克～3克。由于钠钾泵功能失调,常发生低钠血症,可适量补充氯化钠;但对于稀释性低钠血症,则应给予补充胶体溶液。早期肝昏迷患者常有呼吸性碱中毒,低钾血症可造成代谢性碱中毒,在昏迷后期又可发生代谢性酸中毒,因此要应用谷氨酸钾、钠及精氨酸等药物输注,既注意维持酸碱度,保持平衡,又注意有利于脱氨治疗。

(4)加强支持疗法,增强抗病基础。必要时应增加新鲜血浆、全血及适量白蛋白等的支持治疗,以减少负氮平衡,提供维持生存和抗病必需的蛋白质和物质精华,如新鲜血浆,它含有凝血因子、调理素和补体等,有利于止血并增加抵抗能力。

(5)采用综合措施,防治三高三低二水肿。对于重型肝炎应把防治措施尽可能抢在病情发展的前面,抓住主要矛盾,兼顾综合治疗。三高:血氨增高、芳香氨基酸增高(支链/芳香氨基酸比例失调)及假性神经递质增高;三低:低血糖、低血钾及低蛋白血症;二水肿:脑水肿、继发性肺水肿。这些常是病程不同阶段的主要矛盾,应及时有针对性地注意防治。

183. 我国目前对无症状乙肝病毒表面抗原携带者的管理现状如何?

乙型肝炎病毒携带者系指血液乙肝表面抗原阳性,但无肝炎症状、体征，各项肝功能检查正常，经半年观察无变化者。我国对这类携带者不按现症肝炎患者处理，除不能献血外，不宜新兵入伍，不从事保育员、炊事员、入口食品行业售货员、管理员外，可照常工作和学习，但要加强随访，定期复查。要求乙肝病毒携带者特别要注意个人卫生、经期卫生以及行业卫生。防止自身唾液、血液、尿和其它分泌物污染周围环境，感染他人。所用食具、刮刀修面用具、牙刷、盥洗用品与健康人分开。

对乙肝表面抗原阳性育龄妇女应广泛宣传乙型肝炎的危害性及预防乙型肝炎的注意事项，宣传晚婚晚育和垂直传播给婴儿的有关知识。应将乙肝表面抗原列为产前常规检查项目。对乙肝表面抗原阳性，尤其乙肝 e 抗原也呈阳性者，应设专床分娩，产房所有器械要严格消毒。有乳头裂和乳腺生疮的乙肝表面抗原阳性产妇，应暂停哺乳。对乙肝表面抗原阳性尤其乙肝 e 抗原也呈阳性的孕妇所生婴儿可用乙肝病毒高效价免疫球蛋白(HBIG)和乙肝疫苗加以阻断。在人群中不宜无组织无目的地进行乙肝表面抗原普查。为判别乙肝病毒携带者有无传染性，可去专科医院进一步检查乙肝病毒脱氧核糖核酸(HBVDNA)定性或定量指标。

184. 对乙肝病毒消毒处理有什么新认识？

在社会上流通的人民币乙肝病毒污染率可达 10%；医疗单位器械的污染率可达 6.3%～14.8%。因此搞好乙肝病毒的消毒处理对控制乙型肝炎的传播有十分重要的意义。

过去判别乙肝病毒的抵抗力是以乙肝表面抗原的抗原性消失为指标，所以 1973 年世界卫生组织推荐用 10 000ppm 次氯酸作为乙肝病毒的消毒剂，牙科器械必须用高压灭菌或高效芽孢消毒剂处理。

近年研究认为，乙肝表面抗原的抵抗力并不等于乙肝病毒的感染活性对外界理化因素的抵抗力。经过用黑猩猩的实验、电镜观察对乙肝病毒的脱氧核糖核酸灭活和脱氧核糖核酸聚合酶的灭活,发现乙肝病毒对多种常用消毒方法都是敏感的。热力消毒98℃2分钟即可使乙肝病毒灭活,失去感染性;常用的含氯制剂,如0.5％次氯酸钠1分钟即可使乙肝病毒的去氧核糖核酸聚合酶灭活;过氧乙酸(过醋酸)、环氧乙烷、碘制剂及戊二醛对乙肝病毒的灭活作用既肯定又确切,且配制容易,使用方便,都是值得推广的消毒方法。

185. 目前对乙肝病毒的消毒可选用什么方法?

无疑高压蒸气是杀灭乙肝病毒较简便易行,又完全彻底的方法。但很多物品、器材经不起高压蒸气消毒。世界卫生组织推荐用戊二醛消毒被污染的器械,它对金属无腐蚀作用,对电镜、内窥镜的消毒效果满意,缺点是价格昂贵。对不耐高温物品的消毒,特别是疫苗和抗生素等,目前采用γ射线、X射线和电子辐射消毒。这些射线能穿透塑料制品的包装,达到完全杀灭乙肝病毒的目的;但可使纺织纤维失去张力,使某些药品发生色泽或化学变化,难于在国内推广。目前国内外对纺织品、皮毛、塑料制品、文物、小型精密仪器、内窥镜、监护装置、心脏直视、人工眼球等器材都可采用环氧乙烷蒸气消毒。其它常用或市售的化学消毒剂可根据具体情况选用。

(1)氯制剂:3％漂白粉精,含有效氯250ppm的二氯异氰尿酸钠和氯化磷酸三钠等,室温15分钟,用于清洗器皿和餐具,对乙肝病毒消毒效果满意。

(2)氧化剂:0.2％～0.5％过氧乙酸及15％过氧化氢,在室温作用10～30分钟,可作外科移植物的消毒剂。用于对患者的餐具浸泡可杀死乙肝病毒。

(3)烷化剂:2％戊二醛用于手术器械、电镜擦拭消毒;

10％甲醛用于血液制品中乙肝病毒的消毒。

(4)碘化剂：1％碘酊 25℃作用 15 分钟以上，可用于消毒体温表、各种医用导管及牙科器械。应注意密闭以免碘升华，消毒后应清除表面粘有的碘液。有条件时选用碘伏(有效碘200ppm)效果更好。

对医务人员和密切接触肝炎患者的家属，主张接触后先用肥皂和流动水洗手，起码 2 遍，尽量减少手上皮肤沾染的乙肝病毒；再用 0.1％～0.5％过氧乙酸或含 200ppm 的有效碘的碘伏泡手 1～2 分钟。

186. 乙肝病毒携带者的家庭成员应注意什么？

乙肝病毒感染在社会上有成簇聚集的倾向，家庭内的传播危险性与接触时间、密切程度、社会风俗、生活习惯甚至文化教养程度有关。

由于乙肝病毒可以通过血液、尿液、汗液、唾液、精液和乳汁等污染周围环境，传染健康人，因此在家庭中应尽量避免并阻断上述传播途径，注意对上述分泌物进行适当消毒和隔离。如乙肝表面抗原阳性妇女特别要注意月经期卫生，要注意月经纸焚烧，不要让自身的血液、唾液或其它分泌物污染周围环境，感染别人。如果携带病毒的是已婚男性，那么在传染期间应注意保护对方，使用避孕套既可减少对妻子的传染，还可做到计划生育，两全其美。各成员还要加强自身保护，当打预防针时切勿一家人共用一个针管，或只换针头，不换针管。当口腔发生糜烂、溃疡或消化道粘膜有炎症或破损，如胃及十二指肠溃疡，食用被乙肝病毒污染的食品后，可由此"门户"进入血液循环发生感染。

家中每个人都要注意个人卫生，食具、牙具、修面用具及其它盥洗用品要分开。多人一起就餐时，要使用公筷公勺，将食物取放在自己的碗碟中食用;或采用分食制,每人1份。家庭用具和食具要经常消毒。人们大多只注意饭前便后要洗手(这是应该的),却忽略了摸过钱票的手是脏的,或将钱票等与花生、瓜子等零食置于同一衣袋中,食入后即可能被感染。

乙肝病毒携带者和乙型肝炎患者的家庭成员,特别是其爱人和孩子,可根据条件注射乙肝免疫球蛋白和乙肝疫苗。

187. 为什么孕妇应该普查乙肝病毒指标?

乙肝病毒能通过血液和胎盘传播,并且在孕妇分娩时从产道传播。在美国,每年大约有3 500名婴儿成为乙肝病毒携带者,乙肝病毒致使婴儿肝大,生后产生各种不同的临床或亚临床征象,其中25%的婴儿到成年时常死于肝硬变和肝癌。

我国是乙型肝炎高发区,至少有5 000~6 000万的女性是乙肝病毒的携带者。对怀孕妇女普查乙肝病毒指标,或孕妇主动去检查乙肝病毒指标,以检出带毒者,从而对其新生儿在诞生后24小时内马上进行疫苗和高价免疫球蛋白注射,1个月和6个月后再分别用乙肝疫苗加强注射,至少可以使80%~90%以上的婴儿产生对乙型肝炎的免疫。所以孕妇普查乙肝病毒指标有利于优生优育,有造福后代的意义。

188. 孕妇把乙肝病毒传染给新生儿,大多是经产道分娩时发生的,有证据吗? 可以预防吗?

目前认为,乙型肝炎感染的孕妇垂直传播病毒给下一代,以产道分娩传播的危害性最大。理由是:

(1)新生儿血清乙肝表面抗原由阴转阳的时间恰好与潜伏期相同。北京、上海、浙江、广西壮族自治区4组556例新生儿出生时,乙肝表面抗原96%以上是阴性。其中60%可在1年内转阳。而生后6个月内转阳者占1年内转阳者的95%,3月龄是转阳的最高峰,有报道可达全年转阳者的85.2%。

(2)乙型肝炎产妇产道分泌物、血液及羊水中分别查出乙肝表面抗原阳性率为98%、100%及33%。而新生儿胃及口咽内容物中乙肝表面抗原阳性率均在95%以上。因此,胎儿经产道分娩吞食母血、羊水及产道分泌物,是新生儿受染的客观证据。

(3)出生后48小时内用高效价乙肝免疫球蛋白及乙肝疫苗注射,可阻断母婴间乙肝病毒的传播。预防效果达70%~90%以上。如果是宫内感染就达不到如此显著的效果。

(4)剖宫产是否能减少婴儿生后乙肝表面抗原转阳率,1988年台湾对乙肝表面抗原、乙肝e抗原双阳性的母亲所生的447例婴儿采用0、1、6程序的免疫法。经一年后发现,经产道自然分娩的385名儿童乙肝表面抗原转阳率为24.1%;剖宫产的62名儿童的转阳率为9.7%($P<0.05$),认为剖宫产加乙肝疫苗和免疫球蛋白是目前预防母婴产道传播乙肝病毒的最好手段。但也有报告认为,乙肝表面抗原阳性母亲自然分娩及剖宫产两组婴儿的乙肝表面抗原转阳率相似。

(5)有人报道乙肝病毒携带者孕妇怀孕后于分娩前3个月注射高效价乙肝免疫球蛋白,可提高新生儿预防垂直传播的效果。

189. 乙肝表面抗原阳性儿童能否收入托儿所或幼儿园?

我国人民对乙型肝炎普遍易感,儿童更容易患病。为保护儿童健康,入托入园前做乙肝表面抗原检测已成常规。我们认为检测的目的不是为了把乙肝表面抗原阳性儿童拒之门外。有人提出可为他们单独成立托儿所、幼儿园,以便管理和隔离。可选择乙肝表面抗原阳性的保育员和工作人员担任该所(园)、班的阿姨。在该所(园)的乙肝表面抗原阴性的管理人员一定要注射乙肝疫苗。不能成立单独机构的地方和单位,应在幼儿园中设立乙肝表面抗原阳性儿童班,从隔离条件上减少他们与阴性儿童的接触。

近年某幼儿园对这个问题作了专题研究。该园有乙型肝炎易感儿240名,全部进行了乙肝疫苗的全程免疫(3针,每次10微克～20微克)。6个月后有计划有目的地接收5名乙肝表面抗原、乙肝e抗原双阳性的儿童入托。再过半年及2年半后全园检查。全部接受免疫的儿童无一例发生感染乙型肝炎病毒的迹象。说明已接受乙肝疫苗的小儿即使与乙肝表面抗原阳性、并带有乙肝e抗原(有传染性)的儿童混托,对健康也无不良影响。因此,如果有条件,能给未感染过乙型肝炎的儿童和工作人员普遍注射乙肝疫苗,即使有个别乙肝表面抗原阳性的儿童入托,他们也已具有抵抗能力,园内也就没有必要为"澳抗"阳性儿童单独分班了。

190. 用乙型肝炎病毒疫苗预防接种的主要对象是哪些人?

处于乙肝病毒感染高度危险状态的易感者应接种乙型肝炎病毒疫苗(简称乙肝疫苗)。

(1)全部新生儿及幼儿园的孩子。自1991年始,国内已对易感婴幼儿进行普种。

(2)有职业危险的传染病、口腔科、血液透析室和经常接触血液的医务人员、保育员等。

(3)到乙肝病毒感染高发区去的国际旅游者。

(4)发育障碍者收容所中的患者和工作人员。

(5)血液透析患者。

(6)使用血液制品者。

(7)新入伍的军人。

(8)器官移植前的患者;需长期应用免疫抑制剂者。

（9）男性同性恋者；有多个性伙伴的异性恋者。

（10）注射毒品成瘾者；长期教养机构中的犯人。

（11）乙肝病毒携带者的家庭接触者、性接触者或其它接触者。

（12）从乙型肝炎高度流行区领养乙肝表面抗原阳性孩子的家庭成员。

191. 什么措施能预防母婴间乙肝病毒的传播？

由于幼婴的免疫功能尚未成熟，肝细胞的分化代谢处于幼稚阶段，一旦乙肝病毒入侵，病毒的脱氧核糖核酸，就能整合到肝细胞染色体基因中去。整合后的含病毒肝细胞，非但不受细胞和体液免疫的攻击，而且能继续增殖形成克隆，向肝癌方向分化。说明预防母婴间乙肝病毒的传播非常重要。经过多年的探索，当前国内外阻断母婴间乙肝病毒传播的最佳措施是：乙肝病毒高效价免疫球蛋白（HBIG）与乙肝疫苗的结合使用。

（1）HBIG 的被动免疫预防：乙肝表面抗体是预防乙肝病毒感染的保护性抗体。采用乙肝表面抗体阳性人血清制备成乙肝免疫球蛋白，给新生儿或幼婴注射，可使机体迅速获得被动性保护免疫。乙肝免疫球蛋白中的乙肝表面抗体可中和入侵的病毒，清除病毒，使新生儿免受感染。每毫升含 200 单位以上者可称高效价免疫球蛋白，但目前国内生产的乙肝病毒高效价免疫球蛋白，每毫升内多数只含 100 单位；因此计算用量时应按每公斤体重注用 0.075 毫升～0.2 毫升推算。

（2）乙肝疫苗的主动免疫预防：目前有血源性乙肝疫苗、乙肝多肽疫苗、基因工程重组乙肝疫苗等。1986 年以来我国生产的血源性乙肝疫苗的效果与美、法、日制品比较，生物效价、安全性、阻断效果均相仿，而费用要比进口疫苗价廉得多。

目前国产的乙肝疫苗已实现了高免疫源性、高纯度、优质高产,质量已达国际水平。

研究发现,人体肝细胞用乙肝病毒感染后 3 日,就能在细胞核内检出乙肝核心抗原。而单剂量乙肝疫苗注射需 4 日后循环抗体才迅速生长。因此单用乙肝疫苗时,在人工自动免疫建立之前,如已经入侵的乙肝病毒就可能在肝细胞内建立了繁殖的基地。所以对乙肝表面抗原阳性,同时乙肝 e 抗原阳性携带者母亲所生的子女在出生后应及时给予乙肝免疫球蛋白注射,在被动阻断的基础上同时注射乙肝疫苗,就可减少乙肝病毒提前"着陆"的可能性。

出生后 48 小时内注用 HBIG,与乙肝疫苗 0、1、6 方案(出生时、生后 1 月、6 月各注射 1 次)结合至少可使 70%～90% 的婴儿免受其母体乙肝病毒的侵害。

192. 乙肝疫苗的使用方法和效果如何计算?

(1)剂量:乙肝表面抗原阳性孕妇的新生儿,乙肝疫苗 30 微克(基因工程疫苗为 10 微克)/针,按 0、1、6 方案注射 3 针;乙肝表面抗原阴性孕妇新生儿 3 次疫苗剂量是 30 微克、10 微克及 10 微克(基因工程疫苗为 10 微克、5 微克及 5 微克)。第一针须在出生后 24 小时内接种。

(2)注射部位:以三角肌注射的效果最好。皮下接种只适用于血友病者,因为肌注易致血肿。

(3)效果:常以乙肝表面抗体转阳作为保护指标。资料表明,成年人乙肝表面抗体转阳率 95.2%(314/330);学龄前儿童转阳率 96.6%(1143/1183);新生儿的转阳率 96.2%(306/318)。按公式计算:

乙肝病毒母婴阻断率(%)=

$$\frac{对照组乙肝表面抗原(+)\%-免疫组乙肝表面抗原(+)\%}{对照组乙肝表面抗原(+)\%}\times100$$

新生儿 5 年的阻断率为 86.1%；解放军三〇二医院对联合用乙肝免疫球蛋白和乙肝疫苗预防其母体乙肝表面抗原、乙肝 e 抗原双阳性所生婴儿 97 例,12 月龄时乙肝表面抗体阳性者 85.1%；对乙肝表面抗体转阳者的 74 例进行了 3～5 年随访:3 年时的乙肝表面抗体阳性率为 97.3%,乙肝表面抗体 S/N 值为 31.4；5 年时乙肝表面抗体阳性率为 88.2%,乙肝表面抗体 S/N 值为 21.6。一般认为,乙肝疫苗的保护力可持续 5 年以上。

193. 为什么乙肝疫苗接种的部位选用三角肌,而不在臀部肌注?

在近年的乙肝疫苗普种过程中,国外发现在臀部肌注疫苗与低应答率有关。为此英国有人专题对疫苗受试者(成人)的接种解剖部位进行研究。上臂接种部位取距肩峰嵴 5 厘米的三角肌中间区；臀部接种在外侧象限,针头刺入皮肤后不使皮肤出现凹陷为度。各组采用的乙肝疫苗剂量、时间、次数、收集血清标本时间和检测指标都一样。结果表明,乙肝疫苗接种的解剖部位能影响抗体应答。在上臂三角肌接种者的抗体滴度(在接种后 8～12 个月)比臀部接种者高 17 倍,且臀部采用 2.54 厘米注射针的接种者大多难以达到保护性表面抗体水平。双臀部接种者来说,采用 5.08 厘米针头者比用 2.54 厘米针头的抗体应答平均高 4 倍,考虑 5.08 厘米针头可达臀部肌肉,而 2.54 厘米针头则不一定能将疫苗注入肌肉。

因此目前成人接种乙肝疫苗都选用三角肌部位。而婴儿和新生儿则可在大腿前外侧肌肉接种。

194. 国产血源性乙肝疫苗的保护效果如何?

按常规注射国产乙肝疫苗的人群,其乙肝表面抗体(抗-HBs)的阳转率在 1 年内达 94%左右,5 年后仍有 92%是阳性。但 5 年中,具有中、高滴度抗-HBs 者,有逐年下降趋势:第一年为 100%,3 年为 75%,5 年为 44.4%。因此认为 5 年后宜再打 1 次乙肝疫苗,作为加强针,以提高人群保护率。1996 年 4 月 14 日《健康报》报道:新生儿接种乙肝疫苗 10 年后,免疫保护效果仍可达 85%～90%,认为一般毋需普遍加强免疫。

中国预防医科院病毒所等 7 个单位,定群研究资料证明:1～9 岁儿童群中,采用乙肝疫苗前,携带乙肝表面抗原阳性率为 10%,第十在同一人群中检测,携带乙肝表面抗原阳性率为 1.19%。不同年龄、性别,免疫后年限之间并无显著差异;免疫后儿童血液中抗体阳性率虽随年限延长而下降,但保护效果平均仍高达 85.8%。对 1 328 名健康母亲所生子女连续随访 10 年发现,有 3 名儿童的乙肝表面抗原转阳,年转阳率为 0.036%(于免疫后第五、第九年转阳);对 618 名乙肝表面抗原阳性母亲所生子女连续随访 9 年发现,有 14 名儿童在 2～3 岁时乙肝表面抗原转阳,年转阳率为 0.36%,其中 12 名儿童成为无症状乙肝病毒慢性携带状态。

1985 年开始在上海等 5 省市定群定点考核乙肝疫苗效果。八五期末(1995 年)总结指出,该群儿童中乙肝表面抗原阳性率在上海已降为 0.53,广东降为 2.48%。认为 9 年内不必加强注射。

195. 哪些人对乙肝疫苗接种的反应差?

有关研究发现,同种白细胞抗原(HLA)-免疫反应相关基因区(DR 区)参与控制乙肝表面抗原的抗体反应。如果某些个体受遗传因素影响,该基因区变异或缺损,就可对乙肝疫苗呈无反应状态。某些免疫功能受损的人,乙肝表面抗体反应比正常人低。如血透患者及唐氏综合征患者。国内报道,婴儿期巨细胞病毒感染且持续活动可影响对乙肝疫苗的应答,造成无反应或低反应状态。国外观察到无反应者的 T_8 水平升高,抑制了 B 细胞产生抗体的功能;用美洲商陆有丝分裂素(PWM)体外刺激后,无反应者外周血淋巴细胞产生免疫球蛋白 G 和 M 的能力低下,另外这些无反应者 T 细胞产生白细胞介素-2 的能力低下;在婴儿表现为 CD_4 减少,CD_8 升高,CD_4/CD_8 比值降低,NK 细胞比率上升,从而改变了这些机体对乙肝疫苗的反应。还有认为(上海报道)无应答率与使用疫苗的剂量有关。如 1 944 例注射乙肝疫苗 10 微克/次共 3 次者,无反应率为 2.1%,而 270 例每次注射 20 微克者,无反应率为 0.37%。因此认为对无反应者可以给予小剂量白细胞介素-2 以促进乙肝表面抗体的反应,同时加大乙肝疫苗注射剂量以提高反应率。

本书主编对 383 名乙肝表面抗原携带者母亲的婴儿进行 0、1、6 方案的每次 30 微克的乙肝疫苗接种,发现 37 例(9.7%)1～3 岁婴儿为无(低)反应者,其中 30 例采用聚合酶联反应基因扩增反应技术复测,发现有 6 例的乙肝病毒脱氧核糖核酸阳性。提示在无反应者中有隐匿的乙肝病毒感染者存在。这些儿童可能为低水平乙肝病毒携带者,也可能正在清除过程中,给予继续加强注射,其中 1 例到 4 岁时乙肝表面抗体上升为 14.7 国际单位/升。

196. 新生儿普种乙肝疫苗有何意义?

北京市卫生防疫站与 17 个单位协作,对乙肝疫苗进行大范围应用研究。发现仅对表面抗原携带母亲的孩子进行免疫,不能预防其他婴儿生后的水平传播。四川省卫生防疫站对 20 881 例新生儿普种乙肝疫苗的结果,使人群 8% 的乙肝表面抗原携带率下降到 1.05%。广西壮族自治区卫生防疫站的研究认为,要达到群体免疫,必须使乙型肝炎免疫覆盖率达95%,只有>95%的覆盖率才能得到70.8%的预期保护率。如果覆盖率在75%则预期保护率只有57.3%。中国预防医学科学院病毒所,上海第一医科大学等单位在"七·五"期间对沪、粤、湘、冀4省、市200万人口中进行新生儿普种,每年约免疫3万人,经4年随访采血4500份,检测3~4岁年龄组乙肝带毒率由免疫前的16%下降到1.5%。

从理论到实践的考核分析,如果能抓好乙肝疫苗对新生儿普种的关键性环节,大约需要持续25年左右的努力,我国可望由乙型肝炎的高发区改变为低发区。完全可达到目前欧美乙型肝炎低发国家的水平。

北京市从1991年起,每年为15万新生儿注射乙肝疫苗。各省、市的政府和卫生防疫部门,也在逐步实现对新生儿普种乙肝疫苗的愿望。1994年12月,《健康报》报道,北京市通过几年接种乙肝疫苗后,使学龄前儿童的乙肝病毒携带率已从5.11%降为0.41%;1996年4月《健康报》又报道:全国定群研究显示:我国普种乙肝疫苗的地区,1~9岁儿童中,乙肝病毒表面抗原阳性率已由免疫前的10%携带率降至1.19%。这充分说明,对新生儿普种乙肝疫苗是降低我国乙肝病毒人群感染率的最有效办法,也是保护华夏后代免受乙肝病毒侵害之苦的最优方案。

197. 乙肝病毒携带者有必要注射乙肝疫苗吗?

乙肝疫苗对乙肝病毒携带者无预防效果,但注射者均未发现不良反应。对由于以往感染乙肝病毒而获得有效抗体者,更没有必要再接种疫苗,不过接种后也不会产生不良副反应,其乙肝表面抗体水平会增高。总之对感染乙肝病毒的慢性现患者和携带乙肝表面抗原者注射乙肝疫苗是没有必要的。但与乙肝病毒现症感染者密切接触者及家庭成员、"二对半"检测 5 项均呈阴性者,注射疫苗是绝对必要的。

198. 急性乙肝病毒感染者的家庭接触者都应注射疫苗吗?

如果母亲和保姆患急性乙型肝炎,那么 12 月龄以下的婴儿注射乙肝高效价免疫球蛋白,同时按乙肝疫苗的 0、1、6 方案接种;婴儿的父亲应注射乙肝疫苗。非明确接触过患者的血液(如共用牙刷、剃刀)者,或家庭一般生活接触者不必处理。如果患急性乙型肝炎的患者成为乙肝病毒携带者,则所有的家庭接触者都应接种疫苗。

199. 乙肝病毒多肽疫苗和基因工程疫苗是怎么回事?

(1)乙肝病毒多肽疫苗是采用纯化乙肝病毒表面抗原,已清除了血源疫苗中宿主蛋白成分的多肽疫苗。经动物和人体应用,已证明多肽疫苗安全有效,其抗原性比血源性疫苗高。每次 20 微克,注射 1 个月后乙肝表面抗体转阳率可达 70%,第二次注射后 2 个月转阳率为 83.3%。每次注射 100 微克(2 次)的转阳率可达 96.4%。

(2)基因工程疫苗目前主要有乙肝重组脱氧核糖核酸酵母疫苗和重组牛痘病毒疫苗。

乙肝重组脱氧核糖核酸酵母疫苗主要利用基因工程方法通过特殊媒介质粒,将属于乙肝表面抗原的 226 个氨基酸置于可控的必要的启动基因下,插入酵母细胞中。经适当生长期,酵母细胞成熟并受压破裂,随后利用蛋白非常疏水的特性提纯乙肝表面抗原,最后得到的乙肝表面抗原颗粒与血源性疫苗的颗粒相似。这些最终产物经过过滤、福尔马林处理及铝吸附和灭菌,并加入乙汞硫代水杨酸钠防腐,即制成重组酵母疫苗产品。该产品经电镜观察为 17 纳米～25 纳米的球形颗粒,作十二烷基硫酸钠-聚丙烯酰胺凝胶电泳分析,见颗粒完全由乙肝表面抗原的非糖基化 P_{24} 形式所组成。注射剂量每次10 微克,3 次注射后第七个月的乙肝表面抗体转阳率达98%,肌注的效果比皮注的几何平均滴度(GMT)要高。不到20%的受注者有轻度短暂的局部或全身不适不良反应。对新生儿阻断免疫的效果与血源性疫苗相似。

重组牛痘乙肝病毒疫苗是将乙肝表面抗原基因插入牛痘病毒基因组,并在动物体内繁殖获得成功。它兼有活疫苗和佐剂灭活苗双重途径,痘苗接种后可同时获得乙肝病毒免疫。该疫苗已在黑猩猩中试验,完全可防御乙肝病毒的攻击。但要注意牛痘苗对皮肤病和免疫缺陷患者可能带来的痘后脑炎、湿疹、皮肤坏死等的危险性或不良反应。

200. 重组乙肝疫苗有何特点?

1986 年重组乙肝疫苗被获准使用。它不仅避免了血源乙肝疫苗可传播疾病的嫌疑,也节省了大量血浆,降低了生产成本。使用 10 年来,不管是美国 MSD 公司的,比利时 SKB 公司的,法国 PMSV 研究所或 TGP-943 疫苗,Sci-B-Vac 疫苗及我国的疫苗,剂量为 10 微克或 5 微克;标准程序为 0、1、6 月各注射 1 次;均取得了良好的免疫应答和保护性效果。自1997 年始,我国基本上已用基因工程疫苗取代了血源疫苗。

用美国 MSD 公司的重组乙肝疫苗(YDV 或称 HB-Vax-DNA)对乙肝表面抗原或乙肝核心抗体阳性母亲所生高危婴儿接种,不管单用 YDV 自动免疫或用乙肝免疫球蛋白+YDV 被动加自动进行围产期免疫预防,保护率均达到 89%～100%;对一般婴儿,经 3 针接种后的表面抗体产生率均在96%～98.1%,对儿童、青年或成人注用 10 微克～20 微克,放射免疫法测定(首剂后 1 个月)表面抗体阳转率为 40%～

90％,第二、三剂后 1 个月的阳转率达 90％～100％,抗体几何平均滴度平均为 2 955 毫单位/毫升。

关于免疫程序,多数认为以 0、1、6 月程序为妥。但不同免疫程序诱发乙肝表面抗体应答的速度和强度不同,有人认为可根据不同对象和不同需要有针对性地选择某一程序。如成人接触感染后或乙肝病毒感染母亲的新生儿均需及早诱发表面抗体,尤其在缺乏乙肝免疫球蛋白(HBIG)的情况下,可采用 0、1、6 程序,必要时在第十二月再加强 1 针;对乙肝表面抗原阴性母亲所生的婴儿,可改成 3、4、5 和 9 月程序注 10 微克 3～4 针,并可使用乙肝疫苗＋白百破混合菌苗(DTP)和口服脊髓灰质炎疫苗(OPV)同时免疫,减少接种次数。研究证实 3 月龄后开始接种乙肝疫苗的婴儿比围产期新生儿的免疫系统更趋成熟,表面抗体应答效果更为理想。

疫苗免疫剂量的确定原则,首先要有效、安全,无异常反应;其次在广泛接种时要考虑国家财力和物力。新加坡的研究表明,接种 0.6 微克、1.25 微克和 2.5 微克的一般儿童,其乙肝表面抗体阳转率和几何平均滴度与接种 5 微克、10 微克的儿童无明显差异,接种 4 年后,乙肝表面抗体≥10 毫单位/毫升者仍有 70.3％～87％;一般认为对乙肝表面抗原阳性母亲所生婴儿及 11 岁以上儿童和成人,首剂免疫量应大一些,可根据对象不同给予 10 微克～20 微克为宜。

对免疫持久性研究后一般认为 5 年内无需加强接种。

对 450 万剂重组疫苗给人使用后监测其不良反应,仅 307 例有不良反应,主要是恶心、皮疹、头痛、发热、不适、疲劳、流感样症状、呕吐、头晕、荨麻疹、瘙痒、关节痛、肌痛、腹泻和嗜眠等,发生率为 1∶55 500～1∶294 000。极个别接种者有视力减退、嗜酸粒细胞增多、肾小球性肾炎或血小板减少性紫癜等。这些症状和疾病与重组疫苗的关系虽尚未完全确定，但应引起重视。从 20 多个国家研究资料综合分析，重组乙肝疫苗的安全、有效已肯定，除注射局部有轻度疼痛、红肿、硬结，偶有发热、疲劳、头痛外，未见有直接相关的严重不良反应。

201. 什么是仓鼠卵巢细胞重组乙肝病毒疫苗？

仓鼠卵巢细胞重组乙肝病毒疫苗(简称 CHO 苗)是我国朱既明教授等用中国仓鼠卵巢细胞接种乙肝表面抗原的 S 基因后研制成功的一种重组亚单位疫苗。1992 年该疫苗已获得生产批号。资料表明，按常规 0、1、6 方案接种 CHO 苗，每次 10 微克，共 3 次；与血源性乙肝病毒疫苗(简称 PDV)每次 20 微克，共 3 次，均用健康医务人员作两组对照，3 剂完成后 1 个月检测乙肝表面抗体水平，两组相似；6 月时 CHO 组比 PDV 组的乙肝表面抗体的几何平均滴度要高 7 倍，7 月后高 3～6 倍。24 个月时乙肝表面抗体阳转率在 CHO 组为 95%，PDV 组仅 71%；无应答者前组明显低于后组。提示 CHO 疫苗的免疫源性更强，具有明显的实用价值。目前法国已采用 CHO 苗取代血源疫苗。

202. 哪些因素影响乙肝疫苗接种效果？

目前认为，血源性乙肝疫苗的接种效果肯定。重组疫苗效果与其相仿。

疫苗剂量对接种效果有一定影响。实践证明，小剂量每次 1 微克～10 微克，共 3 次的乙肝表面抗体转阳率近期观察效果相似，但远期效果不如每次 30 微克，特别是首次 30 微克的预防组。研究发现，接种乙肝疫苗后产生乙肝表面抗体的情况，还与受接种者的免疫状态、性别、年龄、种族及营养状况等许多因素有关。

（1）婴儿对疫苗产生抗体和保护效果的能力比成人强而迅速。

（2）年青人比老年人的接种效果好。

（3）女性同剂量、相同条件接种疫苗后，乙肝表面抗体转阳率比男性要高。

（4）有免疫缺陷的机体对乙肝疫苗的应答能力明显降低。

经乙肝疫苗接种后，乙肝表面抗体滴度越高，则抗体持续存在的时间越长，保护能力也就相应较长。

203. 血源性乙肝疫苗会传播艾滋病吗？

目前，艾滋病在国外猖獗，艾滋病和乙型肝炎都可以通过血液和性传播。那么来源于人体血液制备的乙肝疫苗会不会传播艾滋病毒呢？国外对血源性乙肝疫苗作了5年以上的累积研究，指出：

（1）用血源乙肝疫苗接种的212例男性同性恋者（与对照组比较），无一例引起抗艾滋病毒的抗体反应。但是乙肝表面抗体的产生和保护效果良好。

（2）有人分别以灭活乙肝病毒的胃酶、尿素、福尔马林等方法对艾滋病毒作灭活处理，结果发现，3种方法都能成功地杀灭艾滋病毒。

（3）对市售的刚出厂的血源性乙肝疫苗进行最先进的方法检测，均未发现有艾滋病毒的脱氧核糖核酸和核糖核酸的存在。

（4）艾滋病毒比乙肝病毒对消毒剂的抵抗力弱得多。制备乙肝疫苗的灭活方法可以消灭已知的各类病毒。艾滋病毒更不在话下。

所以认为，血源性乙肝疫苗是一种高度安全的疫苗，不会传播艾滋病。

204. 乙肝疫苗在血液透析、肾移植、肿瘤及免疫功能低下的人群中如何应用?

(1)肾功能衰竭患者中乙肝疫苗的应用,有人对106例晚期肾功能衰竭患者用每次40微克,接种3次后检查,其乙肝表面抗体转阳率仅为50%,而对照组>95%;认为增加接种次数到4～5次,可能获较满意效果。另有人采用98℃1分钟热灭活的乙肝疫苗每次27微克,3次注射后,肾功能衰竭患者的乙肝表面抗体转阳率达95%,比甲醛灭活疫苗40微克3次转阳率74%的效果明显好。有人强调肾功能衰竭尚未做血透时就应注用乙肝疫苗,比血液透析时再用产生的乙肝表面抗体转阳率高,滴度亦高。

(2)肾移植患者术后要用大剂量免疫抑制剂,所以应在移植前就给予疫苗。在肾移植后再注射乙肝疫苗的患者中仅有17.6%能产生乙肝表面抗体。

(3)给肿瘤儿童隔月注射20微克～40微克/次,共3次后,乙肝表面抗体转阳率仅44%。其中非化疗期注射疫苗所产生的乙肝表面抗体比化疗期稍高。

(4)艾滋病及与艾滋病相关综合征患者的免疫功能严重受损。有人对18例艾滋病抗体阴性的同性恋者接种20微克3次乙肝疫苗后,17例乙肝表面抗体阳转。而对艾滋病抗体阳性17例同性恋者注用同样的3次疫苗后,仅有8例乙肝表面抗体转阳,且滴度较低。因此对同性恋、静脉注毒药瘾者、性滥者应作为高危人群早期注射乙肝疫苗。

(5)老年人免疫功能均有不同程度下降。给70名老人注射5微克乙肝疫苗3次后,仅有45.7%的乙肝表面抗体转阳,考虑有必要增加剂量和次数。

(6)低体重新生儿比正常体重儿童的反应差。认为只有当新生儿体重达正常时,再注射乙肝疫苗较好。

(7)精神病患者用乙肝疫苗预防的剂量要比常人大。每次40微克~60微克,注射3次。

205. 突然接触乙肝病毒血液的意外事故者应该如何预防?

对经皮肤(针刺、咬伤、裂伤)或粘膜(眼结膜或粘膜)接触乙型肝炎患者血液的意外事故,首先要搞清血液的乙肝表面抗原和乙肝病毒其它标记状况;同时了解接触者的乙肝疫苗接种及免疫应答情况。

(1)对未接种过疫苗或未完成全程免疫的接触者,应接种乙肝疫苗。如有可能,接触后应尽早注射单剂乙肝高效价免疫球蛋白,每公斤体重 0.075 毫升~0.2 毫升,切勿超过 24 小时;第一针乙肝疫苗可与乙肝免疫球蛋白同时或接触后 2 日内在不同部位肌注,以后 2 针可在接触后 1 个月和 6 个月接种。如果接触者已种过疫苗,但未经全程免疫,应在注射乙肝免疫球蛋白后按免疫程序补上全程免疫。

(2)对种过乙肝疫苗,并已知接触者乙肝表面抗体应答状况,应根据其乙肝表面抗体水平而定。如果乙肝表面抗体水平足够可不必处理;水平不够应加强 1 针乙肝疫苗;如初次免疫无应答者应尽早注射乙肝免疫球蛋白和乙肝疫苗各 1 针。

(3)对已种过乙肝疫苗,但不知乙肝表面抗体应答状况者,应立即检测乙肝表面抗体后按(2)处理。

206. 在美国对急性乙型肝炎患者的性伙伴的预防建议是什么?

乙型肝炎可通过性接触传播,急性乙型肝炎患者的性伙伴感染乙型肝炎的危险性明显增加。资料表明,乙型肝炎高效价免疫球蛋白(HBIG)预防性接触感染的有效率达75%;推测在性交后 14 日内注射有效。注射剂量为 0.06 毫升/公斤体重。准备继续有性接触者应同时采用乙型肝炎疫苗按 0、1、6 方案进行全程 3 剂的免疫接种。急性乙型肝炎患者出院后 3 个月内检测表面抗原;如果已转阴性,其性伙伴可不必处理;如乙肝表面抗原特别是乙肝 e 抗原阳性者,易感的性伙伴应注射第二针乙肝免疫球蛋白,同时完成疫苗接种的全程。

207. 乙肝疫苗能减少乙肝病毒和艾滋病毒的感染吗?

国外资料表明,乙肝疫苗对没有感染艾滋病毒的人群进行接种可能是有益的。它不仅减少乙肝病毒的感染率,而且可减少发生艾滋病的机会。血清中艾滋病抗体阳性的艾滋病毒携带者,接受乙肝疫苗后只有 50% 的个体产生不同程度的免疫反应。当艾滋病毒已经感染后,又感染乙肝病毒时,疫苗的抗乙肝病毒作用经常是毫无反应的。有 35 名同性恋男性人群接种乙肝疫苗后,在保护性乙肝表面抗体出现的正常时间内,几乎全部艾滋病毒感染指标阴性。目前认为,对于有艾滋病毒和乙肝病毒感染潜在危险的所有年轻人及易感人群,应尽早接种乙肝疫苗。

208. 美国预防乙型肝炎的生物制品主要是什么?

美国当前有两种制品用来预防乙型肝炎。用乙肝疫苗提供主动免疫,用于对乙型肝炎接触前后预防。其次是乙肝高效价免疫球蛋白,提供暂时的被动保护作用,只能在某些接触后的人群中使用。

乙肝免疫球蛋白是由含高滴度(>100 000)乙肝表面抗体的血浆制成。该血浆首先筛选掉艾滋病抗体,并用科恩分级分离工艺灭活去除残存的艾滋病抗体,以保证该制品的安全性。

乙肝疫苗在美国有两种(经食品药品管理局批准)。一种是血源性乙肝疫苗。目前仅用于血液透析患者、其它免疫损害者和对酵母有变态反应者。另一种是重组乙肝疫苗,由酿酒酵母制备。在酵母中插入含有乙肝表面抗原基因的质粒,并用生物理化技术从酵母组分中分离纯化乙肝表面抗原,这种疫苗含95％以上的乙肝表面抗原蛋白。成品每毫升含乙肝表面抗原蛋白10微克～40微克,推荐肌注接种3次,可使95％以上的婴幼儿和19岁以下青少年产生足够的保护性抗体(＞10单位/毫升);在易感者现场试验表明,该疫苗预防感染和临床肝炎的效力达80％～95％。这种保护作用的持续时间尚未最后确定。最近报道使用这种重组疫苗3剂后产生足够抗体的人群中,有30％～50％的人抗体将在7年之内消失,但对乙肝病毒血症感染和临床疾病似仍有防御作用。这种疫苗在血液透析患者中的免疫原性和效力远比正常人低,提示对血液透析患者和其它免疫损害者预防乙型肝炎的接种剂量应比常人大2～4倍。

209. 乙肝疫苗可与其它疫苗同时使用吗?

乙肝疫苗与甲肝灭活疫苗可同时使用。目前已制成安全有效的甲肝和乙肝联合疫苗。尤其在旅行者、军人和医务人员等高危人群中,有助于预防这两种感染的发生。在49名成人志愿者中,按0、1、6月程序肌内接种含720 ELISA单位的灭活甲肝病毒抗原与20微克酵母重组乙肝病毒抗原的联合疫苗。6个月时,乙肝表面抗体阳性率达90％,7个月时为100％;同样7个月时,全部对象均测得具有保护水平的甲肝抗体。扩大的人群试验中均能诱导高水平的甲肝和乙肝抗体,耐受性、安全性和保护性能均良好,不久即能投产面市。

大量的研究已证明乙肝疫苗可与白百破疫苗联合疫苗同时使用。由SB公司制造的两批白百破—乙肝(DTP—HB)联合疫苗于 1995 年在泰国为 160 名婴儿中按 2、4 和 6 月龄进行接种,未见严重不良反应。在第三剂疫苗注用后 1 个月,所有婴儿获得了保护水平的白喉、破伤风和百日咳抗体。同时,98%的婴儿具有保护水平的乙肝表面抗体。以上情况表明在乙肝病毒携带率高的国家中,将可使用由乙型肝炎和白百破 4 种病原制成的联合疫苗,并能大大简化常规免疫方案的结合程序。

研究人员采用重组乙肝疫苗与脊髓灰质炎灭活疫苗(IPV)或与白百破—脊髓灰质炎疫苗联合,或与麻疹疫苗或黄热病疫苗联合,同时接种均可诱发强的表面抗体应答,也不干扰对其它抗原的免疫应答。为此,世界卫生组织不仅将重组乙肝疫苗纳入常规免疫方案,并可参考以上结果,对儿童的免疫程序实行联合化,达到尽可能简单、安全、有效。

210. 注射乙肝疫苗后哪些免疫问题尚待解决?

注射乙肝疫苗 3 针(0、1、6 方案)后,对初期免疫应答良好的儿童,免疫效果大部分可持续 12 年(West1996 年资料)。但目前使用市售乙肝疫苗后的明显缺点是,总有 10%的成人不产生应答,另有 5%～10%的接种者产生乙肝表面抗体的水平较低,因此不能获得完全的保护作用。近年研究表明,对乙肝疫苗低应答与许多因素相关:如年龄较大、嗜烟酒、肥胖、营养不良、低水平的潜在乙型肝炎感染,个别人的遗传基因均可干扰乙肝表面抗体的产生或引起延迟应答;而晚期肾病,特别有肾功能衰竭,患有人免疫缺陷病毒(HIV)感染和正在或使用过免疫抑制药物治疗者;还有器官移植的病患者的应答率均较低;然而,无应答或低应答现象亦可见于找不到任何原因的健康者。因此,市售疫苗免疫原性的强弱也是值得研究的问题之一。现已发现疫苗中的 S 基因,特别是前 S 基因编码蛋白产物可增强乙肝疫苗的保护作用,如市售疫苗中含量不足,会影响免疫效果。另有人认为,新研制使用的乙肝核心抗原疫苗,其诱导抗体的效率比单纯乙肝表面抗原颗粒高 100 倍,还能增强人体辅助性 T 细胞功能,如将乙肝病毒的前 S_1 基因序列插入乙肝核心抗原内部后制成的疫苗,可诱导产生非常高的乙肝表面抗体。还有人证实,经选择相应于乙肝表面抗原有关表位的重叠肽,与佐剂结合时可用作合成疫苗,也能提高人体对乙肝病毒的保护性免疫力。

实践中还发现,一些儿童尽管接受了被动和自动免疫,不仅打过 3 针或 3 针以上疫苗,还测出了较高的保护性抗体,但仍发生了乙肝病毒感染的临床肝炎。主要原因是因为乙肝病毒是一种高变异病毒,发生变异后就成了乙肝变异新病毒,其生物特性,特别是乙肝病毒编码蛋白如乙肝表面抗原抗原蛋白发生了新的变异,导致感染发病机制新的变化。这不仅给免疫预防带来了新问题,还给诊断、预后带来一系列新问题。对乙肝变异病毒的免疫和防治问题,正是国内外正在研究的热点之一。

211. 乙肝疫苗研究中,哪些新技术是热点?

(1)DNA(脱氧核糖核酸)疫苗技术:常规的抗病毒疫苗仅对特定的抗原有防御作用,这是在制备疫苗前根据前一流行季节或时期中的主要病毒株选定的;这些疫苗主要通过体液免疫起作用,不能使人体细胞毒性 T 细胞(CTL)诱导应答。而新一代的 DNA 疫苗,可以同时诱导人体发生体液和细胞免疫的应答,激活的 CTL 细胞,可使免疫反应明显增强,但没有活疫苗的危险性。制备成的 DNA 疫苗不仅能通过肌内注射,亦能通过微粒轰击和鼻腔喷雾法进行有效接种,并且制备成本显著低于重组多肽疫苗,还可制成干粉制剂,这样就无需冷链系统而把疫苗运输到世界各地及边远地区。初步研究表明,DNA 疫苗诱导产生的免疫作用持续时间显著长于常规免疫接种。当今的忧患是,疫苗 DNA 能否被整合到宿主细胞基因组中。澳大利亚学者的实验认为,DNA 疫苗既无整合危险性,亦无产生抗-DNA 抗体的危险性。1996 年 4 月罗马国际会议上有人报道应用编码乙肝表面抗原的 DNA 质粒疫苗给鼠肌注后,可发生快速、强烈且持久的体液及细胞免疫反应。单剂给药后可产生高滴度乙肝表面抗体($>10^5$),并持续了 17 个月,以 DNA 为基础的免疫反应也能克服无反应鼠对乙肝表面抗原的无反应状态,完全消除了免疫耐受。用这种疫苗给猩猩肌注后,则可在每毫升血清中诱导产生的乙肝表面抗体达每毫升 100 亿国际单位抗体(10 000MIU/ml)。

(2)转基因植物用作疫苗生产技术:最新研究表明,细菌性和病毒性病原体抗原的编码基因可在植物中表达,表达细菌抗原的转基因土豆块作为食物摄入后,能激发体液和粘膜免疫应答,这些结果为植物用作疫苗生产载体提供的新途径。并已证实,在烟草中表达的乙肝病毒表面抗原,平均为 22 纳米颗粒,其外形酷似酵母重组的乙肝表面抗原颗粒,其浮密度和抗原性与来源于人和酵母的乙肝表面抗原相似,Thanavala 对小鼠接种来自转基因烟叶的乙肝表面抗原粗提物,可诱导产生免疫球蛋白 G 及 M(IgG 和 IgM)抗体。研究确证,由转基因植物表达的乙肝表面抗原,保留了产生体液和细胞免疫的 B 和 T 细胞表面,且重组乙肝表面抗原以病毒样颗粒(VLP)的形式产生,酷似目前的商品疫苗。

(3)免疫刺激复合物疫苗(ISCOM)技术:这是 1984 年发明的一种疫苗制备新技术,其免疫活性大大高于传统疫苗。它是将病原微生物膜抗原(如病毒表面糖蛋白)掺入由胆固醇及一种植物皂甙——Quil A 所构成的基质中,在电镜下ISCOM是直径为 35 纳米的笼形颗粒,与一些病毒颗粒大小相似。抗原分布在 ISCOM 颗粒表面,一定程度上模拟了各种病毒的结构。这种 ISCOM 诱生的抗体水平比常规疫苗要高,可诱导细胞毒性 T 细胞(CTL)应答。第一个 ISCOM 商品疫苗是马用流感疫苗,其不良反应极低,制作技术简单,具有很好的经济及应用前景。目前正在用这种新技术制备乙型肝炎和其它病毒的新疫苗。

212. 乙型肝炎治疗型疫苗的前景如何?

乙型、丙型及庚型肝炎病毒可引起人体的持续性感染,尤其对慢性感染患者或无症状病毒携带者的治疗是迄今未能解决的难题。学者们设想,要达到清除病毒,治疗方针必须从抗病毒和调动机体自身免疫两方面进行。80 年代中,医务人员曾用乙肝疫苗治疗 HBsAg(乙肝表面抗原)阳性的儿童及慢性乙型肝炎患者,虽然临床疗效不满意,但无不良反应,而且从中得到一些启示和苗头。如重组乙肝疫苗(含 HBsAg 及前 S_2 抗原)20 微克/次,每月 1 次,共 3 次治疗乙型肝炎患者,随访 6 个月后,血清乙肝病毒脱氧核糖核酸阴转率为 21.4%,另有 28.6%患者的血清乙肝病毒脱氧核糖核酸显著降低。7例对疫苗治疗有应答,其中 4 例出现转氨酶升高。1995 年国外采用"裸·DNA 免疫型疫苗"在动物中证明,这种含编码 HBsAg 及 Pre S 基因并有真核细胞启动子的重组质粒 DNA(称裸 DNA),用 2 毫克对黑猩猩作肌内注射,1 次免疫后即可诱生乙肝表面抗体达 100 毫单位/毫升,再刺激后,乙肝表面抗体效价可达 14 000 毫单位/毫升。认为该疫苗可发展成为临床治疗乙型肝炎患者的治疗型疫苗。

国内学者认为,慢性乙型肝炎和乙肝病毒携带状态均是与人体对乙肝病毒产生免疫耐受有关,用不同路线研究消除免疫耐受状态,有可能使乙肝病毒血症或抗原血症消失。闻玉梅教授首先在鸭乙型肝炎动物模型中确定了对鸭乙肝病毒(DHBV)免疫耐受的动物模型,采用合成肽型和重组活病毒型疫苗试治鸭乙型肝炎模型,均不能达到消除对 DHBV 的免疫耐受性。近年他们以金黄色葡萄球菌(简称金葡菌)Cowan I 株为固相基质,表面吸附鸭乙肝病毒表面抗体(抗-DHBs),然后再吸附鸭乙肝病毒表面抗原(DHBsAg),组成了固相基质抗体抗原复合物(SMAA)。复合物颗粒较原 DHBsAg 为大,且有抗体相结合,可通过改变抗原提呈途径,激活耐受动物的免疫应答而打破免疫耐受状态。结果在 60%~80%鸭中清除了血清鸭乙肝病毒脱氧核糖核酸(DHBVDNA),在 40%左右动物中清除 DHBsAg,部分动物还可测得抗-DHBs。以后发现不用金葡菌,单用乙肝抗原抗体复合物也有类似作用。应用这一原则,他们已组建了可用于人体的免疫原性复合物疫苗,正在作临床治疗慢性乙型肝炎或无症状乙肝病毒携带者的研究使用。

今后治疗性疫苗的应用对象主要是慢性肝炎患者和无症状乙肝病毒携带者。由于其组成成分、应用指征、作用机制、效果考核及可能产生的不良反应均与目前市售的预防性疫苗不同,而且治疗性疫苗主要通过调动机体自身的免疫应答起效果,目前尚未见临床试用资料,因此要评估其优劣尚属过早。但只要重视实验和临床研究的紧密结合,发展前景是非常乐观的。

四、丙型病毒性肝炎的防治

213. 丙型病毒性肝炎何时命名？是世界性传染病吗？

丙型肝炎病毒(简称丙肝病毒)迄今并未分离出确定的病毒颗粒，而是首先分离出病毒核酸、基因克隆，而后破译其基因信息，归属黄病毒科后，才被世界公认的。1989年9月在东京召开国际非甲非乙型肝炎和经血传播的传染病学术会议上，统一认识并正式把既往(1987年11月日内瓦世界卫生组织召开的病毒性肝炎技术咨询小组第三次会议)建议的一类肠道外传播的非甲非乙型肝炎命名为丙型病毒性肝炎；同时把另一类肠道传播的非甲非乙型肝炎命名为戊型病毒性肝炎。

丙肝病毒(HCV)感染呈世界性分布，属全球性传染病，但分布不平衡。现欧洲、中东、南美洲及部分亚洲人群中的丙肝病毒抗体(抗-HCV)阳性率为 1%～1.5%，西欧、北美、澳大利亚为 0.3%～0.6%，我国为 0.7%～3.1%。专家估计，目前全世界至少有 2 亿丙肝病毒携带者，中国约占 5 000 万；每年新发生的丙型病毒性肝炎(简称丙型肝炎)病例在美国 17 万例，西欧各国 17 万例，日本 35 万例，并有上升趋势。

214. 丙型肝炎病原具有哪些特征？

丙型肝炎病原是人类黄病毒和动物瘟病毒的一个远亲，在种系发生上它与瘟病毒的关系更近，现已将瘟病毒归入黄病毒家族。丙型肝炎病毒，瘟病毒与黄病毒的基因结构有很多相似之处。迄今尚未在 HCV 感染的宿主中分离出纯真的丙肝病毒蛋白和病毒颗粒。尽管如此,已能在体外将丙肝病毒-互补脱氧核糖核酸(HCV-cDNA)转录成丙肝病毒核糖核酸(HCVRNA),然后通过体外翻译系统将 HCVRNA 翻译成病毒蛋白,并对其进行鉴定研究。而且现已能用不同的表达载体将克隆出的 cDNA 转染给哺乳动物细胞,再表达其产物。经上述分析研究,对 HCV 的结构成分已基本了解清楚。

HCV 含有 1 条正链 RNA 基因组,约由 9 400 个核苷酸(nt)组成。该基因组由 5′、3′ 末端非编码区(NC)和 1 个大的单一开放读码框架(ORF)组成,5′-NC 区位于 ORF 区上游,由 324～341 个 nt 组成。此区 nt 序列高度保守,3′-NC 区位于 ORF 区下游,由 27～55 个 nt 组成。大 ORF 区编码由 3 011 个氨基酸组成的病毒多肽,它又由结构蛋白和非结构蛋白两部分组成,前者参与病毒颗粒的装配,后者参与病毒基因组的复制。公认的结构蛋白有核心蛋白(C 蛋白)和外膜蛋白(E 蛋白),非结构蛋白由 NS_1、NS_2、NS_3、NS_4 和 NS_5 蛋白组成。HCV 基因组具有显著的异源性和高度的可变性,E_1 区和 E_2/NS_1 区是变异最大的部位。我国从丙型肝炎患者分离的 HCV 核苷酸序列与日本株相接近(同源性为 92.6%),而与美国株差异较远(同源性为 80.9%)。HCV 基因组变异率较高,不但有地区差异,同一地区不同人体之间也有差异,即便是在同一患者中,不同时期分离的 HCV 基因组也有差异。例如美国有人收集同一患者两份血清,其间相隔 13 年,在测序分析中发现二者 HCV 有 2.5% 的核苷酸不一样。

不少学者根据 HCV 基因 nt 序列的变异,将 HCV 分为数个型别,Ⅰ 型为美国、欧洲的主要类型,Ⅱ 型系日本、中国的主要类型。同型之间在 nt 序列的差异方面小于 10%,不同型病毒之间差异大于 20%。病毒的变异对临床及治疗发生一定影响。HCV 发生变异后,容易逃避机体的免疫清除作用,从而导致肝病慢性化,不同基因型的混合感染也可能是肝病慢性化和重型化的原因之一。

215. 丙肝病毒的基因分型有何意义?

丙肝病毒(HCV)基因分型因不同学者采用方法的不同,分型方法有异,但 Simmonds 和 Okamoto 的分类法已成为两大系统。全世界广泛存在的有 5 个基因型,即 I/1a、II/1b、III/2a、IV/2b 和 V/3a。在日本,流行优势型为 II/1b 型。在慢性肝病中,II 型多见于进展性肝病,如原发性肝细胞性肝癌中 II/1b 型占 47%,III、IV 型各占 18%,I 型为 11%。我国 HCV 基因型与日本相近,对沈阳、新疆维吾尔自治区、兰州、北京、南京、南宁、成都等地共 1 688 份丙型肝炎患者血清分型,绝大多数为 II 型和 I 型,少数为 III 型。不同基因型对干扰素治疗的反应不一样,III 型约 80%对干扰素-α 有效,II 型约 20%~40%有效,这可能与 II 型患者血清丙肝病毒核糖核酸(HCVRNA)滴度较 III 型为高,肝损害较 III 型为重有关。HCV 基因组在感染者中突变频繁,使 HCV 容易逃避宿主的免疫监视,这种基因变异常常导致 HCV 在大多数宿主体内持续感染。更深的意义尚待研究。

216. 丙型肝炎的传播方式有哪些?

(1)输血:输入商品血液者发生丙型肝炎危险性较输入志愿者血液者高 5~10 倍。前者发病率为 38.5%,后者为 6.4%。输注毒品成瘾者血液的人群中,丙型肝炎发病率远高于输注非毒品成瘾者血液人群的发病率。输入 1 个单位血液者,丙型肝炎发病率为 6.9%,2~3 单位血液者为10.3%,6~15 单位血液者为 12%。输注 30 岁以下男性供血者的血液,丙型肝炎发病率(13.8%),较输注 30 岁以上男性供血者血液的

（5.7％）为高。输注 30 岁以下或 30 岁以上女性供血者血液的丙型肝炎发病率分别为 6.7％和 5.6％。

（2）输注血制品和衍生物：英国报道 371 例输入美国Ⅷ因子后，72 例（19.4％）发生临床型丙型肝炎。我国也曾报道 1 起因输注美国进口的Ⅷ因子而发生丙型肝炎暴发案例。国外还报道因输Ⅸ因子或纤维蛋白原而发生丙型肝炎的。

（3）血液透析：我国慢性肾功能衰竭血液透析患者中 53％丙肝病毒核糖核酸（HBVRNA）阳性。法国血液透析患者急性丙型肝炎年发病率为 4.6％。美国血液透析患者丙型肝炎年发病率为 5.8％，工作人员为 0.8％。发生丙型肝炎的血液透析患者中，57.7％于发病前 6 个月内曾有输血史，工作人员中 43.7％有针刺暴露史。

（4）单采血浆还输血细胞：国内外先后报道 3 次因单采血浆还输血细胞过程中，交叉污染而引起丙型肝炎暴发。

（5）毒品成瘾者：经常反复使用未消毒或消毒不彻底的注射器，为自己注射毒品。

（6）工作中感染：卫生保健工作者、实验室工作人员、处理血或血制品者以及与肝炎患者的接触者中，丙型肝炎发病率较高，可能主要是经皮肤接种传播（包括针头刺伤及意外的职业性传播）。

（7）器官移植：肾移植患者中发生丙型肝炎和死于丙型肝炎者均较高。

（8）性接触传播：丙型肝炎在男性同性恋者中的传播率可达 20％～50％，在异性恋者中的传播为 12％～21％。因此性滥是传播丙型肝炎的危险因素。

（9）母婴传播：主要发生在怀孕后期。

（10）其它：与手术、拔牙、自体血充氧治疗、纹身、纹眉纹眼线、美容，或通过皮肤、粘膜溃疡和隐性伤口均可传播丙型肝炎。但蚊子叮咬能否传播丙肝病毒尚未见报道。

此外，尚有15％～30％的散发性丙型肝炎患者未能证明有经皮或肠道外传播的病史，对于这部分患者是否经肠道内传播，尚待进一步证实。

217. 丙肝病毒可以发生母婴传播吗？

丙肝病毒可以通过母婴传播。现已发现母亲体内高水平的病毒血症能促使丙肝病毒传播给下一代。妊娠后期急性丙肝病毒感染可促使母婴间传播。母亲血清中测出 HCVRNA（丙肝病毒核糖核酸）阳性者比 HCVRNA 阴性者更容易发生母婴传播，而母体内丙肝病毒核糖核酸含量越高，危险性越大。丙肝病毒的基因型影响 HCV 母婴传播率，丙肝病毒 1b 和 3a 是目前认为最常见的母婴传播基因型。

丙肝病毒的母婴传播主要发生在分娩过程中，围产期传播率为10％左右。有人报道，正常分娩较经腹剖宫产更易导致婴儿 HCV 感染。1995 年 Paccagnini 在研究中指出，丙肝病毒阳性母亲所生婴儿中，阴道分娩感染率高于经剖宫产的感染率。母婴传播也可能发生于子宫内，怀孕最后 3 个月感染者比怀孕中期 3 个月感染者更易出现显性感染指标；其中 56％婴儿于生后 4～8 周，甚至半年后可出现暂时、波动性或持续转氨酶增高。至于母乳喂养是否可传播丙型肝炎，需增加群体数目，延长母乳喂养时间（6～10 个月），以决定是否放弃母乳喂养等需提供确认资料。

218. 唾液能传播丙型肝炎吗？

国外有人收集已感染丙型肝炎黑猩猩的唾液 3 毫升，经皮接种于另一只黑猩猩后，每周采血查肝功能及肝活检 1 次，活检标本送光学显微镜及电子显微镜检查（接种前肝活检证实肝脏无任何病理改变),被接种的黑猩猩虽无临床症状,也缺乏一般病理组织学方面的改变,但电子显微镜检查证实确已感染了丙肝病毒。因为在接种后 21 周所取的超薄肝切片中,显示肝细胞的双层膜结构发生液化和扭曲,内皮细胞中的球形颗粒呈结晶状排列。这些超微结构的改变,与患丙型肝炎黑猩猩肝脏病理变化在形态上是一致的。上述结果提示,患丙型肝炎黑猩猩唾液中,可能含有丙肝病毒的传染因子,并能经皮传播给其它黑猩猩。

国外对丙型肝炎患者的配偶和直系亲属调查发现,其家庭成员中丙型肝炎病毒抗体(简称丙肝抗体)阳性率为4.9%,临床丙型肝炎患者唾液里 40%能测出丙肝病毒核糖核酸(HCVRNA)阳性。认为接吻、唾液污染可能是造成家庭成员和密切接触者传播丙型肝炎的重要方式之一。国内报告16 例输血后丙型肝炎患者唾液中,5 例 HCVRNA 阳性。1 名信使在打架时,被 HCV(丙肝病毒)携带者咬伤后患了丙型肝炎。

219. 丙肝病毒能通过性接触传播吗?

美国疾病控制中心调查 1988 年急性丙型肝炎的传播途径时发现,仅 6%的患者有输血史,5%的丙型肝炎患者曾接触过血液或有血液透析史,46%的患者有静脉内滥用毒品史,10%则是与家庭内有肝炎病史者有性接触的夫妇或性伙伴。另一次对照研究表明,凡有 2 个以上异性性伴侣的人群组较无性伙伴的对照组的丙型肝炎发生率高 11 倍;有性接触或家庭内接触丙型肝炎患者病史者较对照组高 6 倍。

近年有报道,美国用放射免疫方法检测 130 例丙型肝炎患者的血清,发现 6~36 个月内有输血史者,其血清丙肝抗体60%呈现阳性;静脉内滥用毒品者血清中丙肝抗体 87%阳性；有性接触或有家庭内丙型肝炎患者接触史者丙肝抗体63％阳性。国内报告7例输血后丙型肝炎患者的精液中4例查出丙肝病毒核糖核酸（HCVRNA）阳性；9例输血后丙型肝炎女性患者的阴道分泌物中2例HCVRNA阳性。综上所述，可以认为，性接触在丙型病毒性肝炎的传播中起重要作用。

220. 为什么性滥交妇女易得丙型肝炎？

丙型肝炎主要通过输血及血制品感染，在探索性接触传播丙肝方面亦已有一些报道。国内辽宁省卫生防疫站专题调研了性滥交妇女中丙型肝炎的感染情况，他们采集因卖淫而教养的妇女血清159例份，以正常已婚妇女150人作对照，两组要求均无受血、供血、手术、吸毒或既往肝炎史，结果用酶联免疫吸附测定（ELISA）法测出卖淫妇女中9.4％（15/159）丙型肝炎病毒抗体（抗-HCV，简称丙肝抗体）阳性，对照人群为1.3％（2/150），差别非常显著；还发现卖淫时间短于2年的101名妇女中抗-HCV阳性仅1人，卖淫超过2年的58名妇女中抗-HCV阳性者为14人，患过性病的19名卖淫妇女中7人（36.8％）抗-HCV阳性，未患性病的抗-HCV阳性率为6.1％（8/132），患性病的抗-HCV阳性率是未患性病妇女的6倍。由此说明性病性接触在传播丙型肝炎中起辅助作用；造成卖淫妇女易患丙型肝炎的原因是由于性伙伴的频繁更换，随卖淫时间的延长而感染丙肝病毒的机会增加。

221. 丙型肝炎的高危人群是哪些人？

丙型肝炎的高危人群是指能经常接触血液或血制品者，如血友病患者、静脉内滥用毒品成瘾者、血液透析患者、骨髓和肾移植患者、心外科患者以及经常经皮注射的患者。据来自西班牙的报告，血友病患者、静脉内滥用毒品成瘾者及血液透析患者，丙型肝炎病毒抗体阳性率分别为64％、70％及20％，较一般人群明显为高。同性恋、异性恋及性滥者,丙型肝炎发病率亦高。

我国某地区检测 65 例单项丙氨酸氨基转移酶(简称转氨酶)升高的供血者,其丙型肝炎抗体阳性率为 90.8%(59/65),说明我国供血者是丙型肝炎高危人群。这些人群经常是无肝炎症状和体征,而仅是单项转氨酶升高。提示我们今后对单项转氨酶升高而无肝炎临床症状者不仅要检查乙肝病毒的标志,更应该检测丙型肝炎病毒抗体。

222. 丙型肝炎在配偶中的感染情况如何?

丙型肝炎主要是通过输血及血制品传播,但实际上有不少并非通过输血传播。日本时田元对丙型肝炎患者能否将丙型肝炎病毒传染其配偶进行了研究。研究对象是 82 名慢性丙型肝炎患者的配偶,对照组为 47 名慢性乙型肝炎患者的配偶。

82 名慢性丙型肝炎患者,因输血引起者 25 名,无输血史者 57 名。25 名因输血引起的慢性丙型肝炎患者配偶中,有 3 名(12%)出现肝功能障碍,57 名无输血史的慢性丙型肝炎患者的配偶中,有 7 名(12.3%)出现肝功能障碍。由此可见,82 名慢性丙型肝炎患者的配偶中,有 10 名(12.2%)出现肝功能障碍,其中无 1 例是酒精或药物引起的,也均无输血史。而对照组 47 名慢性乙型肝炎患者的配偶中,无一例出现肝功能障碍(P 值<0.05)。结果表明,慢性丙型肝炎患者配偶的肝功能障碍发生率比慢性乙型肝炎患者配偶的肝功能障碍率明显为高($P<0.05$)。因此认为,丙肝病毒可在配偶者之间发生传播。

慢性丙型肝炎在其配偶中的传播率可高达 21%,显著高于其他家庭成员。研究还表明,夫妻间感染的丙肝病毒,其核糖核酸(HCVRNA)基本上是一样的,对夫妻间感染丙肝病毒的序列分析已肯定,其同源性显著高于其他人群。

223. 各国急性输血后与慢性输血后丙型肝炎患者的丙肝抗体阳性率有何差异?

一般来说,慢性输血后丙型肝炎患者丙肝抗体(抗-HCV)阳性率高于急性输血后丙型肝炎。来自美国的报告,慢性输血后丙型肝炎患者丙肝抗体阳性率为 100%,而急性输血后丙型肝炎患者丙肝抗体阳性率只有 60%。同样,来自日本、西德及中国的报道,慢性输血后丙型肝炎患者丙肝抗体阳性率分别为 78%(18/23)、79%(44/56)及 95.2%(60/63),均明显高于急性输血后丙型肝炎患者丙肝抗体阳性率,后者分别为 15%(2/13)、20%(4/20)及 37.5%(3/8)。因此,慢性输血后丙型肝炎患者,在流行病学上,是更重要的传染源。

224. 血清丙氨酸氨基转移酶正常和异常的供血者丙肝病毒抗体的阳性率如何?

据来自美国、英国、西班牙、西德及中国的报道,血清丙氨酸氨基转移酶(简称转氨酶)正常的供血者,丙肝抗体阳性率很低,而且各国基本一致,约 0.5%~1%。而转氨酶异常的供血者,丙肝抗体阳性率明显高于转氨酶正常者。各国差异较大,如美国丙肝抗体阳性率 44%,中国 93.8%,西德仅1.3%。认为应用丙肝抗体筛选供血者,可排除 85%具有丙肝病毒传染性的供血者。

225. 河北省暴发丙型肝炎和随访特点如何?

1985 年 10 月河北省固安县 65 名单采血浆还输血细胞(简称献浆)供血者中,发生丙型肝炎 26 名,罹患率 40%,潜伏期为 45 日左右,急性期血清丙氨酸氨基转移酶(简称转氨酶)明显升高,反复异常,1 年后转氨酶异常率为 42.3%,2 年时为 26.9%，第五、第八年时转氨酶仍分别有 37.4% 和 28.2% 不正常；转氨酶的异常分持续性和波动性两类，呈转氨酶波动异常者占 1/3～1/2。用抗-HCV(C-100)，酶联试盒检测病后 1 个月内，2～6 个月、1 年、2 年和 3～4 年患者血清，丙肝病毒抗体的阳性率分别为 0.0%、85.7%、91.7%、100.0% 及 100.0%。

对固安县不同人群的丙肝病毒感染状况进行调查，发现健康成人中抗-HCV(C-100)阳性率为 8.3%～14.1%，一般献全血者为 8%～31.9%，其他单采血浆供血员为 9.1%～60%，与献浆无关的肝炎患者为 48%。在乙肝表面抗原阳性供血员中，也有 32.4% 的人同时存在丙肝病毒抗体阳性。说明我国河北固安县有较多的丙肝病毒携带者和较高的流行率。

另外对献血浆供血者管理不严。一些丙型肝炎患者或转氨酶升高者，隐瞒病史、自服降酶药，混入供血者队伍中。在采血浆还输血细胞过程中，未执行严格的无菌操作，也未用一次性采血还输器，遂致交叉污染，造成献浆供血者经血感染，从而丙型肝炎暴发流行。

河北省卫生防疫站对 163 例丙型肝炎患者进行了 8 年前瞻性随访研究。用第二代的丙肝病毒抗体试剂检测第五、第八年患者血清，仍有 92.9% 和 83.4% 呈阳性；转氨酶恢复正常者中抗-HCV 转阴率第五、第八年分别为 16.2% 和 21.8%；第八年用套式多聚酶链反应法检测抗-HCV 阳性血清，发现丙肝病毒核糖核酸(HCVRNA)阳性率为 83.7%。随机检测 45 例 HCVRNA 的阳性基因型，42 例为 II 型。随访 8 年中未检出胎甲球异常者，也未见有失代偿肝硬变及肝癌发生者。

河北省暴发丙型肝炎的事实表明，我国人群中丙型肝炎感染率在局部地区很高。职业献血员比健康人携带丙肝病毒率高 1～4 倍，是丙型肝炎的主要传染源。丙肝病毒感染后 60% 并不发生显性肝炎，但转慢率或慢性程度相当高。关于中国人丙型肝炎发展成肝硬变和肝癌的可能性、比重及间隔时间尚待跟踪探索。

226. 丙肝病毒抗体阳性患者的血有无传染性？

丙型肝炎抗体（简称丙肝抗体）阳性患者的血，含有丙型肝炎病毒，具有传染性。有人对 1984～1986 年间 383 例心外科手术患者，共接受 5150 份血制品注射后丙型肝炎的发生率，进行了前瞻性研究。结果 9 例发生输血后丙型肝炎的患者中，有 6 例（67%）丙肝抗体阳性，而 374 例未发生丙型肝炎者中，只有 9 例（2.4%）丙肝抗体阳性（P 值<0.001）。9 例输血后丙型肝炎患者，共接受血制品 151 份，其中 6 份（3.9%）丙肝抗体阳性；374 例未发生丙型肝炎的患者，共接受血制品 4 999 份，其中丙肝抗体阳性 31 份（0.6%），P 值<0.001。383 例心外科手术患者，共 34 例接受 1 份或 1 份以上丙肝抗体阳性血制品，结果 6 例（18%）发生丙型肝炎，而 349 例接受丙肝抗体阴性血制品，结果只 3 例（0.86%）发生丙型肝炎（P 值<0.001）。

上述研究结果表明，输丙肝抗体阳性患者的血，丙型肝炎的发生率，显著高于丙肝抗体阴性者。

由于丙肝病毒变异及其复制水平低下，因此丙肝病毒感染的检测较困难。我国近年调查发现，即使输注丙肝抗体阴性的血液，也存在传染丙型肝炎的可能性。如国内心脏手术的受血患者中丙肝病毒核糖核酸检出率为 31%，慢性肾功能衰竭的血液透析患者中竟高达 53%。这些患者输血不安全的主要原因为检测丙肝抗体的市售药盒不够灵敏；今后采用第三代高质量试剂后,情况可望有很大改善。

227. 丙型肝炎的临床特征有哪些?

(1)丙型肝炎与乙型肝炎比较,血清丙氨酸氨基转移酶(简称转氨酶)峰值较低,无症状及无黄疸病例较多,大多数患者不易被发现,除非定期检查肝功能才能作出诊断。

(2)转氨酶升高呈 3 种特殊的类型,即单相型、双相型及平坦型。

(3)潜伏期 2～26 周,平均 7.8 周,较输血后乙型肝炎平均 11.8 周为短。有报告短潜伏期丙型肝炎,大多见于用第Ⅷ因子的血友病患者,潜伏期最短者 4 天至 2 周,大多数 1～4 周。散发型丙型肝炎(无输血史者)的潜伏期不易确定,有人分析家庭内散发病例潜伏期为 12 周。潜伏期的不同,可能反映丙型肝炎因子的不同或同一因子的不同剂量所致。

(4)短潜伏期丙型肝炎,病情较重,症状较多,常有黄疸,但较少发展为慢性化。

(5)长潜伏期和轻型或无黄疸型丙型肝炎,易发展成慢性,女性较男性易发展为慢性,经皮传播较肠道传播易发展为慢性。

(6)生化和组织学康复后 2～3 年,常常又出现转氨酶缓慢升高或间歇升高。

(7)无症状供血者传播丙型肝炎给受血者,以及从一个供血者连续 6 年采集的血液,对黑猩猩仍具有传染性,提示有慢性丙肝病毒携带状态,其携带率甚至比乙型肝炎更高。

(8)丙肝病毒感染后的临床或自然演变过程各国相似。一般规律是:约 1/4 的患者有显性症状,3/4 呈无症状;临床上 1/3 为黄疸型病例,2/3 为无黄疸型。在住院的丙型肝炎总病例中,约有 1.5% 的患者发展为暴发型肝炎,半数以上发展为慢性。从丙型肝炎急性感染（或隐性感染）变成慢性丙型肝炎的平均过程约 10 年,发展到肝硬变约 20 年,少数患者恶变为原发性肝细胞性肝癌需 30 年左右。

(9)重型丙型肝炎在散发性病例中很少见,发展为暴发型肝炎者多系重叠感染所致。

228. 丙型肝炎患者血清丙氨酸氨基转移酶升高有哪几种类型？ 其意义如何？

丙型肝炎血清丙氨酸氨基转移酶(简称转氨酶)升高有 3 种类型:

(1)单相型:转氨酶急速上升,形成高峰后,短时间内(约 6 周左右)降至正常,变动曲线呈三角形。

(2)双相型:转氨酶在急性期有两个或两个以上高峰。

(3)平坦型:转氨酶轻度上升,缓慢起伏下降。

3 种类型各具有不同的临床意义。单相型潜伏期及肝损害持续时间最短,平坦型最长,但症状最轻,无 1 例发生黄疸。双相型肝损害程度最重,转氨酶为高值,常持续 4 个半月,甚至半年以上,症状最重,预后最差,多为重型,黄疸发生率最高。迁延化病例单相型最少,双相型及平坦型较多。出现上述不同临床现象的原因不清,可能是由于多种病原因子所致。

229. 丙肝抗体与血清丙氨酸氨基转移酶及临床过程有关系吗？

日本对 108 例丙型肝炎患者进行了丙型肝炎病毒抗体的检查,发现阳性者 87 例,阴性者 21 例。将两组病例进行比较,丙肝抗体阴性者,转氨酶多表现为单相型,临床过程大都趋于正常,预后良好;而丙肝抗体阳性者,转氨酶常表现为双相型,临床上多数病例迁延化,预后较差。

我国采用 Chiron C-100 酶联免疫试盒检测临床型丙型

肝炎 152 例中,丙肝抗体阳性率为 90.8%(138/152)。其中于发病 1 月内检测者仅 37.5%的病例阳性;1～6 个月内仍有转氨酶增高者的阳性率高达 82.8%;7～11 个月转氨酶异常者丙型肝炎病毒抗体阳性率为 88.9%;12～23 个月及 2 年以上转氨酶异常者丙肝抗体阳性率分别是 95.2%及 100%。对其中 45 例急性丙型肝炎随访 3 年,发现转慢率 43.9%,无黄疸型较黄疸型更易发展成慢性(无黄疸型 52.4%,黄疸型 35.0%)。观察发现转氨酶持续异常超过半年以上者丙肝抗体阳性率明显增加。发展为慢性者,丙肝抗体几乎持续阳性。

临床工作中应特别注意发现乏力、食欲低下、肝区不适等症状均轻微的转氨酶正常的患者,也应关注无任何自觉症状而单项转氨酶增高的患者,应不厌其烦地查询输血及血制品史,注射免疫生物制品应用史、血污染物接触史、拔牙史、不洁注射史和针刺、纹身史等,防止漏诊、误诊。

230. 丙型肝炎与乙型肝炎有何相似处?

(1)丙型肝炎临床表现与乙型肝炎相似,但与乙型肝炎比较,无症状及无黄疸病例较多,有些患者不易被发现,除非定期检查肝功能,才能作出诊断。

(2)传播方式与乙型肝炎相似,两者均可通过输血、血制品、血液透析及静脉内滥用药物等途径传播。

(3)丙型肝炎与乙型肝炎一样,也有无症状丙肝病毒慢性携带者。研究表明,无症状带病毒供血者,能传播丙型肝炎给受血者;从一个供血者连续 6 年采集的血液,对黑猩猩仍具有传染性,提示丙型肝炎也有慢性病毒携带状态,其携带率甚至比乙型肝炎更高。

(4)丙型肝炎与乙型肝炎均有向慢性肝炎或肝硬变发展的倾向,其发生率甚至比乙型肝炎更高。

(5)与乙型肝炎相似,丙型肝炎也可发展为原发性肝癌。

(6)丙型肝炎也可能有性接触传播及母婴传播,但不如乙型肝炎发生机率高。

231. 用中国丙型肝炎患者血清研制出哪几组丙型肝炎基因诊断试剂盒?

中国预防医学科学院杨永平报道:从湖南及秦皇岛丙肝病毒核糖核酸(HCVRNA)阳性患者血清扩增并克隆到 1 段 563bp 的丙肝病毒(HCV)基因组 C 区(核心区)抗原基因 $C_{269/831}$,利用原核高效表达载体 pBV_{220} 在大肠杆菌中有效表达。他们又以中国人 HCV_{c33c} 重组蛋白和分支状合成肽 MAP-C-19 为复合抗原,建立适合我国国情的丙肝抗体(抗-HCV)诊断试剂盒,与美国 Abbott 试剂盒比较,符合率达 98%,重复性好。用国产药盒检测正常人群抗-HCV 阳性率为 1.4%,北方职业献血员为 24%,义务献血员为 1.2%。南京军区医学科学院李越希亦报道相似的工作,用非结构区(NS_3)抗原装配成抗-HCV 试剂盒。陶其敏等报道从中国固安县丙型肝炎患者中扩增出 HCV NS_5 片段,将 NS_5 重组表达可研制抗-HCV 第三代检测试剂盒。

232. 丙肝病毒血症在临床上常见有哪几种形式?

输血后丙型肝炎患者丙肝病毒血症常见有下列 5 种模式:

(1)急性自限性肝炎伴暂时性病毒血症。

(2)急性自限性肝炎伴持续性病毒血症,如 41 例输血后丙型肝炎患者被随访 1～8 年(平均 6 年),5 例在病后 2～6 周丙肝病毒核糖核酸(HCVRNA)转阴,另 5 例虽血清丙氨酸氨基转移酶正常,但 HCVRNA 长期阳性。

(3)持续病毒血症但不发生肝炎,呈 HCV 无症状携带状态。

(4)慢性丙型肝炎伴间歇病毒血症。

(5)慢性丙型肝炎伴持续性病毒血症。上述 41 例中 31 例
(75.5％)属此类。

233. 丙型肝炎有何病理特点及发病机制？

丙型肝炎在病理上具有许多特征性改变。

(1)汇管区淋巴细胞聚集,可形成淋巴滤泡;胆管上皮细
胞变性,周围有大量淋巴细胞浸润。这样严重的汇管区炎症及
胆管损伤是丙型肝炎慢性化的重要标志。

(2)肝窦中炎细胞浸润,但不波及窦周的肝细胞,这是区
别于急性乙型肝炎的特点,乙型肝炎病理中常伴有窦周细胞
嗜酸变性或坏死。

(3)肝小叶内肝细胞变性、坏死较轻。

(4)窦周及肝细胞间隙纤维化比乙型肝炎更为明显,且出
现较早。这可能是它更易发展为肝硬变的原因之一。

(5)肝细胞脂肪变性多见。

丙型肝炎是以肝细胞损伤为主的疾病,肝细胞破坏的机
制有两种可能性:

(1)丙肝病毒直接破坏肝细胞,由于采用聚合酶链反应和
原位杂交检测均显示血清及肝脏丙肝病毒核糖核酸(HCV-
RNA)的变化与转氨酶异常变化相平行。认为病毒在复制过
程中可能直接损伤肝细胞的细胞器,促使肝细胞膜对转氨酶
的通透性增加。但在坏死区内未能检测到 HCVRNA,似乎又
不完全支持这点。

(2)较多实验证明免疫因素是肝细胞损伤的主要原因,尤
其是细胞免疫可能是丙肝病毒导致肝细胞损伤的重要因素。
丙肝病毒导致肝细胞死亡的形式有两种,一是坏死,二是凋

亡。此外,丙型肝炎患者血清中肿瘤坏死因子(TNF)处于高水平状态,这也可介导肝细胞进一步损害。总之,HCV致使肝细胞损伤的机制不是单一因素所为,可能是综合原因导致细胞膜的通透性和生理功能的改变。有关丙型肝炎更具体的发病机制,还有待今后的研究阐明。

234. 丙型肝炎诊断中常用哪些病原学检测方法?

丙肝病毒抗体(抗-HCV)的检测

(1)第一代试剂盒是以丙肝病毒(HCV)阳性克隆(C-100)与编码超氧歧化酶(SOD)的基因片段融合,经高效表达的重组抗原(C-100-3)包被,用酶联免疫吸附法(ELISA)或放免法检测患者血清内的抗-HCV。

(2)重组免疫印迹法(RIBA)。初期是以C-100-3和5-1-1抗原检测血清抗-HCV,进一步发展又加上$C_{33}C$和C_{22}抗原,这样大大提高了检测敏感性,后者称为RIBA-2,可检出早期HCV感染者。

(3)第二代抗-HCV酶联免疫方法检测(EIA-2)的抗原与RIBA-2相同,因其方法较RIBA-2简单,已广为临床采用。

(4)第三代抗-HCV试剂盒是在第二代基础上加NS_5区抗原,将进一步提高HCV感染的检出率。

血清丙肝病毒抗体免疫球蛋白M(抗-HCV IgM)的检测

采用ELISA法,若抗-HCV IgM持续阳性,预示慢性化,或病情严重化。

血清丙肝病毒核糖核酸(聚合酶链反应)的检测

由于丙型肝炎患者血清内HCVRNA较丙肝抗体出现早,持续时间较长。因此用灵敏度高的聚合酶链反应来检测丙肝病毒核糖核酸是提高丙肝病原学特异性诊断和判断传染性的一项重要的实用方法。

肝组织 HCV 标志检测

(1)肝细胞内 HCV 抗原检测,可采用直接免疫荧光法和免疫组化法进行,结果可见 HCV 核心区、核壳区(E)及 NS_3 区抗原阳性,比例数分别为 11/48、8/32 及 11/42 例,抗原分布于胞浆内。凡抗原阳性者肝组织病变也重。

(2)肝组织的分子杂交及肝细胞原位杂交检测 HCV 病毒核酸的方法可以高效特异地了解病毒的复制、整合及细胞内定位状态。

235. 检测外周血单核细胞中的丙肝病毒核糖核酸有何临床意义?

检测肝炎患者血清中丙肝病毒核糖核酸(HCVRNA)有助于丙肝抗体(抗-HCV)阴性的丙型肝炎诊断和早期诊断;丙型肝炎的肝损害可能与 HCVRNA 血症有关;而外周血单核细胞(PBMC)中可贮存 HCVRNA,在丙型肝炎患者的慢性化中可能起一定作用。

临床上已发现,用第二代试剂检测急性丙型肝炎患者血清中的抗 HCV 为 78%,慢性丙型肝炎可达 96%,而血清中的 HCVRNA 检出率,在急慢丙型肝炎之间无明显差异($P>$0.05)。如果同时开展 PBMC 的检测,则在急、慢性丙型肝炎患者中的 PBMC 内的 HCVRNA 分别是 32.6% 和 80.95%,说明慢性丙型肝炎患者外周血单核细胞中的阳性率比急性丙型肝炎高 1 倍多;还发现凡是 PBMC 内检出 HCVRNA 的慢性丙型肝炎患者中,其血清丙氨酸氨基转移酶(ALT)85% 呈不正常;在抗-HCV 阳性而 ALT 正常的慢性丙型肝炎患者中,PBMC 中检出 HCVRNA 的比例只有 11%～28%,说明能检出 PBMC 中 HCVRNA 的慢性丙型肝炎患者呈慢性活动倾向,同时发现病理上的肝损害亦相应明显。一般认为

PBMC 中 HCVRNA 仅在抗-HCV 阳性患者中检出,尚未发现抗-HCV 阴性患者中 PBMC 内存在 HCVRNA 阳性。但在血清 HCVRNA 阴性的外周单核细胞中却能查到 HCVRNA 阳性,不能排除这是丙型肝炎患者趋向慢性化的标志。

236. 丙型肝炎常伴发自身免疫性疾病吗?

慢性丙型肝炎患者常伴发免疫性疾患,据报道,16%的患者伴有血管炎、扁平苔癣、自身免疫性甲状腺炎或特发性血小板减少性紫癜,36%的患者伴有混合性冷球蛋白血症,21%的患者丙肝抗核抗体阳性,21%抗线粒体抗体阳性,7%抗甲状腺球蛋白抗体阳性,2%抗甲状腺微粒体阳性,丙肝病毒(HCV)感染者可能与某些干燥综合征有关。《中国医学论坛报》报道,由丙肝病毒的免疫复合物造成的脉管炎可同时引起皮肤和肾损害,如 8 例慢性丙型肝炎患者有蛋白尿,其中 7 例肾功能减退,肾活检均为膜增殖性肾小球性肾炎。肾小球内有 IgG、IgM 及补体 3 的沉积。电镜检查 4 例患者中 3 例有冷球蛋白样结构,其中含有丙肝病毒核糖核酸(HCVRNA)及丙肝核心抗体免疫球蛋白 G,全部患者血清 HCVRNA 阳性,丙氨酸氨基转移酶升高,有半数病例采用干扰素治疗 2～12 个月,均可见肝、肾功能好转,丙肝病毒复制减少。说明兼有自身免疫疾病的丙肝患者采用干扰素治疗尚有一定效果。

237. 干扰素对急性丙型肝炎治疗有效吗?

Omata 等在 1990 年曾总结干扰素-α(IFN-α)对急性丙型肝炎的疗效。他对 11 例急性丙型肝炎患者用 IFN-α 治疗 4 周,14 例急性丙型肝炎患者不接受治疗作对照。1 年后,对照组的 14 例患者有 13 例的血清丙氨酸氨基转移酶(ALT)波动,而治疗组 11 例中只有 4 例波动。两组差异显著。治疗组中血清 ALT 波动的 4 例患者再次采用 IFN-α 治疗,随访 2

年中只有 1 例波动;而对照组接受持续随访的 12 例患者中
10 例 ALT 多次波动异常。2 年后,治疗组接受随访 6 例患者
中丙肝病毒核糖核酸(HCVRNA)和丙肝抗体(抗-HCV)有 3
例阴转;对照组 9 例被随访者的 HCVRNA 及抗-HCV 全部
为阳性。Omata 等认为 IFN-α 可以防止急性丙型肝炎向慢性
化发展。用干扰素治疗的丙型肝炎患者,体内的丙型肝炎病毒
可被抑杀,发病过程可以中断。另有一些学者认为,对急性丙
型肝炎患者采用 IFN-α 治疗,至少可防止 30% 的丙型肝炎患
者向慢性化发展。北京某院近年用国产或进口的 IFN-α 治疗
急性丙型肝炎 10 例,剂量为每次 300 万单位,每周 3 次,疗程
1 个半月。10 例患者全部有输血史,9 例患者在治疗后 10 日
左右症状逐渐消失,1 个月内 ALT 恢复正常,其中 5 例患者
的 HCVRNA 在治疗结束后 15~30 日内阴转,另一例在随访
第二个月阴转。提示干扰素治疗急性丙型肝炎确实有效,特别
在输血后 1 个月内接受治疗的 2 例丙型肝炎阳性病原指标都
在治疗后 1 个月就转阴,提示急性丙型肝炎早期诊断后用干
扰素早期治疗的效果可能会更好。

238. 采用干扰素-α 治疗丙型肝炎的现状如何?

慢性丙型肝炎病程长,很少自然恢复,抗病毒治疗是必需
的,经多年国内外应用干扰素-α(IFN-α)治疗实践认为:

(1)中国人治疗方案可按 300 万单位(3MU),肌内注射,
每周 3 次,疗程 24 周为宜。个别无效可增加为每次 600 万单
位(6MU)。有报告应用每日 1 次,4~8 周后改为每周 3 次。疗
程延长到 48 周时,近期疗效相似,但长期稳定疗效可由 10%
提高到 28%。

(2)血清丙氨酸氨基转移酶(ALT)可作为判定疗效的指
标之一,一般治疗有效的患者,在用药 1~4 月后 ALT 降为

正常,治疗结束时约50%患者完全应答〔ALT正常,丙肝病毒核糖核酸(HCVRNA)转阴〕,停止治疗后半年内有40%～90%患者ALT再上升,HCVRNA再现,观察3年,ALT维持正常者约20%～30%。ALT维持正常者表明病毒基本被清除或仅有低水平复制。

(3)停药6个月后ALT仍正常者为完全应答,这些患者肝组织损害90%明显改善,不但肝组织炎症减轻,肝纤维化也显著减轻。

(4)影响干扰素-α疗效的因素:①HCV基因型属Ⅲ型(2_a)者对IFN的应答率可达80%,若为Ⅱ型(1_b)则为20%左右。中国人感染的丙肝病毒以Ⅱ型为主。②HCVRNA血清水平低者应答率高。③有报告认为,慢性迁延型肝炎半数以上治疗有效,也有报告认为慢性活动性肝炎应答率高。一致的看法是伴有肝硬变的患者应答率极低。④治疗后丙肝抗体免疫球蛋白M(抗-HCV IgM)转阴者、外周血单个核细胞内的HCVRNA消失者及血HCV负链RNA消失者在停药后复发机会较少。⑤治疗中若早期产生干扰素抗体可能对疗效有一定影响。⑥老年人疗效不如年青人。

(5)有人报告急性丙型肝炎患者用干扰素-α治疗可防止转化为慢性,但需进一步研究证实。

(6)与干扰素联合治疗的药物,目前主要有病毒唑、熊去氧胆酸等。

239. 干扰素-α治疗丙型肝炎的疗效与什么有关?

(1)与丙肝病毒核心蛋白数量有关:Tanaka等研究认为,应用荧光酶联免疫法测定慢性丙型肝炎患者血清中的丙肝病毒核心蛋白,并作定量分析,对预测干扰素-α的疗效是有用的。他治疗的27例慢性丙型肝炎患者中,11例有显效,这11

例经干扰素-α治疗2周后,其HCV核心蛋白全部阴转并测不出来,随访1年中其丙肝病毒核糖核酸(HCVRNA)也持久转阴。而16例无效患者血清中的HCV核心蛋白和HCV-RNA水平均明显高于显效的病例。

(2)与丙肝病毒NS$_5$A2209～2248编码区的氨基酸错义变异有关:Enomoto等将丙肝病毒非结构区NS$_5$A羧基端2209～2248之间的序列称为"干扰素敏感性决定区"(Interferon sensitivity-determining region,ISDR)。应用干扰素-α后,此区与HCV-J野生株序列完全相同的患者无一例对干扰素-α有治疗反应;此区有1～3个氨基酸错义变异者(作者称谓居中型,Intermediate type)中13%(5/38例)呈现HCV-RNA转阴,血清丙氨酸氨基转移酶(ALT)复常的完全反应;另有4～11个氨基酸变异的16例(变异型,Mutant type)患者全部获得临床治愈的完全反应。说明丙肝病毒的变异株和其变异部位与对干扰素-α的治疗能否获得完全反应明显相关。该研究者认为,虽然这些获得完全反应的患者,其血清中HCV-RNA的基础水平在变异型者中均较低,但在多变量研究和分析中发现,在NS$_5$A 2209～2248区错义变异的氨基酸数量是唯一与干扰素-α治疗结局直接相关并具独立影响的变量因素。

240. 人成纤维细胞干扰素-β治疗输血后丙型肝炎的疗效如何?

国外报道,用人成纤维细胞干扰素-β治疗输血后丙型肝炎11例,治疗前用肝活检证实,5例为慢性活动性肝炎,6例为急性肝炎。方法是将人成纤维细胞干扰素-β 300万单位加入500毫升生理盐水中静脉点滴,每周3次,共4周。治疗结束后,对4例急性肝炎及4例慢性活动性肝炎患者进行了肝

活检,另一例急性肝炎于 1 年后行肝活检,结果如下:

(1)4 例急性肝炎患者中的 3 例和 4 例慢性活动性肝炎患者中的 2 例,其门脉区和肝小叶周围炎性浸润改善,未发现肝细胞坏死,但慢性活动性肝炎患者的肝纤维化程度无改善;另 1 例急性肝炎在治疗 1 年后,肝活检示组织学正常。

(2)5 例慢性活动性肝炎于 1 周后,血清丙氨酸氨基转移酶(简称转氨酶)开始下降,3 例降至正常范围,但 1 个月后,全部患者转氨酶回升,12 个月达治疗前水平;6 例急性肝炎,5 例转氨酶降至正常范围,其中 4 例稳定 12 个月,1 例 3 周后转氨酶回升,4 个月后自行恢复正常,稳定 7 个月;另 1 例急性肝炎于治疗结束后,转氨酶立即恢复正常,且稳定 12 个月。

上述结果表明,输血后急性丙型肝炎,干扰素治疗效果肯定,而对输血后慢性丙型活动性肝炎,仅有暂时降酶作用。因此认为,干扰素-β 短期小剂量治疗输血后急性丙型肝炎,疗效良好,前景广阔,但能否防止急性肝炎慢性化,还需要作对照研究。

241. 淋巴瘤停用化疗时的丙肝病毒携带者易发生暴发型肝炎吗?

例 1,44 岁,男性,有慢性丙型肝炎病史 2 年,无肝硬变。当伴发非霍奇金淋巴瘤时采用环磷酰胺、阿霉素、长春新碱、博莱霉素及口服强的松等治疗 10 个疗程。停药 2 周后患者血清丙氨酸氨基转移酶(ALT)高达 6 030 单位/升,胆红素 296.6 微摩尔/升,Ⅲ°肝昏迷。多聚酶链反应检出丙肝病毒核糖核酸(HCVRNA)阳性。基因型 1b。其它肝炎病毒指标均阴性,各免疫抗体均阴性。以急性肝功能衰竭于 6 日后死亡。

例 2,31 岁,男性,6 年前输血后丙肝抗体(抗-HCV)阳性,组织学证实为丙肝病毒(HCV)相关性肝炎,但无肝硬变证据。因伴发霍奇金淋巴瘤，并用阿霉素、博莱霉素、长春新碱、氮烯咪胺治疗 2 个月。停药后 24 日患者 ALT 3 870 单位/升，胆红素 201.8 微摩尔/毫升，Ⅱ°肝昏迷，HCVRNA 由治疗结束时的 10^8 基因组当量/毫升降至 10^2 基因组当量/毫升。HCV 基因型为 2a，其它病毒和抗核抗体、抗线粒体抗体、平滑肌抗体、肝肾微粒体抗体均阴性，经支持疗法后患者康复。于第五十日肝组织活检显示慢性丙型肝炎表现，ALT 正常。

这两例丙型肝炎在化疗期间无输血、吸毒或酗酒史。但均证实为慢性丙肝病毒携带者，在停用化疗或糖皮质激素时，会出现广泛肝坏死。提示对即将进行化疗的患者，应进行丙肝抗体检查，如为阳性，治疗前、中及后，或在糖皮质激素减量时，应密切注意 ALT 及肝细胞发生致命性恶化的情况。

242. 丙型肝炎的康复型和转慢型如何区别？

急性丙型肝炎约 40%～50%可发展为慢性肝炎，称转慢型，其余为自限性，可自动康复，称康复型。康复型与转慢型比较，康复型平均潜伏期较短，但急性期发病较重，平均转氨酶水平较高，但持续时间较短，黄疸较为多见，丙肝抗体阳性率较低。

普林斯等连续测定慢性和自限性丙型肝炎的黑猩猩和患者的血清丙肝病毒抗体。结果表明，慢性丙型肝炎病毒感染者，丙肝抗体阳性率较高，且呈持续高滴度，而自限性丙肝病毒感染者，丙肝抗体阳性率较低，呈低滴度，易转为阴性。因此，连续检测血清丙肝病毒抗体，可鉴别是慢性或自限性丙肝病毒感染。

243. 丙型肝炎的预后怎样？

虽然丙型肝炎临床症状相对较轻，但易向慢性化转变，血清丙氨酸氨基转移酶(简称转氨酶)常呈波浪起伏升高,持续达 6 个月者(占 57%)比乙型肝炎(占 28%)更为多见。长潜伏期和轻型或无黄疸型者,易发展为慢性,女性较男性更易发展为慢性。老年和高剂量丙肝病毒急性感染者易发展成慢性。经皮传播者,特别是输血后丙型肝炎较非肠道外传播者更易发展为慢性。据报告,输血后丙型肝炎慢性化频率高达 40%~60%,而且,大多数形态学改变为慢性活动性肝炎,其中 10%~20%发生肝硬变,有时在急性起病后几个月至 1 年之内,在无症状的情况下,不知不觉地演变为肝硬变,而且,少数患者病情迅速发展,预后不良。

丙肝病毒在持续传染过程中易发生变异,并在进化中发展为不同的基因型。在我国大部分地区的 1b(Ⅱ)型占优势,少数是 2a(Ⅲ)型;已发现Ⅱ型丙肝病毒对干扰素治疗不满意,且常见在生化和组织学初次康复 2~3 年后,又出现转氨酶缓慢升高或间歇升高,容易忽略而不被发现,最后多数演变为慢性肝炎和肝硬变。

不仅人类自然感染慢性化程度高,实验感染的黑猩猩,于急性丙型肝炎 5~7 年后,约 50%经组织学、生化或电子显微镜检查,均证明已演变为慢性肝炎。

最近美国报道 231 例丙型肝炎,其中 45 例丙肝抗体阳性者从输血到发生慢性肝炎平均时间为 10 年;23 例丙肝抗体阳性者从输血到发生肝硬变的平均时间为 21.2 年;21 例丙肝抗体阳性者从输血到发生肝癌的平均时间为 29 年。

在酒精性肝损伤基础上再感染病毒肝炎,其肝脏的组织学改变更明显。已有酒精性肝硬变再合并丙型肝炎者,易发生肝癌,且手术后的存活率也低。

丙肝病毒感染后,存在着慢性丙肝病毒携带者,表现为无任何自觉症状,用聚合酶链反应方法可查出丙肝病毒核糖核酸(HCVRNA)阳性,但其转氨酶(ALT)水平始终正常。亦有报告,这些转氨酶正常的丙肝病毒携带者,肝脏中有损害,它还可通过其它未知机制促发无症状患者肝纤维化、肝硬变,少数也可导致肝癌。

244. 丙型肝炎与原发性肝癌有关系吗?

丙肝病毒感染后,尤其已有肝硬变者,发生肝癌的危险性就增加。国外报道,美国及西欧的原发性肝细胞癌(HCC)患者中45%～69%与丙肝病毒感染有关。在日本,丙肝病毒与肝癌的关系比乙肝病毒更重要。我国台湾在原发性肝癌患者中,查出丙肝抗体(抗-HCV)的阳性率为19%～23.5%;大陆报告为8.0%;第三军医大采用逆转录聚合酶链反应(RT-PCR)技术检测56例肝癌患者肝组织,证实21例(37.5%)丙肝病毒核糖核酸(HCVRNA)为阳性,认为肝癌组织中确有丙肝病毒的存在和复制。丙肝病毒和乙肝病毒同时存在具有协同致癌作用的可能性。在我国由乙肝病毒整合到宿主肝细胞染色体上引起肝癌发生者是第一位的,约1/2缺乏乙肝病毒免疫标志的肝癌发生可能与丙肝病毒感染有关。

发生肝癌的危险性主要与肝硬变有关。慢性丙型肝炎持续很多年后可发展为肝硬变;凡丙型肝炎反复活动,血清转氨酶水平经常或持续不正常,病毒多次变异的患者容易促进肝硬变的发生。在丙型肝炎病例中,迅速发展为肝硬变者很少;而在原发性肝癌中无肝硬变者乃属罕见。另外,丙肝病毒还可能通过其它未知机制促使肿瘤形成,并且在出现明显的肝癌体征之前,患者可以无任何症状。

丙型肝炎在多年后可发展为肝硬变,甚至发生肝细胞癌。急性丙型肝炎一定要转为慢性后才可能发展为肝组织纤维化、肝硬变、肝癌,迅速恶性变者约要历时 13～17 年,缓慢恶性变者需 25 年或更长。定期检查丙型肝炎患者的血清丙氨酸氨基转移酶及胎甲球水平,对了解病毒血症和病变活动情况以及对预防肝硬变、肝癌的发生是很有必要的。

245. 如何预防丙型肝炎?

丙肝病毒感染后,人体并不产生对同源或异源病毒株的免疫保护作用。目前尚无疫苗可用。有人使用特异性免疫球蛋白作为被动免疫,其效果亦欠佳,似乎没有中和抗体。因此,目前预防丙肝病毒型肝炎只能通过间接手段。

(1)尽量减少输血,可输可不输的血,尽量不输。

(2)尽量用志愿供血者的血,而不用职业供血者的血。国外资料表明,输志愿供血者的血,丙型肝炎发病率为 $5\%\sim 13\%$,而接受职业供血者的血,丙型肝炎发病率高达 $25\%\sim 51\%$,而且,丙肝病毒携带率,志愿供血者为 $1\%\sim 2\%$,而职业供血者则在 5% 以上。

(3)筛查供血者。据毛利博研究,将鸟嘌呤脱氨酶活性在 5.0 单位/升以上的血液输给 8 例患者,2 例在输血后 1 周内死亡,另 6 例中有 3 例发生了丙型肝炎;而给 25 例输入鸟嘌呤脱氨酶活性在 5.0 单位/升以下的血液后,除 2 例无法判断外,其余 23 例中仅 3 例发生丙型肝炎。三原报道 42 例输入鸟嘌呤脱氨酶活性为 0～4.0 单位/升的血液,仅 1 例发生丙型肝炎,而输入鸟嘌呤脱氨酶活性为 8.1 单位/升以上的 9 例患者,均发生了丙型肝炎。中原报道输入 5.0 单位/升以上的血液后,全部发生了丙型肝炎。上述资料表明,检测供血者鸟嘌呤脱氨酶的活性,＞5.0 单位/升的供血者的血不能输。

(4)筛查血清丙氨酸氨基转移酶(简称转氨酶)。正常高限为 45 单位/升,有人提出以低于正常高限的 1/3 作为供血者对象,即输入转氨酶45单位/升的血液比输入15单位/升的血液发生丙型肝炎的危险性大,多次输入转氨酶>45单位/升血液者,丙型肝炎发病率为37.5%,而输入转氨酶正常的血液者,丙型肝炎发病率仅为7.1%。奥尔特等报告,排除转氨酶≥53单位/升者,可预防29%的丙型肝炎。但也有人提出异议,即丙型肝炎病毒携带者,转氨酶虽正常,但仍具有传染性。而且,动物实验已证明,慢性丙型肝炎病毒携带者的血清,转氨酶恢复正常后,仍能使黑猩猩感染。

(5)筛查丙肝抗体。阳性者的血不能输,因丙肝病毒抗体阳性者的血,含有丙型肝炎病毒,具有传染性。应用第一代丙肝抗体筛查(酶免疫测定,即 EIA 法),可使输血后丙型肝炎下降84%。应用第二代 EIA 筛查,输血后丙型肝炎可下降88%~93%。近年使用一种包括包膜蛋白抗原的"多抗原酶免疫试验"(第三代方法)可使输血后丙型肝炎下降99%。采用敏感检测方法筛选供血者的器官捐献者,是目前降低器官移植、血液透析和输血后丙型肝炎发生率的最重要措施。

(6)无论是预防还是治疗,需要采用注射途径时,必须严格无菌操作,一人一管一针,最好用一次性注射器,血站也必须采用一次性采血器或一次性采血还输器。

(7)筛查乙肝核心抗体。美国报告输乙肝核心抗体阳性者的血,丙型肝炎发病率较输乙肝核心抗体阴性者的血高3倍。247例输乙肝核心抗体阳性者的血,其中66名(27%)发生了丙型肝炎,而1 051名输乙肝核心抗体阴性者的血,其中88例(8.3%)发生了丙型肝炎。

(8)采取教育和宣传手段,禁毒,禁卖淫嫖娼,禁止注射毒品,对职业性接触丙型肝炎患者和血液、脏器者,要做好个人和环境的消毒防护。

五、丁型病毒性肝炎的防治

246. 丁型肝炎病毒的命名是怎么来的？

里兹托(Rizzetto)等医学专家，于1977年用免疫荧光方法在意大利慢性乙型肝炎患者的肝细胞核中检出一种新的抗原，其分布似乙肝核心抗原，但又很少与乙肝核心抗原同存。在那时，已经知道乙型肝炎病毒有表面抗原、e抗原和核心抗原。因而认为新发现的抗原是乙型肝炎病毒的第四种抗原，就按希腊字母顺序命名为δ抗原，其抗体称为δ抗体。经过进一步研究，方知δ抗原并非乙肝病毒的组成部分。因此，1984年里兹托提议将δ因子称为丁型肝炎病毒(HDV，简称丁肝病毒)，它的抗原和抗体，分别称为丁型肝炎病毒抗原和丁型肝炎病毒抗体，与其有关的肝炎称为丁型病毒性肝炎。

247. 丁肝病毒有什么特征？

丁肝病毒是一种小核糖核酸病毒，仅在感染乙肝病毒的体内才能复制和引起丁型肝炎。研究表明，丁肝病毒感染的过程中，丁肝病毒的复制需乙肝病毒提供包膜蛋白，而且，仅在乙肝病毒包膜小蛋白存在时，才可以完成丁肝病毒的装配。

丁肝病毒是一个球形颗粒，直径为35纳米～37纳米。分子量只有较小核糖核酸病毒基因组的1/4。在电子显微镜下可观察到，外层被乙肝表面抗原脂蛋白包裹。分子生物学分析丁肝核糖核酸为单股的共价键闭合的环状核糖核酸，由1 678个碱基对构成，此核糖核酸具有类病毒的结构和性质，在镁离子的调节下能自动分开和合拢。这种分解作用对于环状丁肝病毒核糖核酸的复制是必需的。丁肝病毒基因组上至少有 9 个开放读码框架(ORF)。目前发现的位于基因互补股的开放读码框架 5(ORF$_5$)能编码 1 个含 215 个氨基酸的多肽,即为丁肝抗原(HDAg)。丁肝抗原是一种核蛋白,能耐热和耐酸,但易被蛋白酶及碱灭活。1%链蛋白酶可使 96% 的丁肝抗原灭活。具有较好的丁肝抗原特异性,在肝内和血清中均可检出,连同血清中的丁肝抗体均可作为丁型肝炎特异诊断的基础。

248. 中国人丁肝病毒基因型有何特点?

丁肝病毒(HDV)是目前已知的唯一单股负链环状核糖核酸(RNA)动物病毒。据国内外已发表的 10 余株 HDV 序列,大致可分为 3 个基因型,其中基因型 I 又可分为 1a 与 1b 两个亚型。从我国四川、广西壮族自治区、河南、上海的丁型肝炎抗原(HDAg)或抗体(抗-HD)阳性的乙肝表面抗原(HBs-Ag)携带者中,共筛选出 5 株丁肝病毒核糖核酸(HDVRNA)阳性标本,通过逆转录聚合酶链反应,均获得了丁肝病毒长约 370 个碱基对的 cDNA 片段。经计算机分析比较表明,四川、广西壮族自治区株与美国-1 株同源性最高,分别为 99.3%、99.0%;而河南-1 株、河南-2 株与台湾株的同源性较高,分别为 94.3%、92.1%;川、黔、豫 4 株与日本-1、秘鲁-1 的同源性在 66.1% ~ 77.8% 之间,异质性很大。上海株丁肝病毒则与意大利的同源性较高,达 98.1%,与台湾株 1a 型及美国-1(1b)的同源性相近(91.0%、92.0%),与日本-1(II 型)及秘鲁 1(III 型)的同源性为 79.1% 和 72.4%。提示中国丁肝病毒 5 个株的基因型全为 I 型,但至少存在各两个亚型。其中四川、广西壮族自治区属 I b 亚型,河南、台湾为 I a 亚型,上海株可能是介于 HD I a 与 I b 亚型间的中间(或过渡)亚型。亚型与丁肝病毒的进化及流行病学特点以及发病之间的关系还有待探讨。

249. 乙肝病毒标志检测阴性时,是否可以完全排除丁肝病毒感染的可能? 为什么?

乙型肝炎病毒的表面抗原(HBsAg)提供丁肝病毒的包膜蛋白,过去认为丁肝病毒感染只发生在乙肝病毒标志阳性的乙肝病毒感染者。然而有的乙型肝炎患者虽然 HBsAg 阴性,甚至乙肝表面抗原、乙肝表面抗体、乙肝 e 抗原、乙肝 e 抗体及乙肝核心抗体均为阴性的乙肝患者中也可以检测出丁肝病毒感染的标志。这就意味着乙肝病毒标志检测阴性时,也不能完全否定丁肝病毒感染的可能性。其原因可能为:

(1)血清中存在 HBsAg,但滴度较低,检测方法及技术水平受限,未能检出。

(2)丁肝病毒感染后抑制乙肝病毒的复制,使血中 HBsAg 消失。

(3)丁肝病毒合成时,相当数量的 HBsAg 被利用,使慢性乙肝病毒感染者在急性丁肝病毒重叠感染时,血清中的 HBsAg 滴度突然下降,或永久消失。所以乙肝病毒标志阴性时,不要轻易地排除丁肝病毒感染的存在。

250. 谁是丁型肝炎的主要传染源? 丁肝病毒的感染剂量是多少? 易感者是什么人?

丁型病毒性肝炎(简称丁型肝炎)的主要传染源无疑是患丁型肝炎的急、慢性患者和丁型肝炎病毒的携带者。我们已经知道,丁肝病毒的复制必须依赖乙肝病毒的辅助,只有当乙肝病毒复制中产生的乙肝表面抗原装配在丁肝抗原和丁肝病毒核糖核酸的外部,方能组成完整的丁肝病毒颗粒,这一过程在乙肝感染者的肝细胞内进行。因此,乙肝表面抗原携带者和乙型肝炎患者既可能是丁肝病毒的保毒宿主和传染源，又可成为丁肝病毒的易感者。

有人在动物实验中将高滴度的丁肝病毒和较低滴度的乙肝病毒混合血清，稀释成 10^{-7} 滴度后接种于乙肝表面抗原阴性的黑猩猩，未发生丁型肝炎感染的病征，而将混合血清稀释成 10^{-11} 滴度后接种于乙肝表面抗原阳性的黑猩猩时，却发现可感染丁型肝炎。可见除需要 10^{-11} 以上的丁肝病毒剂量外，还必须具备宿主乙肝表面抗原的携带和存在的条件。

251. 丁肝病毒是通过什么方式传播的?

丁肝病毒与乙肝病毒的传播方式相似。

(1)通过输入带有丁肝病毒的血液和血制品，使用污染丁肝病毒的注射器和针头，静脉内注射毒品的药瘾者极易感染和传播丁肝病毒。

(2)日常生活中密切接触含有丁肝病毒的体液或分泌物，通过破损的皮肤、粘膜溃疡隐性感染，甚至可通过蚊虫叮咬等方式进入易感者血液。

(3)性接触可能是异性恋、同性恋以及家庭配偶中丁肝病毒传播的重要方式。台湾近期报道有乙肝表面抗原阳性的娼妓中，丁肝病毒的阳性率达 59%，与其接触的嫖客中测定丁肝病毒的阳性率与性接触的频率及性病史的频率呈正相关。

(4)母婴传播，乙肝表面抗原和丁肝抗体阳性的母亲，其乙肝 e 抗原阳性者可直接将丁肝病毒传播给新生儿。表明丁肝病毒围产期传播仅在乙肝病毒活跃复制的条件下才有可能。

资料表明，同一家庭中，丁肝病毒的传播方式在青壮年中主要通过水平传播(以上述第二、三种方式为主)，在配偶及同胞之间占优势，在 21～30 岁的年龄组达高峰。但水平传播在婴儿中少见。

252. 为什么说输血或应用血制品具有感染丁肝病毒的潜在危险？

关于丁肝病毒的传播已做了大量的调查,调查资料表明输血或血制品具有传播丁肝病毒的潜在危险性,其根据是:

(1)据报道供血员中乙肝病毒标志阳性者血清的丁肝抗体检出率为 3%～12%,湖南医科大学的报道为 15.91%。说明经过常规方法筛选,输注乙肝表面抗原阴性血液引起丁肝病毒感染的机会仍不能完全排除。

(2)反复应用混合血浆制品(如第Ⅷ因子)则感染的机会更多,37%～100%乙肝表面抗原阳性的血友病患者血清中出现高滴度的丁肝抗体,证实了反复应用混合血浆制品,增加了丁肝病毒感染的机会。

(3)对免疫血清球蛋白(ISG)传播丁肝病毒的可能性也不应忽视。美国 1970 年前生产的免疫血清球蛋白中,75%以上可检出丁肝抗体,1972 年筛选出乙肝表面抗原后降至45%,至 1982 年免疫血清球蛋白制品中丁肝抗体的阳性率仍达 38%。

253. 丁型肝炎在国外的流行情况是怎样的？

依据流行病学调查表明,丁肝病毒的传播非常广泛,呈全球性分布,主要在地中海流域、非洲部分地区、中东和南美呈地方性流行,于乙肝表面抗原携带者中,丁肝感染率高达60%。而在日本等远东国家,虽然乙肝表面抗原携带率甚高,但丁肝抗原及其抗体阳性检出率却很低(日本仅为 1.2%)。这种流行病学特征可能与如下因素有关:

(1)丁肝病毒感染多发生于静脉内注射毒品的药瘾者。

(2)丁肝病毒感染在乙肝 e 抗体阳性的乙肝表面抗原携带者中多见,西太平洋地区乙型肝炎的流行率很高,丁肝的感染率却很低,由于该地区大量的乙肝表面抗原携带者多为乙肝 e 抗原阳性。

(3)与旅游业的发展、生活极贫困和卫生条件极差有关。

254. 丁型肝炎在我国的流行情况是怎样的?

自 1984 年许健音首先报道在北京乙型肝炎患者的血清中检测出丁肝病毒抗体,不久后,郝连杰等报道武汉地区 111 例血清乙肝病毒表面抗原阳性的肝组织检测出丁肝病毒抗原阳性者 10 例。此后,陆续不断地报道我国有关丁肝病毒感染的调查文章,文献报道中的一组数据(见表 6),可以较好地说明丁型肝炎在我国存在着较广泛的流行。

表 6 国内各大区血清(肝)丁肝病毒标志检测情况

地区	血 清 丁肝抗原或抗体		肝 组 织 (丁肝抗原)		合 计	
	检测数	阳性数(%)	检测数	阳性数(%)	检测数	阳性数(%)
华北地区	2 325	256(11.01)	481	33(6.86)	2 806	289(10.30)
东北地区	246	26(10.57)	138	9(6.52)	384	35(9.11)
华东地区	488	7(1.43)	662	77(11.63)	1 150	84(7.30)
中南地区	381	50(13.12)	618	38(6.15)	999	88(8.80)
西南地区	2 006	137(6.83)	437	45(10.30)	2 443	182(7.45)
西北地区	1 327	126(9.50)	461	31(6.72)	1 788	157(8.78)

255. 丁肝病毒感染的方式有几种? 如何区别?

丁肝病毒感染有两种方式:①为乙肝病毒和丁肝病毒同时感染(又称混合感染、联合感染)。②为丁肝病毒重叠感染,即为乙肝病毒感染之后又感染了丁肝病毒(包括无症状的乙肝表面抗原携带者),也有人称之为伴发丁肝病毒感染。

经临床及实验室研究表明,丁肝病毒的重叠感染可导致肝炎的慢性化,使原有的慢性乙型肝炎患者的病情迅速加重,进行性发展为肝硬变。因此,区别丁肝病毒的感染方式,对判断丁型肝炎的预后有一定的指导意义。那么,丁肝病毒的感染方式应如何区别呢?目前的主要依据是:

(1)虽然丁型肝炎无特殊的临床症状,与单纯的乙型肝炎不易鉴别,但是如果乙肝表面抗原携带者急性发病、急性肝炎患者出现两个血清转氨酶的峰值、慢性活动型肝炎缺少乙肝病毒复制的指标而急性发作、进展较快的急性和慢性重型肝炎,应警惕丁肝病毒感染的可能。

(2)测定乙肝核心抗体免疫球蛋白M,这是新近感染乙肝病毒的标志物。如乙肝病毒和丁肝病毒同时感染者为阳性,丁肝病毒重叠感染则为阴性。此法可能要受到实验检测敏感度的影响。

(3)测定丁肝抗体免疫球蛋白M,乙肝病毒和丁肝病毒同时感染者则一过性或低滴度水平升高,如持续升高者则为重叠感染。此法比较可靠,还可动态观察丁肝抗体免疫球蛋白M的变化。

256. 丁型肝炎的临床表现是什么?

丁型肝炎的临床表现与丁肝病毒的感染方式有关,现按丁肝病毒感染的方式分别说明。

(1)丁肝病毒与乙肝病毒同时感染,将可能出现下列两种情形:①急性丁肝病毒相关肝炎。其临床及生化特点与单纯乙型肝炎相似,症状较轻,肝组织损害不十分严重。偶尔可见分别表示乙肝病毒感染及丁肝病毒感染的两次转氨酶高峰,最后可痊愈。此类患者的肝组织内丁肝抗原仅一过性出现,血清丁肝抗体免疫球蛋白M呈低滴度短暂上升,不继发产生相应的丁肝抗体免疫球蛋白G,与单纯的急性乙型肝炎相比,发生慢性肝炎的危险性较低。②暴发型肝炎。临床症状及肝损害严重，病死率高。这是因为急性乙肝病毒血症时间延长，乙肝病毒复制增多，为丁肝病毒复制提供了良好的条件。丁肝抗原血症时间短暂，先出现丁肝病毒抗体免疫球蛋白 M，随后出现丁肝病毒抗体免疫球蛋白 G。在这种情况下丁肝病毒引起的肝损害程度严重，加之乙肝病毒引起的肝损害，可诱发暴发型肝炎。

(2)重叠感染丁肝病毒：①自限性肝炎。一般临床症状不严重，病程较短，有自限和恢复的倾向。乙肝表面抗原携带者是丁肝病毒攻击的目标，丁肝病毒感染后肝组织内出现丁肝抗原，随后出现丁肝抗原血症，血清中出现丁肝病毒抗体免疫球蛋白 M 及高滴度而持久的丁肝病毒抗体免疫球蛋白 G，可持续数年。只有极少数重叠感染丁肝病毒的患者，经过 1 个自限性过程而痊愈。②慢性进行性丁型肝炎。即为慢性乙型肝炎恶化或无症状的乙肝病毒携带者演变为进行性活动性肝炎，病情严重，呈进行性发展。慢性活动型肝炎及肝硬变为最常见的组织学损害，预后差。肝组织中的丁肝抗原持续阳性，血中的丁肝抗原一过性出现，丁肝病毒抗体免疫球蛋白 M 及丁肝病毒抗体免疫球蛋白 G 呈高滴度并持续不降。

257. 不同临床类型乙型肝炎小儿中丁肝病毒感染率有多少？

丁型肝炎病毒(简称丁肝病毒)感染呈全球性分布，但其感染率的高低，不同地区相差很大。国内乙型肝炎高发区的 HDV 感染率亦较高，如抚顺市为 10.96%，山东烟台市达 20.5%，天津市为 26.83%；在乙肝病毒与丁肝病毒合并或重叠感染的成人中：肝癌患者中 HDV 感染率达 100%，肝硬变患者中 48.28%，重型肝炎中达 33.33%。

北京儿童医院应用酶免疫方法检测急性乙型肝炎、慢性乙肝表面抗原携带者血清的丁肝抗原和抗体指标。结果显示：小儿乙型肝炎患者中丁型肝炎病毒总感染率为9.1%。其中慢性乙型肝炎中的感染率为14.4%，急性乙型肝炎中的感染率为3.2%，乙肝表面抗原携带者中的感染率为6.8%。乙型肝炎患儿病程少于1年者，HDV感染率为5.9%，病程超过1年者HDV感染率为15.5%。资料表明，北京地区小儿乙型肝炎患者中及乙型肝炎病毒携带者中存在着HDV感染，感染率较国内乙型肝炎高发区略低；但感染率的高低与临床类型和患儿病程长短的正相关性在全国是一致的。

258. 丁肝病毒感染具有哪些特点？

（1）丁肝抗原具有高度的致病潜能，是无症状乙肝病毒携带者发生暴发性肝炎及慢性活动性肝炎的原因。

（2）影响乙肝病毒携带者丁肝病毒感染的转归仍不十分清楚，推理证据提示，血清乙肝e抗体阳性的非活动性乙肝病毒感染者比活动性肝炎的乙肝病毒感染者，在发生慢性丁型肝炎上具有更高的危险性。

（3）丁型肝炎的临床症状、生化改变及组织学损害程度均较重，其原因可能是丁肝病毒的直接细胞致病作用及其增加细胞溶解活性引起肝细胞的损害。在研究中发现丁肝抗原阳性肝硬变组的年龄比丁肝抗原阴性肝硬变组的年龄要年轻得多，说明丁肝病毒感染的肝组织损伤明显加重，并可加速慢性肝炎向肝硬变的演变。

259. 丁肝病毒与乙肝病毒联合感染的特点是什么？

（1）慢性乙型肝炎患者肝功能反复异常、肝炎症状不能缓解的原因之一是丁肝病毒的感染。有人对10例丁肝抗原阳性的慢性乙型肝炎患者进行了观察，其中9例有反复肝炎发作史,肝功能反复异常,肝炎症状不能缓解,有些患者在 2 年内因转氨酶升高及黄疸住院 5～6 次。

(2)混合感染常常导致重型肝病。丁肝病毒感染者中,重型或致死性肝炎发生率高。

(3)重叠感染常引起进行性肝病。有人在研究中发现95%的丁型与乙型肝炎重叠感染者演变为慢性肝病。

(4)重叠感染又是乙肝病毒携带者肝炎发作的主要病因。

(5)多数急性或慢性丁肝病毒和乙肝病毒感染病例中,可检出乙肝表面抗原,但有些患者可能阴性,因此,乙肝核心抗体免疫球蛋白 M 可能是某些丁肝病毒联合感染病例唯一的乙肝病毒感染标志。

260. 丁肝病毒感染引起肝炎的主要致病机制是什么? 其根据是什么?

丁肝病毒对肝细胞的毒性作用在丁型肝炎发病机制中起着主要作用,对肝细胞具有直接的致病性。其根据是:

(1)丁型肝炎的病理检查发现,肝细胞呈退行性变,出现嗜酸性颗粒,无炎细胞浸润。

(2)丁型肝炎的肝功能损害程度与血清及肝内的丁肝抗原增高滴度或检出率呈正比。

(3)肝内丁肝抗原阳性的患者以及动物所发生的肝细胞损伤对免疫抑制剂无反应,机体的免疫反应改变对丁型肝炎的发病可能无明显影响。

(4)几乎所有慢性丁肝病毒感染者都有慢性肝病的倾向。

261. 丁肝病毒感染后对乙肝病毒的复制及表达有哪些影响?

尽管丁肝病毒感染在乙型肝炎,尤其是重型乙型肝炎的发生和发展中有加重加速的作用,但有的资料表明丁肝病毒

感染后,对乙肝病毒的复制与表达可能有抑制作用。表现在:

(1)丁肝抗原阳性者,血清乙肝病毒脱氧核糖核酸减少甚至消失,而丁肝抗体阳性及丁肝抗原阴转后乙肝病毒脱氧核糖核酸又可升到原水平。

(2)丁肝抗原阳性者的血清或肝内乙肝表面抗原减少。

(3)丁肝病毒感染后肝内乙肝病毒核心抗原减少,血清乙肝 e 抗原阴转,乙肝 e 抗体阳性。

华西医科大学肝炎研究室的研究中也证明了上述事实。有人认为丁肝病毒感染后对乙肝病毒复制及表达的抑制作用,可能是丁肝病毒与乙肝病毒复制过程中竞争同一蛋白质或核酸系统,这种抑制通常不完全也不持久,也可能是病毒间的干扰所致。

262. 丁型肝炎的特异性诊断方法有哪些？各有什么临床意义？

由于丁型肝炎的症状、体征和病理改变同其它类型的病毒性肝炎无特征性区别,因此,其诊断主要依靠丁肝病毒特异性标志物的检测。下面分别介绍几种检测项目。

(1)肝组织的丁肝抗原检测:这是丁肝病毒感染最可靠的指标,但需进行肝活检,有时不宜采用。

(2)血清丁肝抗原的检测:是丁肝病毒感染的早期诊断及判断活动性感染的一项指标。

(3)血清丁肝抗体免疫球蛋白 M 的检测:是丁肝病毒复制与早期感染的诊断指标。若能在发病两周内同时检出丁肝抗原,可直接诊断丁肝病毒急性感染。其次是丁肝病毒与乙肝病毒同时感染及重叠感染的鉴别指标;如丁肝抗体免疫球蛋白 M 出现是一过性的,为丁肝病毒与乙肝病毒同时感染;如持续升高或随肝损伤波动者,为丁肝病毒与乙肝病毒重叠感染。再其次是慢性活动性丁肝病毒感染的指标。连续检测丁肝抗体免疫球蛋白M可估计慢性丁型肝炎的预后。如丁肝抗体免疫球蛋白M升高的同时伴有肝功能异常,提示病情恶化。若把丁肝病毒抗体免疫球蛋白M梯度离心后检测丁肝抗体19s免疫球蛋白M和7～8s免疫球蛋白M,对判断急、慢性丁型肝炎有重要意义。研究结果表明丁肝病毒抗体19s免疫球蛋白M于丁肝病毒感染的急性一过性升高,随病情好转而逐渐消失。7～8s免疫球蛋M多出现慢性感染的血清中,持续阳性,提示慢性活动性病毒复制。

(4)血清丁肝抗体的检测:血清丁肝抗体一般在感染6周以后出现,慢性感染的发展与丁肝抗体的高滴度持续存在有关。该滴度在整个病程中持续不变,是慢性感染的指标。

(5)血清丁肝病毒核糖核酸的检测:是直接证实丁肝病毒感染和病毒复制活性的指标,是一种无创伤性的检测方法,可动态观察丁肝病毒的复制。

263. 丁型肝炎与各型病毒性肝炎如何诊断及鉴别诊断?

对可疑为病毒性肝炎的病例,日本学者阪野提出,均应测试甲肝抗体免疫球蛋白M、乙肝病毒核心抗体免疫球蛋白M和乙肝表面抗原。根据检测结果再决定检测丁肝抗体、丙肝抗体或戊肝抗体,即可对甲型、乙型、丙型、丁型、戊型肝炎进行鉴别。诊断与鉴别诊断的表解如下(见表7)。

最近发现:

(1)主要通过肠道途径传染的肝炎,暂称为己型病毒性肝炎,这是Msto等在印度发现的。目前尚缺乏可靠的病原学诊断方法。主要通过排除甲～庚肝后可诊断。

(2)主要通过血液传染的肝炎,称为庚型病毒性肝炎(HGV)。这种肝炎是一种新型病毒,与丙型肝炎病毒比较接近,也与输血性肝炎有关。庚型肝炎的诊断,可检测其特异性抗体及庚肝病毒核糖核酸(HGVRNA)。故有些病原学不明的肝炎患者,可到能检测庚型肝炎病毒特异性抗体及病毒核糖核酸的医疗单位进行检测,以明确诊断。

表7 疑似病毒性肝炎的分型检测步骤及鉴别诊断

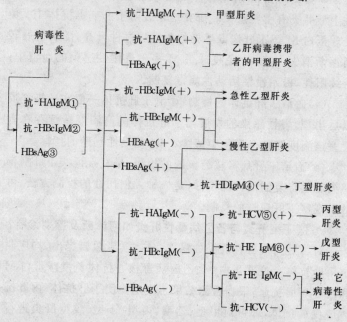

注:①甲肝病毒抗体免疫球蛋白M　　②乙肝病毒核心抗体免疫球蛋白M
③乙肝表面抗原　　　　　　　　④丁肝病毒抗体免疫球蛋白M
⑤丙肝病毒抗体　　　　　　　　⑥戊肝病毒抗体免疫球蛋白M

264. 目前治疗丁型肝炎的主要药物是什么?

丁型肝炎的一般支持疗法及中西医药综合治疗与乙型肝炎相同。一些回顾性资料已证明肾上腺糖皮质激素治疗似无效。目前尚缺乏特效治疗药物,国外用干扰素-α及膦羧基甲酸钠还比较有效。

干扰素-α 300万单位,每周3次,共12周,可使66%的患者血清中丁肝病毒核糖核酸消失,同时使血清转氨酶下降。早期治疗每次900万单位,每周3次,有效率可达70%,使25%的慢性丁型肝炎患者的肝细胞损害减轻。但一旦中断治疗,疾病呈复发倾向,病毒可再度复制。因此为控制丁型肝炎的加重和进行性慢性病例,可能需要长期持久地应用干扰素-α治疗。但对干扰素治疗2~3个月后生化上仍无反应的患者,必须立即停用,采用中西药综合治疗为宜。

膦羧基甲酸钠简称膦甲酸,是一种对逆转录酶有效的抑制剂,广谱抗病毒。已有用该药治疗丁型肝炎与乙型肝炎合并引起暴发型肝炎获得成功的报道。临床上有条件者可试用。

265. 干扰素治疗各型慢性肝炎时主要有哪些不良反应?

干扰素是对病毒感染和其它抗原刺激应答所产生的一组宿主蛋白。根据抗原性和产生的细胞不同,分为α(白细胞)、β(纤维母细胞)和γ(免疫)干扰素。用于治疗各型慢性肝炎的市售干扰素除来源于血制品外,大多数是重组干扰素(重组干扰素-$\alpha_2 a$、$\alpha_2 b$)、淋巴母细胞样干扰素、重组干扰素-β和干扰素-γ。用这些干扰素治疗各型肝炎的第1周内,常见的不良反应是:发热畏寒、肌肉疼痛、头痛、疲乏、纳差、恶心。如使用>5×10^8单位/次者,个别患者可出现低血压、紫绀、意识模糊,甚至癫痫等不良反应。

在干扰素治疗数周后,较多患者可出现疲乏无力、食欲减退、肌痛嗜睡、易发怒激忿及情绪波动、体重下降等现象;部分患者有脱发、轻度骨髓抑制及自身抗体形成等可逆性不良反应。少数患者有抑郁、无法控制的激动、呕吐、干扰素抗体形成、自身免疫性甲状腺病等。

266. 怎样预防丁肝病毒感染？

（1）乙肝疫苗的接种，经研究证实对乙型肝炎免疫的个体可以防止丁肝病毒的感染，因而乙肝疫苗的接种可有效预防乙肝病毒的感染和随之发生的乙肝和丁肝病毒的混合感染。

（2）丁肝抗体阳性的孕妇，所有乙肝 e 抗原或乙肝 e 抗体阳性母亲所生婴儿，都应接种乙肝疫苗，以防止丁型肝炎的母婴垂直传播。

（3）防止丁肝病毒在乙肝表面抗原携带者中间的传播，应保护皮肤粘膜免受损伤，避免不必要的针刺纹身，并应注意清洁卫生，防止蚊虫的孳生和叮咬。

（4）做好供血者的安全筛选检测，不随便使用血液制品。

（5）取缔吸毒。在国外已注意对静脉内药瘾者的丁肝抗体普查工作。

（6）丁肝病毒感染率在妓女和性滥者中较高。目前亦已肯定丁型肝炎属于性传播性疾病。因此预防和杜绝性滥，积极防治性病亦是预防丁型肝炎的措施之一。

六、戊型病毒性肝炎的防治

267. 戊型病毒性肝炎的流行病学特点是什么？

戊型病毒性肝炎（简称戊型肝炎）的流行病学特点与甲型肝炎相似，但其传染性较甲型肝炎为低。

（1）主要为粪-口途径传播，常引起大型暴发或流行。1955年印度德里因水源受污染，而发生肝炎暴发流行，35 000 人发病,误认为甲型肝炎。近年对当时留取的血清进行检测,发现既无甲肝病毒的标志,亦无乙肝病毒的标志,认为系一起因水源受污染而引起的戊型肝炎暴发流行。被粪便污染的食物,亦可导致本病暴发,但日常生活接触引致本病者,一般不多见。

(2)分流行性与散发性两种,以流行性为主,多由水源被污染所致。有两种流行类型,一为长期流行,可持续几个月,甚至长达20个月,系水源持续污染所致;另一种为短期流行,约几周,系由水源一次性污染所致。

(3)流行性戊型肝炎,有明显的季节性,多发生于雨季或洪水后;散发性戊型肝炎,呈秋冬季节性高峰。

(4)主要为青壮年发病,儿童和老年人发病相对较少,男性发病率高于女性。86.4%病例为20~59岁人群。

(5)发病与卫生水平明显相关。卫生水平差的军营发病率较高,士兵发病率高于军官。在流行区的外来人员,喝开水者不发病。75%病例有肝炎接触史或在外用餐史或饮生水史。

(6)流行性戊型肝炎孕妇的病死率高,可能与其血清免疫球蛋白水平下降有关,其病死率印度为10%~40%,尼泊尔21%~25%,而与孕妇年龄配对的男人和非孕妇的病死率仅为0.18%。

(7)本病主要发生在亚洲、非洲和中美洲的发展中国家,而北美和欧洲的一些发达国家尚未发现本病流行,仅在去亚非国家旅游者中有散发病例报告,因此,本病发病率与社会经济状况及个人卫生习惯密切相关。

(8)北京医科大学对我国11个城市共计1 819例急性散发性戊型肝炎统计观察,其临床表现类似甲型肝炎,不发展成慢性,但病情多数较重,病死率2.5%,明显高于甲型肝炎(0.1%)和乙型肝炎(0.9%)。

268. 戊型肝炎的传播方式有哪些?

(1)主要经粪-口途径传播:多由于水源被粪便污染所致,暴发或流行是本病的主要表现形式,因而发病高峰多在雨季或洪水后,其流行程度视水源污染程度而异。1955年印度德里发生水源性戊型肝炎流行,波及整个印度次大陆、中亚、中东及南非的一部分。这表明水源污染的范围广泛,如水源污染的范围小,可能只出现散发病例。

(2)食物污染:也可造成本病暴发,我国曾报告3起由于食物受污染而造成戊型肝炎暴发。

(3)日常生活接触传播:戊型肝炎发病以1户1例占多数,印度和新疆维吾尔自治区报告分别为88.3%和78.1%,两代发病率仅为0.8%～14.3%,提示其传染性较甲型肝炎为低。但最近埃塞俄比亚、苏丹和索马里难民营中发生本病暴发,说明戊型肝炎病毒也可经日常生活接触传播。

(4)输血途径:有人对德国西南部地区100例有输血史的急性肝炎患者进行了血清学检查,发现7例戊肝病毒抗体免疫球蛋白G阳性。这7例除在发病前有输血史外,至少还有另外1种肝炎病毒感染的血清学标志,但都没去发展中国家旅游,也未发现感染戊型肝炎的其它因素。提示输血有传播戊型肝炎病毒的可能性。在动物试验中,感染动物的途径不是通过口服,而是单纯采用静脉内注射含戊肝病毒粪便悬浮液的方法。结果使5只实验动物全部感染成功,表明通过静脉输入含戊肝病毒血液或血浆,也会使受血者发生戊型肝炎病毒感染。

269. 戊型肝炎病毒能否从母亲传给胎儿?

戊型肝炎病毒(简称戊肝病毒)能否从感染母亲传给婴儿尚无定论。但很多事实已旁证垂直传播确实存在。如戊型肝炎孕妇常发生流产和宫内死胎。不但暴发性肝功能衰竭患者胎儿和围产期病死率很高，非暴发性戊型肝炎的流产和宫内死胎的发生率也很高，约 12.4%，推测均由于戊肝病毒宫内感染所致。

1995 年《柳叶刀》杂志报道 10 例妊娠晚期感染戊型肝炎病毒的妇女。9 例为流行区水源性感染，1 例为散发性；4 例为非暴发性急性肝炎，最后康复，6 例发生暴发性肝功能衰竭，其中 3 例死亡（2 例未分娩即死亡）。采集母血、脐血、新生儿血，并随访至 6 月龄。发现 8 例婴儿中 5 例有明确的垂直传播戊肝病毒的证据，其出生标本中戊肝病毒抗体免疫球蛋白 G 阳性。随访 6 个月时表明抗体不只是经胎盘传播，而且婴儿可产生抗病毒免疫反应，尽管母亲戊肝病毒抗体免疫球蛋白 M、免疫球蛋白 G 均阳性，而婴儿只有高转氨酶的 2 例戊肝病毒核糖核酸阳性，仅 3 例患儿有戊肝病毒抗体免疫球蛋白 M。作者认为，戊型肝炎病毒是可以通过感染母亲传给胎儿的。

270. 1986 年以来戊型肝炎在我国的流行情况怎样？

1986 年 9 月至 1988 年 4 月我国新疆维吾尔自治区南部地区发生一起水源性戊型肝炎流行，共报告 119 280 人发病，发病率 2.9%，死亡 707 例。患者多为 15～49 岁的青壮年。维吾尔族人发病率为 6.5%，显著高于其它民族。潜伏期 10～60 日，平均 36 日。女性发病率较男性低（男 3.2%，女 2.6%），但病死率却 4 倍于男性（男 0.3%，女 1.2%）；主要为妊娠后期有很高病死率，共死亡 414 例，占总病死率的 58.6%（414/707）。患者潜伏期末和急性期初的粪便中排病毒率最高，传染性最强，病后有一定免疫力。

1988 年以来，吉林、辽宁、内蒙古自治区、山东也有本病暴发。主要是食物型,2次均与聚餐有关。推测由本病潜伏期的炊事员粪便污染食物所致。

1991年2月21日《医药信息论坛报》报道,北京医科大学流行病学研究室与日本协作应用基因重组病毒抗原作酶联免疫试验检测273例临床诊断为急性非甲非乙型肝炎患者的血清,发现94例(34.4%)戊肝抗体阳性。其中可确诊为戊型肝炎者,新疆维吾尔自治区占首位54.1%,其次沈阳占44.9%,北京的非甲非乙型肝炎中戊型肝炎占32.7%,湖北占20.0%,河北占11.4%。这提示我国戊型肝炎的流行较为普遍,在已知的急性非甲非乙型肝炎中约占20%～54%。

自1992年开始至1996年底,全国30个省、市、自治区的145个疾病监测点进行的第二次全国肝炎5个型别的调查,因无公认可靠的检测试剂,本次调查采用Genelabs的酶免疫法检测戊肝抗体。在13个省、市的31 307份血清标本中,18.1%戊肝抗体阳性,所选的13个省、市照顾到地理分布,故有一定的代表性,证明戊型肝炎在我国呈散发流行状态。每个省、市都有相当数量的病例。人群中的感染率较高,华北和东北地区可能是高发区。但全国各地均应加强对戊型肝炎的防治。

271. 戊型肝炎容易感染哪些人?

(1)与甲型肝炎多侵犯儿童不同,本病主要侵犯青壮年。70%以上病例为15～39岁年龄组,儿童和老年人发病较少。1986～1988年新疆维吾尔自治区发生戊型肝炎流行,14岁以下、15～39岁及40岁以上年龄组,戊型肝炎发病率分别为0.9%、6.3%及2.9%。儿童发病率低,可能与儿童感染戊型肝炎病毒后多表现为亚临床型感染有关。

(2)孕妇容易感染本病,在孕妇急性病毒性肝炎中,80%

为戊型肝炎,而与孕妇同年龄配对的男人和非孕妇的戊型肝炎,分别占 57% 和 48%。

(3)男性发病率比女性高。

272. 我国不同人群中戊型肝炎的流行率如何?

在健康人群中戊肝病毒平均流行率为 9.6%。新疆地区戊型肝炎大流行 3 年后,近年散发流行率仍可达 19%。健康人群中戊型肝炎流行率随年龄递增,在 20 岁以内流行率自 1%～5% 不等,一般在 20 岁以后明显升高达 10% 左右,30 岁达到顶峰,40 岁后略有下降,说明青壮年是戊型肝炎的好发时期。不同性别间的戊型肝炎流行率差别不大,同一地区,城市与农村间,各民族间的感染率基本一致。总的认为健康人群对戊型肝炎普遍易感,尤其孕妇更易罹患,且病死率仍高达 12% 以上。在我国,戊型肝炎流行型和散发型两种模式同时存在,而在平时,以散发型为主。发病带有季节性,往往与当地甲型肝炎流行季节高峰相吻合,如上海的流行高峰在春季,河北、新疆维吾尔自治区的流行高峰在秋冬季。

近年资料表明,在不同特殊人群中戊型肝炎流行率不尽相同。如献血人群中戊型肝炎流行率为 9.9%,在血液病患者中为 8.7%,血液透析者中为 8.8%,性滥者中达 22.9%,弱智儿童中为 3.5%,在押犯人中为 36.7%,医务人员中为 23.1%,在已有甲肝抗体的人群中戊肝抗体免疫球蛋白 G 的阳性率在 11.5%～72.5% 之间,与乙型或丙型慢性肝炎患者中合并或重叠戊肝病毒急性感染者一般在 3%～4%。

273. 散发性戊型肝炎在北京流行的特点如何?

对来京入伍新兵每年作戊肝病毒抗体免疫球蛋白 G 检测,第三年发现戊型肝炎流行率为 0.3%,戊肝病毒抗体免疫球蛋白 G 阳性者中多数无明显症状,提示为亚临床或隐性感染。这些感染者很可能是地区性持续散发戊型肝炎的重要原因。

对住院散发的戊型肝炎患者作临床和流行病学调查并随访3年多,结果表明,北京患者以中、老年为主,占78.75%,入院时黄疸较深,持续时间长。戊肝病毒抗体免疫球蛋白M在发病1月内的检出率最高,达57%~71%,4个月后消失,说明戊肝病毒抗体免疫球蛋白G在发病1月时的检出率高达92.8%,病后6个月内有14.8%阴转,1~2年后仍有48%的患者血清中戊肝病毒抗体免疫球蛋白G仍持续阳性,随访中无一例再度感染戊型肝炎病毒,说明戊肝病毒抗体免疫球蛋白G对人体具有保护作用。

274. 戊型肝炎的传染性何时最强?

我国学者对6名戊型肝炎患者发病前后收集的60份系列粪便标本,用免疫电子显微镜检测,发现在发病前1~4日,戊型肝炎病毒阳性率为100%,发病后1~3日为70%,4~6日为40%,7~9日为25%,10~12日为4%,于发病后2周未再检出戊型肝炎病毒。研究表明,本病在潜伏期末和急性期初传染性最强。

275. 戊肝病毒有何病原学特点?

(1)戊肝病毒(HEV)为无包膜的球形颗粒,直径为27纳米~34纳米,平均为32纳米,表面有锯齿状缺刻和突起。有两种不同形态:一种内部致密,为完整的病毒颗粒;另一种内部含电荷透亮区,为有缺陷的病毒颗粒。

(2)在蔗糖梯度中完整病毒的沉降系数为183 s,缺陷病毒为165 s。

(3)本病毒不稳定,对高盐、氯化铯、氯仿敏感,反复冻融(-70℃~8℃)以及在蔗糖溶液中可结成团块而导致活性下降。在碱性环境中较稳定,在镁和锰离子存在下可保持病毒的完整性。

(4)HEV含单股正链核糖核酸,基因组全长7.2～7.6Kb,编码2 400～2 533个氨基酸,由5′端非结构基因区(NS)和3′端结构基因区(S)组成。

(5)HEV基因组含3个开放读码框架(ORF),均与病毒的复制和型特异性抗原表位有关。

(6)HEV至少存在两个亚型,分别以HEV(B)和HEV(M)为代表。我国新疆维吾尔自治区HEV流行株与HEV(B)为同一亚型。

(7)根据HEV的基因结构及其生物学特性,本病毒可能属风疹病毒族。

276. 戊肝病毒在国内外实验感染的情况如何?

(1)人体实验感染:将本病患者的粪便标本,经口感染1名既往曾患过甲型肝炎的志愿者。经口感染后36日发病,并在其感染后28、43及44日的粪便中,用免疫电子显微镜检测到27纳米～30纳米圆形病毒样颗粒,表面呈突起和缺刻。

(2)动物实验感染:用戊型肝炎患者的粪便感染猕猴成功,并连续传代3次,潜伏期由6周缩短至3周,且病情加重。此外,狨猴、恒河猴、非洲绿猴、鼠猴、短尾猴和黑猩猩均对戊肝病毒易感。实验感染的动物肝组织中,病毒复制高峰期早于转氨酶升高约5～12日。从感染动物的胆汁和粪便中常可发现病毒,但肝组织中仅偶尔可见病毒。经口或静脉接种含戊肝病毒的粪便或肝提取液,均可感染动物。

我国近年分别用新疆维吾尔自治区和沈阳的戊型肝炎患者的粪便提取液,静脉内感染恒河猴成功。再用第一代感染猴的粪便和肝脏悬液接种5只猴子,全部发病并见感染猴都有血清转氨酶增高 3～6 倍,最高可达 10 倍左右;肝活检可见肝细胞炎症及坏死;猴粪中可见戊肝病毒颗粒。并已成功地传完 3 代,每代潜伏期均为 4～5 周,病毒的致病性也未因连续传代而增高。

277. 戊肝病毒在人体内的生活情况如何?

戊肝病毒经口侵袭人体,从肠道经门静脉感染肝细胞。在肝细胞浆内增殖复制。复制后的病毒样颗粒散布于细胞浆基质中。并可分泌于毛细胆管而后混入胆汁之中。在感染戊肝病毒的猴胆汁中,第七日病毒颗粒还是阴性,到第十日开始阳转,同时可在每毫升胆汁中提取 $10^7 \sim 10^{11}$ 病毒颗粒。

病毒在肝内进行一次性繁殖后,大约在潜伏期及急性期可能出现短暂的病毒血症。

病毒主要随胆汁一起经粪便排出体外。在肝外是否也有戊肝病毒繁殖尚不清楚。肝炎发病经治疗后,病毒约 2 周左右逐渐从粪便中消失。带病毒的粪便可再次经口引发新的感染。

离体的戊肝病毒的物理性质非常脆弱,离体病毒如何延续生命?在何处歇息?有无带毒状态?除人、猴子外还能否感染或寄生于其它动物等都是个谜。

278. 目前检测戊型肝炎病原有哪些方法?

(1)免疫电子显微镜:用患者恢复期血清作抗体,检测急性期患者的粪便或胆汁中病毒抗原;或用已知病毒检测患者血清中相应的抗体。

(2)免疫荧光法:检测肝组织中戊肝病毒抗原。在戊型肝炎急性期和急性期前肝活检,戊肝抗原阳性率最高。用免疫荧光抗体阻断试验测血清中戊肝抗体(抗-HEV),其灵敏度和特异性分别为 93.33% 和 96.55%。

(3)酶联免疫吸附试剂(ELISA):ELISA 法的灵敏度和

特异性分别为 80％和 100％,用此法检测 35 例戊型肝炎患者的血清,抗-HEV 阳性率为 80％。

(4)应用基因重组戊肝病毒多肽作为抗原建立了蛋白吸印试验(WB):蛋白吸印试验检测血清抗-HEV,其灵敏度和特异性均较 ELISA 法为高。

(5)逆转录聚合酶链反应法(RT-PCR)和套式逆转录聚合酶链反应(nRT-PCR):检测胆汁、血清和粪便中戊肝病毒核糖核酸(HEVRNA)。

279. 戊肝病毒抗体免疫球蛋白 M 检测有何临床意义?

戊肝病毒抗体免疫球蛋白 M(抗-HEVIgM)的检测,对于戊型肝炎患者的早期诊断、治疗及病程观察均有重要意义。

解放军三〇二医院采用戊肝病毒多肽抗原,以丹麦产的酶标板进行酶联免疫吸附试验检测健康献血员和临床患者,获得了特异性好、灵敏度高、快速、重复性强的效果,与甲肝病毒、乙肝病毒、丙肝病毒抗体免疫球蛋白 M 均无交叉反应,该检测又可排除类风湿因子(RF)的干扰。

对 103 名抗-HEVIgG 阳性的戊型肝炎患者进行抗-HEVIgM 检测,仅见病程在 1 月内的 45 份血清呈阳性;发病早期呈现甲肝病毒抗体免疫球蛋白 M(抗-HAVIgM)阳性者、乙肝病毒标志物阳性者、丙肝病毒抗体免疫球蛋白 G 阳性者、RF 阳性者及正常人标本共 300 余份均为阴性。

对自诉发病仅 1～4 周的急性戊型肝炎患者 45 名检测抗-HEVIgM,其检出率为 71％(32/45);对发病 4～8 周的患者(定作恢复期患者),其检出率为 24％(11/45)。该 11 例恢复期患者抗-HEVIgM 滴度均较急性期(1～4 周患者)明显低。充分说明抗-HEVIgM 仅在发病早期出现,多在恢复期后消失。

从戊型肝炎患者临床标本急性期抗-HEVIgM 和抗-

HEVIgG 检出结果中,发现戊肝病毒抗体在急性期有 3 种模式:①抗-HEVIgM 和抗-HEVIgG 均阳性(60%,27/45 例)。②抗-HEVIgM 阳性,抗-HEVIgG 阴性(11%,5/45)。③抗-HEVIgM 阴性,抗-HEVIgG 阳性(11.1%,5/45),还有17.8%(8/45)抗-HEVIgM 及抗-HEVIgG 均阴性。因此从提高临床诊断阳性率考虑,建议对怀疑戊型肝炎病毒感染的患者,应同时进行抗-HEVIgM 和抗-HEVIgG 的检测。

280. 戊型肝炎患者的组织病理学特点是什么?

(1)门脉区炎症改变,可见大量枯否细胞和多形核白细胞,但淋巴细胞少见。

(2)有胞浆和毛细胆管胆汁淤积。

(3)肝细胞坏死表现为灶状或小片状至亚面积或大面积坏死,特别是在门脉周围区。

281. 戊型肝炎有哪些临床特点?

戊型肝炎潜伏期约为 2~9 周,平均 6 周,较乙型肝炎为短,较甲型肝炎稍长。成人以临床型感染较多见,儿童则多为亚临床型感染。本病为自限性疾病,临床症状以乏力、纳差、恶心、呕吐、发热、腹胀、尿黄、肝肿大为主症。黄疸型约占总发病例数的 1/3。但黄疸前期似较甲型肝炎重,且持续时间较长,胆汁淤积症状,如全身瘙痒及陶土色大便较甲型肝炎常见。黄疸于 1 周内消退。转氨酶于 2~3 周内恢复正常。部分患者有关节疼痛及复发性丘疹等表现。很少发展为慢性肝炎。血清学检查甲肝病毒抗体免疫球蛋白 M、乙肝病毒核心抗体免疫球蛋白 M、丁肝病毒抗体免疫球蛋白 M 以及巨细胞病毒抗体免疫球蛋白 M 和 EB 病毒抗体免疫球蛋白 M 均阴性,丙肝病毒抗体阴性。戊肝病毒抗体免疫球蛋白 M 阳性。

病死率高是本病的一大特征,据多次流行病学调查表明,总病死率为 1%～2.5%,最高达 12%,较甲型肝炎高 10 倍。但一般患者预后良好,对 3 015 例出院病例随访 2～8 个月,98.9%的患者肝功能恢复正常。孕妇暴发性肝炎的发病率明显高于非孕妇,尤其妊娠 6～9 个月者最为严重,病死率高达10%～40%。并常发生流产、早产、死胎或产后出血。

有人研究戊型肝炎全年均有发生,但 3～6 月份为发病高峰,占全年患病人数的 66.5%。临床患者以青壮年为主,男多于女,大于 60 岁以上老年患者占 10.4%。

282. 戊型肝炎和甲型肝炎患者在临床表现上是否有区别?

有人对 1993～1994 年同期住院的甲型肝炎患者和戊型肝炎患者进行了流行病学和临床特征的分析,结果发现戊型肝炎患者中、青年多,老年患者(≥60 岁)占 18.9%,而甲型肝炎以学生多见。两者均以急性黄疸型为主,但戊型肝炎亚急性重型和急性淤胆型较甲型肝炎多见。戊型肝炎发热、肝肿大较甲型肝炎少见,皮肤瘙痒和灰白便较甲型肝炎多见。戊型肝炎病理损害较甲型肝炎明显且恢复缓慢。血清胆红素升高水平和持续时间均长于甲型肝炎。因此认为甲型肝炎与戊型肝炎虽然都是经粪-口消化道途径传播的急性传染病,临床表现和经过类似,但两者在年龄、性别、某些临床表现和肝功改变以及预后方面存在着差别。

283. 老年戊型肝炎有何特点?

在临床成年人急性病毒性肝炎中,戊型肝炎占 20%左右;在住院的戊型肝炎中,老年患者占 26.5%。老年人急性病毒性肝炎中戊型肝炎所占比例明显高于非老年人急性病毒性肝炎中戊型肝炎所占比例。老年人戊型肝炎发热少见,淤胆症状常见,肝功能改变中丙氨酸氨基转移酶(ALT)升高值较低,但血清胆红素升高值较高,恢复时间延长。多数患者起病缓慢,重型发病率不高,预后良好。

284. 我国戊肝病毒与其它肝炎病毒合并或重叠感染的情况如何?

戊肝病毒与乙肝病毒双重感染最为多见。乙、戊肝病毒双重感染者病情可能加重,病程明显延长。

我国成都地区曾统计 243 例戊型肝炎中有 40 例合并其它肝炎病毒感染,占 16.5%。其中以合并乙肝病毒为主,占 65%。合并甲肝病毒占 17.5%,合并丙肝病毒占 5.0%,有 12.5% 为多重感染。单纯戊型肝炎在临床上 99% 预后良好,病死率 1%。合并感染患者的病死率为 7.5%($P < 0.05$)。临床表现复杂,病情相应加重。1996 年国内报道 166 例重型肝炎中有戊肝病毒证据者 10 例(占 6.02%),其中 3 例由单一戊肝病毒引起;5 例戊、乙肝病毒合并,1 例甲、戊肝病毒合并,1 例与乙、丙肝病毒三重感染;双重以上感染 7 例的病势均较单纯戊型肝炎重,病程明显延长,预后也差。

285. 重型戊型肝炎临床上有何特点?

(1)孕妇感染戊型肝炎后,发生重型肝炎比例与怀孕时间长短有关,怀孕后期发生重型肝炎者明显增多,病死率也明显增高。暴发流行期间孕妇的重型戊型肝炎的病死率最高可达 40%。

(2)男性多发,年龄偏大。随年龄增大重型在戊型肝炎中所占的比例增高。

(3)临床上以亚急性重型肝炎多见;其次为在慢性乙型肝炎及乙肝病毒慢性携带状态及丙肝病毒感染的基础上发生急性戊型肝炎后易形成迁延性慢性重型肝炎。

(4)多重感染多见。在重叠感染病例中以乙型肝炎合并戊型肝炎为主。

286. 戊型肝炎的免疫性如何？

(1)在一个地区发生 1 次流行后,隔若干年才发生再次流行,未发现有再次发病者。

(2)在地方性流行地区,新近从其它地区迁入的居民,尤其是经济水平较高的人群,因从未感染过本病,缺乏免疫力,故发病率较当地人群为高。

(3)从被感染的人和动物血清中,可检测到戊型肝炎病毒抗体。绝大部分戊型肝炎患者康复后,血清中的戊肝病毒抗体免疫球蛋白 G 可持续存在 4～14 年之久。

287. 如何预防戊型肝炎？

(1)主要是加强水源管理,严防水源及食品被粪便污染,改善供水条件,保证安全用水。广泛宣传喝开水,不喝生水。

(2)改善卫生设施,提高环境卫生水平,加强食品卫生监督和养成良好的个人卫生习惯。

(3)戊肝病毒遗传因子的纯株已培养成功,目前正在积极加强本病疫苗的研制工作,trpE-C$_2$ 是目前较有希望的候选基因工程疫苗。

七、己型、庚型病毒性肝炎的防治

288. 目前对己型病毒性肝炎病原有哪些认识？

1993 年在东京召开的第八届国际病毒性肝炎及肝病学术会上正式提出了己型肝炎病毒(简称己肝病毒)的存在,但该病毒至今尚未分离成功。

1991 年 Dienstag 等提出既往静脉内滥用毒品及血友病患者多次输血后发生的非甲非乙肝炎在除外丙型肝炎后就可能是己肝病毒(HFV)感染所致。1992 年 Hibbs 则认为部分与肝炎相关的再生障碍性贫血以及暴发性肝炎的病因,既不是甲肝、乙肝及丁肝病毒,也不是丙肝和戊肝病毒,而很可能是己肝病毒(HFV)。1993 年 Azar 认为在急性散发性肝炎中即使采用敏感、特异性强的聚合酶链反应(PCR)等方法筛查病毒病原,但仍无法查明与已知 5 种肝炎病毒有任何关联的病原存在。1994 年 Rasenack 报告在除外巨细胞病毒(CMV)和 EB 病毒(EBV)感染的情况下,输血后肝炎中丙肝病毒感染占 40%,乙肝病毒感染占 14%,而仍有 46%的患者无法确定其病原学。同年西班牙报告 320 例急性散发肝炎经血清学和分子生物学检查发现其中 64 例(20%)的患者血清中,甲～戊型 5 种肝炎病毒感染标志均为阴性;1994～1995 年国内外也分别报告排除甲～戊肝病毒和巨细胞病毒(CMV)、EB 病毒 7 种感染情况下,考虑为 HFV 感染造成的己型病毒性肝炎(简称己型肝炎)的临床病例。如 Wong 等报告 648 例急性散发性肝炎的病原分类中,甲肝病毒占 72%,乙肝病毒占 10%,丙肝病毒占 1.4%,丁肝病毒占 0.4%,戊肝病毒占 8.8%,7.1%的患者尚无法确定其病原而被诊断可能是己型肝炎病例。

目前对己型肝炎既缺乏肯定的公认对象,也缺乏特异诊断方法,仍主要采用排除法:临床上在排除甲～庚型 6 种肝炎病毒及 CMV、EB 病毒感染的情况下方可考虑己型肝炎的诊断。

289. 己型肝炎的防治原则如何?

己型肝炎的病原尚未确定和公认。按照以切断传播途径为主的综合防治措施考虑,对己型肝炎既要加强切断粪-口途径,又要加强切断经血和注射传播途径进行预防,如处理好疫点,隔离患者,采用对甲型～庚型肝炎同样的消毒方法,加强对炊管、幼托保育行业的管理,对献血员的严格检测,严格控制可能的传染源。生活中要强调饮食卫生,严防粪便对生活用水的污染,还要加强对血液及其制品的生产、供销管理,对服务行业的公用茶具,食具,面巾,理发、刮脸、修脚用具及牙科器材均应做好消毒处理,提倡采用一次性注射器,一人一针一管,对实验室检验采血针、手术器械、划痕针、探针、内窥镜、针灸针均应实行一人一用一消毒。严防医源性感染,阻断母婴传播途径。教育全民增强体质,增加抵抗力,养成人人讲卫生的习惯:饭前便后用流水洗净双手,不喝生水,不生食水产品,不吃不洁饮食。切实做好易感人群的自身防护工作。

具体预防措施可参考甲型肝炎和乙型肝炎的有关章节。

己肝的治疗主要根据其临床表现类型,采用中西医药的对症和综合治疗。力争做到早发现、早诊断、早隔离、早报告、早治疗,并应及早处理好疫点,防止播散。

290. 庚型病毒性肝炎的病原是如何发现的?

在临床输血后急性与慢性肝炎、散发性肝炎及重型肝炎中,有相当比例的患者用现有甲型、乙型、丙型、丁型、戊型肝炎的实验和病理诊断方法尚不能分型,用 EB 病毒和巨细胞病毒的免疫方法检测均是阴性,提示新的肝炎病毒客观存在。1995 年 8 月 28 日～9 月 3 日召开的第三届国际丙型肝炎及相关病毒会议上,美国人报道,采用分子生物学技术在 1 名输血后非甲型、乙型、丙型、丁型、戊型肝炎患者血浆中,发现了1 个新的黄病毒样核糖核酸(RNA)序列,暂称为庚型肝炎病毒(HGV,简称庚肝病毒)。

庚型病毒性肝炎(HGV,简称庚型肝炎)病原学的研究可追溯到1966年,Deinhardt等将1名因手术意外创伤而患急性肝炎的外科医生的血清,静脉内感染狨猴和绢毛猴,导致该两种动物均发生肝炎,当时将这种人源性传染动物的血清称为GB因子。由于该因子可在狨、绢毛猴中连续传代感染,也可感染人,并引发肝炎,当时称为GB肝炎。随着肝炎病原学研究的进展,发现GB肝炎与甲型、乙型、丙型、丁型、戊型肝炎均无关,通过各种特异性免疫技术筛选证实,GB肝炎不属于已确认的5型肝炎中任何一型,被称为非甲、非乙、非丙、非丁、非戊型肝炎(HNA～E)。

新近,美国Abbott公司采用差式聚合酶链反应法从感染GB因子的绢毛猴急性期血浆中发现了两种病毒样RNA序列;随后,Simmons等用GB肝炎病毒(GBV)重组蛋白建立的酶联免疫吸附(ELISA)技术,从1名西非HNA～E患者血清中发现了另一种黄病毒样基因序列,被分别命名为GBV-A,GBV-B,GBV-C亚型。而庚型肝炎病毒(HGV)与GBV-C的基因序列有较高同源性。目前的文献上,在庚型肝炎病毒未被国际组织最后正式定名之前,常以HGV/GBV-C表示。我国1996年来则已将HGV(庚型肝炎病毒)制成基因诊断试剂,并已在临床中应用验证。

291. 庚肝病毒基因的特点是什么?

庚肝病毒(HGV)的基因是一个类似于黄病毒样的新的核糖核酸(RNA)序列。与世界基因库和SWISS-PROT中储存的所有发表的公认基因序列无任何同源性,并且与人、黑猩猩、酵母菌及大肠杆菌基因组脱氧核糖核酸(DNA)间也无同源性。从种系进化分析表明HGV与GB肝炎病毒(GBV)-C、GBV-A间亲缘关系最近。

基因序列分析表明,HGV/GBV-C 基因组长度为 9.2Kb,3′端为非结构基因,5′端为结构基因,有 1 个可编码 2 900个氨基酸的大开放读码框架(ORF);其中包括 1 个编码螺旋酶的序列(Helicase)、2 个编码蛋白酶的序列和 1 个编码 RNA 依赖的 RNA 多聚酶(RDRP)序列。另外,HGV 的 3′端非结构区基因与 GBV-A/C,丙肝病毒和 GBV-B 的相同区域存在较高的同源性,而 HGV 的 5′端结构基因区与丙肝病毒和 GBV-B 同一区域的差异性极大。

292. 庚肝病毒的传播方式如何?

庚肝病毒(HGV)主要经过血液或肠道外的途径传染他人。因此受血者、静脉注用毒品的成瘾者、血液透析的患者、接触血源的医务人员及器官移植接受者均属高危人群。与 HGV 感染有关的危险因素是牙科手术。如果牙科工作椅、仪器手柄、牙钻、牙钳和牙镜及所用器材消毒不严,常可导致乙型肝炎、丙型肝炎和庚型肝炎病毒的传播。对昆虫叮咬可能传播庚型肝炎的说法尚有争议。

庚肝病毒与丙肝、乙肝病毒之间具有共同的传播途径,因此,庚肝病毒可与丙肝或乙肝病毒同时感染。

293. 庚型肝炎能通过母婴垂直传播吗?

Fencht 从 1995 年以来对 61 例孕妇及她们的新生儿进行了每 3 个月 1 次逆转录聚合酶链反应(RT-PCR)检测,并随访 1 年以上,观察了庚肝病毒(HGV)、丙肝病毒(HCV)和艾滋病病毒-1(HIV-1)的垂直传播情况(其中 47 例孕妇有 HGV 感染的危险因素)。作者检出 9 例孕妇有 HGV 血症。其中 6 例为 HCV 感染的孕妇,3 例为 HIV-1 感染的孕妇。这 9 例 HGV 阳性孕妇所生的 9 名婴儿中,有 3 例感染了 HGV,垂直传播率达 33.3%(3/9)。在平均 13 个月的随访期间,3 例

HGV 感染的婴儿均未出现肝性黄疸或肝炎临床征象和生化指标的异常。作者认为,庚型肝炎病毒完全可以发生垂直传播,在高危人群中,庚型肝炎病毒的母婴传播率高于 HIV-1 或 HCV。

294. 在人群中庚肝病毒的阳性率如何?

庚肝病毒在不同国家及地区的人群中阳性率不同。中国北方一组 200 多例的供血人群中,发现有 8% 的庚肝病毒携带者。在不同类型人群中,庚肝抗体(抗-HGV)阳性率亦不同。

北京地区用合成肽酶免疫技术检测人群中血清庚肝抗体时发现,86 份非甲型~戊型肝炎患者血清的阳性率为 30%~40%;136 份丙肝病毒感染者的阳性率是 12%~28%;64 份戊型肝炎患者血清中庚肝抗体阳性率达 10%,420 例乙型肝炎患者血清中抗-HGV 阳性率是 8%;12 份甲型肝炎急性期患者庚肝抗-HGV 阳性率为 0;850 名自然人群血清中庚肝抗-HGV 阳性率为 1.59%;320 例健康献血员血清中抗-HGV 阳性率为 5%。从 3 例抗-HGV 阳性献血员血清中均分离到庚肝病毒核糖核酸(HGVRNA),并经序列分析证实属 HGV 感染。

295. 诊断庚型肝炎采用哪些实验室方法?

目前主要采用检测患者血中特异性庚肝病毒抗体(抗-HGV)和病毒核酸来确定诊断。

(1)用酶联免疫吸附试验(ELISA)检测抗-HGV:Abbott 公司的抗-HGV ELISA 试剂是用大肠杆菌表达的 GB 肝炎病毒(GBV-A)和 GBV-B 重组蛋白。其内含为 GBV-A NS_3 和 NS_5 抗原、GBV-B 核心抗原、$NS_{3/4}$ 和 NS_5 抗原。在进行血清流行病学调查中已发挥了筛选作用。1995~1996 年中他们又用大肠杆菌表达的 GBV-C 重组蛋白建立了 ELISA 技术,在被检的 161 例非甲型～戊型肝炎患者中,发现抗-GBV-A、抗－GBV-B 和抗-GBV-C 的阳性率分别为 7.4%(12/161)、7.4%(12/161)和 3.1%(5/161)。

(2)用逆转录聚合酶链反应法(RT-PCR)检测病毒核酸:用 RT-PCR 技术对目的基因进行扩增。PCR 产物经琼脂糖凝胶电泳后,用溴化乙锭染色,并用 Southern 印迹法检测扩增的目的基因克隆脱氧核糖核酸(cDNA)。

凡 ELISA 法检测到抗-HGV 阳性者,即可诊断为现症或过去已感染过庚肝病毒;凡通过 RT-PCR 方法获得庚肝病毒核酸的阳性结果者,则可确定临床诊断为庚型肝炎。

296. 庚型肝炎有什么临床特点? 其转归如何?

有人认为输血后庚型肝炎的潜伏期平均为 61 日。已发现感染后病毒在体内可存在相当一段时间,已报道庚肝病毒核糖核酸(HGVRNA)可持续 9 年。急性庚型肝炎的血清丙氨酸氨基转移酶(ALT,简称转氨酶)升高幅度不如乙型肝炎或丙型肝炎。一般临床症状较轻,出现显性黄疸者亦不如丙型肝炎多见,部分患者仅是无黄疸型加低水平转氨酶升高,甚至毫无自觉症状。对症处理后 ALT 多数在 1 月内恢复正常;由急性庚型肝炎自发转成慢性庚型肝炎者似较丙型肝炎少见,但病毒携带者并不少见。

庚肝病毒感染后临床上可能有 8 种转归:

(1)一过性的病毒血症,病毒很快被人体清除,称谓隐性感染。

(2)出现急性肝炎表现。单纯庚肝病毒感染的 ALT 增高程度及黄疸深度可能比急性丙型肝炎轻,但临床上常与丙型肝炎,甚至乙型肝炎合并感染,多数患者很快康复。

（3）病毒持续存在，部分患者始终处于低滴度状态，少部分血清里含有中到高滴度的 HGV，但均无临床症状，为无症状病毒携带者。

（4）病情延迟，转氨酶随血中病毒滴度的波动而出现间隙性增高。

（5）少数病情迁延，反复发作成为慢性肝炎。

（6）可能引起暴发型肝炎。有限资料表明，以亚急性重型肝炎多见。

（7）庚型肝炎慢性感染到发生肝硬变需较长时间，但一旦发生肝硬变，病情急转直下，进展极快。

（8）庚型肝炎是肝细胞癌的相关因素，但大多数情况下，肝癌的发生可能是乙肝或丙肝病毒与庚肝病毒的协同作用。

297. 庚型肝炎在慢性肝炎中的地位如何？

庚肝病毒在临床既可引起急性肝炎，也可演变成慢性肝炎；既存在持续性病毒血症，也可通过输血途径传播；既可与甲型、戊型肝炎病毒同时或先后感染，更常见是与乙型和丙型肝炎病毒同时或重叠感染。解放军三〇二医院采用酶联免疫吸附方法对 1995 年 6 月～1996 年 6 月的 229 例临床和病理已诊断为慢性肝炎患者检测了庚肝病毒抗体免疫球蛋白 G（抗-HGV IgG），发现在轻型慢性肝炎 76 例中 4 例阳性（5.26%），慢性中型肝炎 119 例中 12 例阳性（10.08%），慢性重型肝炎 34 例中 10 例阳性（29.41%）。分析庚型肝炎在重型肝炎中感染率明显增高的原因，主要在治疗过程中频繁使用血制品及输新鲜血有关。同时，在重型肝炎的基础上又合并庚肝病毒急性感染，可使原有肝损伤加重。

在各型慢性肝炎中庚型肝炎的比重有多少呢？一组 340 例血清标本中丙型肝炎 93 例合并庚肝抗-HGV 阳性者 11 例

（占 11.8％）；也有报道 34 例慢性丙型肝炎患者中 5.88％有庚肝病毒双重感染。国外采用逆转录聚合酶链反应（RT-PCR）法检测慢性肝炎患者血中的庚肝病毒核糖核酸（HGVRNA），发现 5 例输血后非甲型～戊型肝炎患者中 1 例阳性（16.67％），105 例慢性丙型肝炎中 14 例阳性（13.3％），其中 4 例有输血史，81 例慢性乙型肝炎患者中 4 例（4.9％）阳性。解放军三〇二医院报道，庚肝与乙肝病毒双重感染率为 7.08％（8/113 例），庚肝与丙肝病毒双重感染在住院患者中占 16.28％（7/43），有庚肝、乙肝、丙肝病毒三重混合感染者为 15.07％（11/73）。追查这些慢性肝炎患者中，发现输过新鲜血及血浆史的患者有 81 例，他们中的抗-HGV 阳性率达 28.38％（23/81），而仅用白蛋白或从未使用血制品的患者 148 例中抗-HGV 阳性率为 2.02％（3/148）。这充分说明输血和输血浆明显增加了庚型肝炎的感染机会，更支持庚肝病毒主要通过血液途径传播。但是从未使用过血制品的慢性肝炎患者中，却有 2％是庚型肝炎，其传播方式和感染途径尚不清楚。

298. 庚型肝炎与肝癌有关吗？

肝炎病毒感染是肝细胞肝癌（HCC）的重要相关因素之一。目前虽已明确乙型肝炎（HBV）与丙型肝炎病毒（HCV）都可直接或间接地影响 HCC 的发生，但是，仍有约 21.62％的 HCC 患者血清中 HBV 和 HCV 感染标志均为阴性。1995 年下半年，美国相继有两家实验室报告了 1 个新发现的与人类肝炎、肝癌相关的核糖核酸（RNA）病毒基因组，后来经过鉴定，认为该致病因子就是庚型肝炎病毒（HGV）。1995～1997 年初国外和国内对不同慢性肝脏疾病患者的调查发现，原发性肝细胞肝癌患者中确有 HGV 的感染，其感染率为 6.67％。

初步揭示了庚肝病毒的感染也可能参与了 HCC 的发生。

既往研究表明,病毒基因组序列的差异与其所致肝癌的发生可能有关。国内通过逆转录聚合酶链反应,从 2 例肝癌患者血清中扩增出长 994bp 的庚型肝炎病毒核心脱氧核糖核酸序列(HGVcDNA),用同样方法与国外发表的 3 株序列相比,同源性在 94.25% ~ 97.44% 之间。认为庚肝病毒非结构基因(NS)5 区 cDNA 序列在核苷酸水平及氨基酸水平均较保守,从肝癌患者血清中分离出来的庚肝病毒与非肝癌患者血清中分离的 HGV 相比,变异不大。初步表明,庚肝病毒感染者中,可以不必通过病毒变异而整合到肝细胞中并诱导肝细胞肝癌的发病。

299. 庚型肝炎应如何防治?

切断经血传播途径、筛选献血员及血液制品,是减少和预防庚型肝炎最关键的方法。不到万不得已,千万不要随便输注血制品和新鲜血液。其它预防措施和知识可参考乙型和丙型肝炎章节。

现有的对症保肝和降酶药物均可促进轻型庚型肝炎血清丙氨酸氨基转移酶(ALT)复常,促进肝脏修复。

干扰素治疗慢性庚肝与乙肝或丙肝病毒合并存在的病例有一定效果。已报道 1 例乙、丙、庚肝病毒三重感染的患者经干扰素-α 治疗后临床治愈出院。但合并感染多个病原的患者较易复发。因此,对干扰素制剂的剂量、疗程、品种,是否应与免疫调节剂或免疫增强剂合并使用,以及感染病毒的剂量,多重感染是否影响抗病毒药物疗效等问题均在研究探索中。

中国庚肝病毒:302- I 株的克隆脱氧核糖核酸(cDNA)序列与美国株 cDNA 序列有极高的同源性,在 5′端非编码区、前 E_1 区、胞膜 E_1 区、NS_3 区和 NS_5 区与美国株 HGV 核苷酸序列有高达 90％以上的同源性,编码相应的氨基酸序列同源性高达 96％以上,表明庚肝病毒虽全球分布,但在进化上高度保守,这为研究制备庚肝疫苗和基因治疗奠定了基础。预测 2000 年庚肝疫苗可能面世。一旦疫苗投产,将为人群预防庚型肝炎带来福音。

八、胆汁淤积型与药物性肝炎的防治

300. 何谓胆汁淤积型肝炎?

胆汁淤积型肝炎(肝内胆汁淤积)系指由多种原因所致的肝细胞分泌胆汁在细胞器水平上发生障碍,包括毛细胆管、细胞骨架和高尔基体的功能异常,使胆汁分泌减少,导致正常数量的胆汁不能下达十二指肠,并使胆汁成分如结合胆红素、胆汁酸、胆固醇和碱性磷酸酶等返流至血液。临床上常可出现黄疸、皮肤瘙痒、大便灰白等症。常见的疾病有病毒性胆汁淤积型肝炎、药物性胆汁淤积型肝炎和原发性胆汁性肝硬变等。胆汁淤积型肝炎的病理学改变,在光学显微镜下可见毛细胆管内形成胆栓,肝细胞内有胆色素沉着。电子显微镜下可见毛细胆管管腔扩张、微绒毛减少、变钝和变形,毛细胆管周围出现含有胆汁的小泡等病变。

301. 肝内胆汁淤积型肝炎的致病机制是什么?

近年来通过电子显微镜和组织化学等方法研究,发现由于急、慢性肝炎及药物性肝病等原因,使肝细胞发生病变时,肝细胞中的环磷酸腺苷合成减少,胆汁酸的形成受到影响。许多资料表明,毛细胆管内的胆汁酸浓度与肝细胞中的环磷酸腺苷的含量多少相关,而胆汁酸、胆固醇等成分具有利胆的作用。正常人的毛细胆管内胆汁酸呈高浓度状态,通过渗透压作用,使胆汁流量增加。当胆汁酸合成减少时,毛细胆管内胆汁流速减慢。此外,毛细胆管的微丝损伤,微绒毛及毛细胆管蠕动不能正常进行,影响了胆汁排泄。由于胆汁流速减慢,胆汁排泄障碍,胆汁淤积于肝内,又致细胆管内水与电解质再吸收增加,使胆汁粘稠而形成胆栓,阻塞胆管,使胆管内压上升,胆汁返流入血。这样出现了胆汁淤积型肝炎的一系列临床表现和病理改变。

302. 肝内胆汁淤积有哪些类型?

目前肝内胆汁淤积的分类有多种,如可根据病变的部位分类,还可按单纯性与混合性肝内胆汁淤积分类,在此主要介绍日本厚生省根据疾病调查确定的类型(见表8)。

表 8　肝内胆汁淤积的分类及发生率

类　　型	发生率 (%)	类　　型	发生率 (%)
急性肝内胆汁淤积	65.4	反复性肝内胆汁淤积	2.9
病毒性	21.1	反复性良性(家族性)肝内胆汁淤积	1.9
药源性	22.8	妊娠性复发性肝内胆汁淤积	1.0
慢性肝内胆汁淤积	15.5	乳儿期肝内胆汁淤积	16.2
原发胆汁性肝硬变	8.2		
慢性药物性	1.7	新生儿肝炎	12.0
原发性硬化性胆管炎	1.0	特发性乳儿肝内胆汁淤积	0.6
不明原因	4.4	肝内胆管闭锁症	3.3
幼儿性小叶间胆管形成不全	0.2	其　它	0.3

303. 胆汁淤积时为什么会产生皮肤瘙痒？

关于胆汁淤积时产生皮肤瘙痒，有如下两种解释。

(1)过去认为胆汁淤积时，胆汁的成分如胆汁酸盐、结合胆红素及胆固醇等返流入血，随着血液循环流至全身，胆红素使皮肤、巩膜黄染，胆汁酸盐淤积于皮肤末梢神经，引起皮肤瘙痒。

(2)从发现消胆胺可减轻胆汁淤积性瘙痒症状后，人们开始认为胆汁淤积时因胆酸盐淤积于皮肤神经末梢引起皮肤瘙痒的说法不甚合理，而是胆汁淤积时，使高浓度的胆酸盐积聚于肝脏，使非胆盐性致痒原释放。其根据是，有人在实验性胆汁淤积时，发现肝脏中有高浓度的胆酸盐，高浓度的胆酸盐可诱导碱性磷酸酶的活性，并使胆汁分泌压减低，细胞内的钙离子发生变化，细胞结构发生改变。在胆汁淤积的患者血清中，已发现高分子碱性磷酸酶的囊泡及肝细胞浆膜的成分。可以使人们相信，肝组织中高胆酸盐浓度引起的这种脱落物的作用，可形成致痒原释放。

304. 胆汁淤积型肝炎的主要诊断依据有哪些？

(1)临床症状：类似黄疸型肝炎，自觉症状较轻，常有明显的肝大、皮肤瘙痒、大便颜色浅，甚至呈灰白色，此时应除外肝内外梗阻性黄疸。本病黄疸常持续在3周以上。

(2)肝功能检测：血清胆红素明显升高，以结合胆红素为主；碱性磷酸酶、γ-谷氨酰转肽酶、胆固醇均明显升高(增高达正常值的5倍)；血清丙氨酸氨基转移酶中度升高；浊度试验多无改变。

(3)B型超声波检查：对诊断更有意义，如胆囊不大，肝内、肝外的胆管都不扩张。

胆汁淤积型肝炎占黄疸型肝炎的2%～8%，老年病例中本型肝炎占的比例要高得多。据报道高达 24％左右,掌握胆汁淤积型肝炎的上述诊断要点,有助于与其它肝炎相鉴别。

305. 如何鉴别肝内和肝外的胆汁淤积?

肝内胆汁淤积和肝外胆汁淤积都有黄疸,前者称为内科性黄疸,后者称为外科性黄疸,两者的处理和治疗是不同的。因此,对两者加以鉴别极为重要。其主要鉴别点根据临床资料列于表 9。

表 9　肝内胆汁淤积与肝外胆汁淤积的鉴别要点

临床表现	肝内胆汁淤积	肝外胆汁淤积
肝肿大	不明显,＜3.0 厘米	明显,＞3.0 厘米
胆囊肿大	触诊时不能扪及胆囊	可扪及胆囊
皮肤瘙痒	瘙痒先于黄疸,黄轻而痒重	与黄疸深度呈正比
血清脂蛋白 X	＞7.8 毫摩尔/升(＞300 毫克％)者不足 20％	＞7.8 毫摩尔/升(＞300 毫克％)者占 91％以上
口服苯巴比妥和强的松 7～10 日后	血清胆红素降低 50％以上	血清胆红素不下降
B 超检查	无胆管系统的改变	肝内胆管、胆总管、胆囊扩张
病理学变化	无胆汁性坏死,汇管区有嗜酸细胞浸润,可见肝细胞损害,无胆管扩张	可见胆汁性坏死,汇管区见多形核细胞浸润和胆管扩张,无明显肝细胞损害
X 线胃肠低张造影	无特殊改变	可有十二指肠弯扩大,倒"3"字等特异改变

306. 胆汁淤积型肝炎与黄疸型肝炎应如何鉴别?

胆汁淤积型肝炎与黄疸型肝炎都有黄疸及类似的临床表现,有时两者的病因、治疗及预后是不相同的。那么,我们应如何加以区别呢?在此将两者的特征列于表10。但须注意,病情是复杂、变化和发展的,有时需认真观察,全面仔细地分析才能做出正确的判断。

表10　胆汁淤积型肝炎与黄疸型肝炎的临床特征

	临床表现	胆汁淤积型肝炎	黄疸型肝炎
临床症状	消化道症状	轻	重
	黄疸期	较长,可持续8周以上	较短
	皮肤瘙痒	明显	不明显
	大便	常为灰白色	变化不大
实验室检查	血清丙氨酸氨基转移酶	略高	明显升高
	血清胆红素	明显升高,以结合胆红素为主	升高
	碱性磷酸酶	明显升高	正常或略有升高
	胆固醇	明显升高	正常或略低
病理学检查	光学显微镜检查	胆管淤胆,胆管增生明显	肝实质炎症,坏死现象明显
	电子显微镜检查	主要为毛细胆管扩张,微绒毛病变,毛细胆管胆栓	主要为肝细胞质中的粗面内质网线粒体病变明显

307. 慢性活动性肝炎胆汁淤积和慢性重型肝炎有什么不同?

乙型慢性活动性肝炎、肝硬变的病程中,病情可能发生变化,黄疸可能迅速加深,血清总胆红素可超过171微摩尔/升,这是病情加重的重要标志之一。慢性重型肝炎是在慢性活动性肝炎基础上发展的一种预后极差的病症,死亡率高达84%～100%,而慢性活动性肝炎胆汁淤积的预后则要好得多。两种肝炎都可出现深度黄疸,亦会产生严重的消化道症状、腹水及其它异常现象。那么两种肝炎到底有什么不同呢?请见表11。此表系根据解放军三〇二医院收治的 76 例高黄疸病例,经病理检查确诊,41 例为慢性活动性肝炎胆汁淤积,35 例为慢性重型肝炎,在这些病例的治疗过程中总结出来的,可供参考。如果慢性活动性肝炎长期胆汁淤积得不到及时、合理的治疗,在肝细胞内与蛋白结合的胆汁酸可导致肝细胞坏死溶解,也可演变为慢性重型肝炎。

表 11　慢性活动性肝炎胆汁淤积和慢性重型肝炎的鉴别要点

临床表现	慢性活动性肝炎胆汁淤积		慢性重型肝炎	
	机制	病程中的变化	机制	病程中的变化
血清胆红素升高＞171微摩尔/升	肝细胞内葡萄糖醛酸转换酶受到抑制	葡萄糖醛酸转换酶激活剂治疗后,比值进行性上升	肝细胞内葡萄糖醛酸转换酶的活性受到破坏	葡萄糖醛酸转换酶激活剂治疗后比值进行性下降
凝血酶原活动度下降	维生素 K_1 缺乏,不能使凝血酶原的前体羟化转变为凝血酶原	维生素 K_1 治疗 3～7 天后,凝血酶原活动度得以纠正	肝脏严重损害,凝血因子Ⅱ不能在肝脏合成	维生素 K_1 治疗后,得不到纠正
酶疸分离(胆红素上升,转氨酶下降)	肝脏炎症,胆盐的刺激,黄疸上升时转氨酶大量释放入血	酶疸分离出现较晚	肝实质坏死,黄疸上升,转氨酶的释放也减少	酶疸分离出现较早
血氨升高	进入肠道的胆盐减少,引起便秘,来自肠的氨吸收增加	通便后血氨可降至正常	肝实质损害,对氨的解毒功能下降	持续高血氨,得不到纠正

临床表现	慢性活动性肝炎胆汁淤积		慢性重型肝炎	
	机制	病程中的变化	机制	病程中的变化
腹水	肝内炎症和毛细胆管阻塞,短期内发生肝内门脉高压,导致淋巴循环障碍,肝淋巴液外渗	腹水量少,随着黄疸消退而消退	造成腹水的因素很多	腹水量多,顽固不退或进行性加重

308. 如何治疗胆汁淤积型肝炎?

(1)一般治疗:①病因治疗,不十分突出,因为 1/3 的致病原因不明;药物性的撤除致病药物只有少数病例的黄疸不退;此外,目前仍缺乏有效的抗病毒药。②营养疗法,由于进入肠道的胆汁减少,脂溶性物质吸收障碍,疾病早期应给予低脂、低胆固醇饮食,有条件者可用中链脂肪酸,长期胆汁淤积者可补充维生素 K、A、D 及三磷酸腺苷、辅酶 A,予以高糖、高蛋白饮食维持热量。③对症治疗,瘙痒较重者用肥皂水及 2% 的硫酸镁液洗涤,口服消胆胺 6 克~10 克/日(应与维生素 A、D 并用),还可给予地西泮(安定)、东莨菪碱、苯巴比妥之类镇静剂。

(2)退黄:治疗的目的是尽快缩短高胆红素血症的时间,常用的药物如下:①肾上腺糖皮质激素,用于治疗本病已有 30 多年的历史,其作用可促进胆红素的结合,有效率为 60% 左右。有人认为对药物性胆汁淤积、广泛性肝坏死及迁延性病例很少有效。其用法以强的松龙为例,30 毫克~40 毫克/日,有效者 3~5 日血清胆红素可下降 40%~50%,则将剂量减半,然后再逐渐减量。无效病例至多用6～7日,开始减量并尽快停用。②苯巴比妥,一般治疗剂量可增加肝细胞微粒体内酶的活性,促进胆红素的结合,增加肝细胞排泄结合胆红素的能力,促进胆汁流量等作用。有效率可达70％以上,尤其对药物性肝内胆汁淤积和肝炎后残留黄疸疗效更好。用法是每次30毫克～60毫克,3次/日,2周左右血清胆红素可下降40％～60％,此时可酌情减量,疗程4～8周。③胰高血糖素—胰岛素疗法,其作用是通过增加肝血流量和促使肝细胞环磷酸腺苷的合成,使胆汁流量增加。用法:胰高血糖素1毫克和胰岛素10单位或2毫克和20单位加入10％葡萄糖液500毫升中静点,2周为1个疗程。治疗期间应注意及时检查血糖、尿糖及血清电解质。

(3)中医中药:根据中医的辨证,黄疸的成因有湿热、火盛、寒湿和淤热等。治疗上可用清热解毒、通腑利胆、凉血活血和温阳等方法。①解放军三〇二医院临床治疗中,应用凉血活血,重用赤芍,并组成了赤丹冲剂等方剂,治疗该病的有效率达90％。此法可以增加肝脏血流量,改善血液粘滞度,利胆、利尿、通便,减轻内毒素血症,改善肝脏病理及亚微结构,还有抗肝纤维化作用和抑制乙肝病毒复制之效。②熊去氧胆酸(UDCA),可减轻患者乏力、腹胀、腹泻、瘙痒等症状,还能改善肝功,利胆退黄,每日500毫克,分次口服,无显著不良反应。

309. 肝内胆汁淤积的预后怎样?

由于肝内胆汁淤积可发生于各型病毒性肝炎、原发性胆汁性肝硬变、药物性肝炎、妊娠期肝内胆汁淤积,其预后与原发病密切相关。

病毒性肝炎的急性、慢性和重型肝炎的肝内胆汁淤积,常与上述病变并存,因此这类患者预后一般不取决于胆汁淤积的程度,主要与肝细胞的病变轻重有关。肝细胞有大块或亚大块坏死,有功能的残存细胞<35%,病死率高达100%,而残存细胞数>50%,存活率可达70%。亚急性重型和重型慢性活动性肝炎的肝坏死,若坏死范围广,呈进行性发展,其预后极差。一般急性胆汁淤积肝炎,预后常良好。

妊娠末期的肝内胆汁淤积,临床经过良好,分娩后均自然痊愈。药物性的肝内胆汁淤积在停药后,一般可以缓解。原发性胆汁性肝硬变,尤其是高龄的病例及临床表现有进行性加重的高胆红素血症病例,其预后不良。

310. 肝脏为什么易受药物的损害?

药物性肝炎是由药物引起的肝组织损害。肝脏为什么易受药物的损害呢?这是由于临床所用的绝大多数药物(特别是口服的非极性药物),均系通过肝脏的代谢作用将药物降解、灭活或转化为更易排泄的产物,这种药物代谢的过程统称为生物转化。药品的生物转化过程需经氧化、还原或水解以及结合的过程,在这一系列的过程中,需肝细胞内的多种酶参与,如细胞色素P-450、单胺氧化酶、水解酶、葡萄糖醛酸转移酶、硫酸转移酶、乙酰转移酶等等。肝脏既是药物代谢的主要场所,也是药物毒性反应的主要靶器官。所以肝脏常易遭受药物的损害。

311. 药物怎样引起肝损害?

如前所述,药物的生物转化主要在肝内进行,因此肝脏既是药物代谢的主要场所,又是接受药物损害的器官之一。药物怎样引起肝脏的损害呢?近年来对其研究有了很大的进展,主要综述为以下几个方面。

(1)损害肝细胞的亚微结构:由电子显微镜检查显示四氯

化碳、无机磷及一些重金属盐类可产生直接肝损害,先后影响内质网、线粒体和溶酶体等细胞器。另外粗面内质网的损害,使蛋白质合成受抑制,甘油三酯结合成脂蛋白的过程受阻,还可致肝细胞脂肪变性。

(2)在分子水平上干扰肝脏的代谢:①干扰肝实质细胞代谢的某一环节而影响蛋白质的合成,致肝脏脂肪变性,如四环素、L-门冬酰胺酶、氨甲蝶呤等。②干扰胆红质向胆小管排出或血中摄取致胆汁淤滞型肝损害,如甲基睾丸素、胆囊造影剂、利福平、新生霉素等。③干扰肝细胞的血液供应,如6-巯代鸟嘌呤、口服避孕药可引起肝静脉血栓形成和静脉阻塞综合征。

(3)药物作为半抗原造成变态反应:如磺胺类、呋喃坦啶、苯妥英钠等,进入人体后与蛋白质结合,刺激免疫系统产生变态反应,引起变态反应性肝损害。

(4)特异性代谢:如异烟肼,吸收后在肝内乙酰化,人群中有快速和慢速失活型两类,几乎各占50%,其中慢型比快型更易发生不良反应及肝中毒。苯妥英钠经苯基羟化代谢,有的人只能代谢正常人每日治疗量的1/5,一旦给常用药量就蓄积而引起中毒性肝损害。

(5)传播感染:乙、丙、丁及庚肝病毒,可通过人血及血液制品传播,如凝血因子,尤其是高浓度的产品,有时从几千名献血员的血液中提取,而引起感染相应病原的病毒性肝炎。

312. 致药物性肝炎的药物种类有哪些?

随着新药不断出现,目前应用于临床的药物已逾万种,其中大多数药物需经肝脏代谢,药物性肝炎的发病率亦日趋增加。据文献报道,能引起黄疸的药物就有200余种,多方面产生肝损害的药物还要多。据统计,主要引起药物性肝炎的药物有以下几类：抗生素类；解热镇痛剂类；抗结核药类；神经系统疾病治疗药；消化系统疾病治疗药；麻醉药品；代谢性疾病治疗药；激素类药及其它。上述药物分别占药物性肝损害的24%～26%、5%～19%、8%～13%、9%～11%、5%～6%、6%～11%、4%、3%、3%。

313. 中草药对肝脏也有毒性吗？

许多中草药一方面能治病，另一方面又有一定的毒性，用之不当可伤害机体。祖国医学把中药分为大毒、常毒、小毒和无毒4类，并总结出"大毒治病，十去其六；常毒治病，十去其七；小毒治病，十去其八；无毒治病，十去其九"的治疗原则。这意思是说，用有毒性的药物治病时，收到相当的效果后就应停药，而无毒的药物也不应久用。据临床经验，苦杏仁、蟾酥、木薯、广豆根、北豆根、艾叶、毛冬青等中药，量大时可引起口苦口干、恶心呕吐、食欲不振、腹痛、腹胀、腹泻、黄疸、肝区疼痛和肝功损害等临床表现。还有黄独、黄丹、川楝、鱼苦胆、白花丹参、千里光、天花粉、麦角等，也可引起肝损害。

314. 影响药物肝毒性的常见因素有哪些？

（1）药物剂量：一般对肝细胞有直接毒性的药物，剂量越大，肝损害越严重。

（2）应用期限：有些药物引起肝损害与用药持续时间有关，如异烟肼引起的肝损害多在用药3个月以上发生。

（3）年龄：一般老年人易发生药物肝毒性，主要原因是，肝细胞内微粒体酶系统的活性降低，对某些药物的代谢能力降低。老年人常采用多种药物合用，药物彼此干扰。有些药物主要经肾排出，老年人的肾小球滤过作用常减退，肾排泄减少，除造成药物的血液浓度增高外，尚可出现代偿性胆汁排出量增加。此外还有许多目前尚不明了的影响因素也可使老年人较易发生药物性肝毒性。

（4）性别：特异性变态反应性引起的药物性肝损害多见于女性。

（5）营养状态：营养缺乏，尤其是蛋白质缺乏，可使肝内具有保护作用的分子，如谷胱甘肽减少，增加机体对药物肝毒性的易感性。

（6）肝脏的原有疾病：如肝硬变患者对许多药物的代谢作用均降低，以致于药物易蓄积在肝内，造成肝损害。肝功能严重损害的肝病患者，往往对一般剂量的镇静药（如吗啡类药物）特别敏感，甚至可诱发肝性脑病。

315. 急性药物性肝炎分几型？临床表现及诱发药物有哪些？

药物性肝炎的病变部位不同，其临床表现有很大的差异。为了便于了解，现将其分型、临床表现及主要诱发药物列表如下（见表12）。

表12　急性药物性肝炎的分型、临床表现及诱发药物

临床类型	临床表现			诱发药物
	临床症状	肝功检查	病理检查	
肝炎型	类似肝炎，有乏力、纳差、恶心、呕吐、尿色深、肝大并有压痛，重者可出现肝萎缩	丙氨酸氨基转移酶（简称转氨酶）、胆红素均升高，絮状反应阳性，凝血酶原时间延长	肝实质细胞损害，呈灶性块状坏死	雷米封、利福平、扑热息痛、水杨酸制剂、辛可芬、甲基多巴、安妥明等

临床类型	临床表现			诱发药物
	临床症状	肝功检查	病理检查	
脂肪肝型	恶心、呕吐、厌食、肝痛	转氨酶升高,胆红素有的高达 171 微摩尔/升(30 毫克%),絮状试验阴性	肝细胞内大量脂肪沉积,同时有坏死性炎症和淤胆	四环素类,门冬酰胺酶等
肝内胆汁淤积型	黄疸、无发热、无皮疹、嗜酸细胞不增高	转氨酶、胆红素均升高,胆固醇、碱性磷酸酶多正常	肝小叶中心区淤胆,毛细胆管内有胆栓	甲基睾丸素、康力龙、康复龙、避孕药
胆汁淤积伴炎症型	发热、畏寒、恶心、腹胀、乏力、皮疹,随后出现黄疸、皮肤瘙痒、大便色浅、肝大并压痛、嗜酸细胞增加	胆红素、转氨酶、胆固醇及碱性磷酸酶均中等度升高,絮状试验阴性	毛细胆管、肝细胞、星状细胞淤胆,肝细胞呈气球样变,嗜酸细胞增加	氯丙嗪类、安定、利眠灵、眠尔通、卡巴肼、硫脲嘧啶、他巴唑、红霉素、呋喃坦啶、磺胺嘧啶、灰黄霉素等

316. 药物能引起慢性活动性肝炎吗？用药多长时间才能引起慢性肝损害？

长期用药的慢性疾病,如慢性便秘、高血压、慢性尿路感染和肺结核等患者,服用双醋酚汀、甲基多巴、呋喃妥因、磺胺类、异烟肼及丙基硫氧嘧啶等药时,常可引起药物性的慢性活动性肝炎。其临床表现和病理学特点同其它原因引起的慢性活动型肝炎相似,以致常常相互混淆而不易鉴别。

用药多长时间才能引起慢性肝损害呢?这与所用的药物有关,如呋喃妥因和羟苯靛红多在用药 6 个月以上发生慢性肝损害;而异烟肼引起的慢性肝损害则在用药 3 个月以上即可发病;甲基多巴更短,用药 1~4 周即有引起慢性活动性肝炎的报道。因此,长期用药的慢性病患者,用药时一定要注意观察肝功的变化。

317. 如何诊断药物性肝炎?

(1)对于肝病患者,应考虑到药物引起的可能,因此要详细询问服药史,如用药剂量、开始用药和停药时间、距发病的间隔等。文献资料表明,约有 50%~70% 的药物性肝炎患者是在用药后 2 周内发病的,约有 80%~90% 在 8 周内发病。此外,还应了解职业上接触过何种药物或化学物质。

(2)注意有无发热、皮肤粘膜损害、皮疹、关节痛和嗜酸粒细胞增多等过敏征象。还要注意肝脏的大小,因有些药物可致无症状性肝肿大。

(3)应注意与急性与慢性病毒性肝炎、梗阻性黄疸及肝硬变等相鉴别。

(4)肝活体组织的检查,可见门脉区炎症,并有大量嗜酸粒细胞浸润及淤胆时,有利于药物性肝炎的诊断。

(5)有人认为在肝病恢复后,做药物皮肤过敏试验对诊断有帮助。有人推荐用小剂量有关药物作激发试验,用药前后分别测定多种血清酶的活性,用药后连续多次测定均较用药前明显增高,可考虑药物性肝炎。但药物激发试验仅有 40%~60% 的阳性,有的重复给药时间长,激发试验还存在一定的危险性,故不可轻易采用。

318. 药物性肝炎的诊断指标有哪些？

(1)用药6周内有肝脏损害的表现（睾丸酮类激素例外）。

(2)初发症状可有发热、皮疹、瘙痒等过敏表现。

(3)病初常有白细胞总数增加，末梢血中的嗜酸粒细胞＞6％。

(4)具有肝内淤胆或有肝实质细胞损害的病理和临床表现。

(5)淋巴母细胞转化试验或巨噬细胞（白细胞）移动抑制试验阳性。

(6)乙肝表面抗原、乙肝e抗原及甲肝、丙肝、丁肝、戊肝、庚肝病毒指标均阴性。

(7)再应用相同的药物，再度发生肝损害。

具备上述的第1条，再加上(2)条～(7)条中的任何两条都可考虑为药物性肝炎。

319. 药物性肝炎的治疗原则有哪些？

(1)立即停用对肝有损害的药物。

(2)一般治疗与其它原因所致的急、慢性肝炎相同，如及时休息，给予高热量、高蛋白的饮食，如有出血、肝昏迷应按出血、肝昏迷处理。

(3)补充B族维生素和维生素C，有出血倾向加用维生素K。

(4)尽量用有特殊治疗作用的药剂，如异烟肼引起的肝炎可用较大剂量的维生素B_6静点。

(5)有过敏、黄疸较深、病情严重者，可用肾上腺糖皮质激素，待病情减轻后逐渐减量。

(6)胆汁淤积型的患者应用苯巴比妥与消胆胺治疗，黄疸重者可用中药茵栀黄治疗。

（7）暴发性肝功能衰竭时，可按暴发性肝炎治疗，可用人工肝透析或换血疗法。

320. 如何预防药物性肝炎？

（1）在临床指征不明确时，禁止滥用药物及长期大量用药。

（2）临床医生应熟悉所用药物的性能及毒性，尽量少用对肝有毒性作用的药物，用药量不宜过大，用药时间不宜过长。

（3）对某些新药的肝毒性认识还不足时，应注意定期检测肝功能，如甲氰咪胍、安妥明等新药都经大量临床实践后发现对肝脏的毒性作用。

（4）原有肝病的患者，肝功能不良影响了药物的代谢，使药物的毒性增加，因此更不能滥用药。在用药的前后及用药期间，定期检测肝功，随时观察药物的毒性反应。

321. 用药时应注意哪几个问题？

为预防药物性肝炎发生，临床用药应注意下列 3 个问题。

（1）慎重选用药物：用药前应慎重选择药物种类，尽量避开对肝脏不良反应大的药物。例如，抗生素类、抗肿瘤及解热镇痛药，引起过敏的机遇很多。新药类，特别是化学合成制剂，即使无过敏病例报告，随用药例数的增多，就有发生过敏性肝损害的可能。各种含有同种或异种蛋白质的生物制剂，常易诱发过敏性肝损害。选用药量增大或用药时间长者，产生肝损害的机遇偏大，不可不慎。凡曾对多种药物过敏者，易对其它的药物也产生过敏。同时服用多种药物，要警惕药物间的代谢产物，形成新的肝毒性物质。患者受细菌感染或肿瘤切除不久者，机体的免疫功能可急剧下降，易产生药物性肝损害。

（2）用药应避开下列情况，以减少肝损害的机会：①空腹或饥饿状态。②患者处于长期营养缺乏状态。③嗜酒者或饮酒后。④苯巴比妥或冬眠灵类药物同时服用。⑤异烟肼与利血平同时服用。⑥肝功能损害者,尽量不用有肝毒性药物。

(3)利用药物代谢的相互作用,防止药物性肝损害:①半胱胺能促进谷胱甘肽贮量的恢复,因此半胱胺可减轻扑热息痛的毒性。②对氨基水杨酸(PAS)可阻断异烟肼的乙酰化,故能减轻和防止异烟肼对肝的损害。③含氢巯基(SH 基)的药物可能对预防药物性肝损害有效。

322. 肝病患者用药应注意什么问题?

肝脏是人体代谢的中心,几乎所有进入身体的物质都要经过肝脏的代谢,因此,用药多,肝脏负担和损害机会就增加。有些专家认为,我们的概念似乎不应除外任何药物引起肝损害的可能,因而建议:

(1)有轻微肝损害的患者,最好不用药,其中包括非重型的病毒性肝炎,这类患者可自行恢复,非特效药物不但对肝脏无益,且会有不利影响。

(2)少用药,对病情较重的肝病,非用药不可,宜选用有效的药,以最小剂量和最短的用药时间。

(3)有计划地试用药,对于肝病虽无特效药物,但对新发现的据传有效的药,未尝不可一试,试用期间应密切观察疗效和不良反应。通常可考虑 4~6 周为 1 个疗程。对性能、疗效尚未确定的药,连续用药数月、甚至 1 年未见疗效,仍继续用药,殊不可取。

323. 肝炎患者如何安全用药?

肝病患者切勿随便用下列药物。

磺胺类、对氨水杨酸、非那西汀、含碘的造影剂、新生霉素、蛋白合成激素及避孕药,在一定程度上引起胆红素代谢紊乱,引起黄疸和血清丙氨酸氨基转移酶(转氨酶)升高。

扑热息痛、治疗血吸虫药物、驱虫的硝硫氰胺、治疗慢性肝炎的 6-巯基嘌呤、硫唑嘌呤和光辉、丝裂、自力、争光、放线霉素等抗肿瘤药物以及安妥明、大量烟酸等降脂药、治疗皮肤病的氨甲蝶啶以及中药跌打丸都可因剂量大而引起肝细胞坏死,甚至小剂量也可引起变态反应而发生转氨酶升高、黄疸,亦有死亡的报告。

利福平和异烟肼是常用有效抗结核药,但往往引起过敏性肝炎和胆汁淤积;治疗糖尿病的甲磺丁脲(D860)、氨甲磺环己脲均极易引起肝损害。消炎痛可引起严重肝坏死;氯丙嗪、普马嗪、丙氯拉嗪、三氟拉嗪等均可引起胆汁淤积性黄疸。红霉素丙酸脂引起黄疸,静滴四环素引起肝坏死,三醋夹桃霉素所致黄疸已有很多报道。

滥用改变血流动力学的血管收缩药和抗高血压药,全身麻醉药和部分镇静安眠药,以及神经阻断药,长期采用活血化瘀的中西药物都有可能引起肝脏血液循环功能障碍,产生新陈代谢功能紊乱,造成肝功障碍迟迟不愈。

一部分急性肝炎和慢性活动性肝炎,大量长期应用肾上腺糖皮质激素,可因脂肪代谢紊乱出现肥胖、免疫功能抑制和继发细菌、真菌感染。进食良好的慢性肝炎患者,长期大量应用葡萄糖液静滴,可引起脂肪肝,以致肝功能长期不良。又如重型肝炎伴有腹水或尿少的患者,不适当地应用强效利尿药,常易引起大量水、电解质丢失,诱发肝昏迷。

九、重型肝炎的防治

324. 重型肝炎的预后与哪些因素有关？

首先与年龄有关。小于 2 岁或大于 60 岁重型肝炎患者的预后较差。而 2 岁以上和 60 岁以下的各年龄组间的病死率差别不大。

血清胆红素入院时＞513 微摩尔/升（30 毫克％）者预后极差。因为在重型肝炎时，血清胆红素浓度与肝细胞坏死严重程度成正比。入院时肝昏迷 Ⅱ 度者 50％左右死亡，昏迷 Ⅳ 度以上者 80％以上死亡。重型肝炎合并消化道出血者死亡率可达 95.5％。因此认为重型肝炎患者发生较严重消化道出血者预后不良。

凝血酶原活性如在 0.30（30％）以下者预后较差。定期单项测定凝血 V 因子，如迟迟不恢复正常者，预后极差。血氨浓度如＞88 微摩尔/升（150 微克％）的患者 91.4％死亡。血清白蛋白在暴发性肝炎时一开始就低于 30 克/升（3 克％）（救治过程中未见升高反而降低）者预后较差。

如重型肝炎患者实验室指标"三低一高"，即凝血酶原活动度低，血清胆固醇低，血清丙氨酸氨基转移酶低，而胆红素剧增，是发生肝功能衰竭进入晚期和预后不良之兆。

确诊肝功能衰竭后 4 日内测定血清天门冬氨酸氨基转移酶和丙氨酸氨基转移酶，计算二者比值，如一直在 0.31～0.63 之间者，预后良好；当其比值为 1.20～2.26 以上者预后极差。肝功能衰竭时对内毒素的灭活发生障碍，因此如果用鲎试验测定重型肝炎患者,鲎试验值持续阳性者,说明肝细胞已丧失灭活内毒素能力,提示预后不良。另外重型肝炎需要及时发现低血糖,如果其低血糖及时处理后无好转,常是预后不良的重要指标之一。肝活检肝细胞大块坏死容积总量超过30%以上,常提示预后不良。检查肝昏迷患者的脑电图如在 D 级时,出现三相波,表示预后不佳。如超过 D 级而达到 E 级时,提示患者不可能再苏醒,达 F 级时患者可迅速出现脑死亡。

在用药上,大剂量肾上腺糖皮质激素应用是否影响预后尚有争论。我们主张,对部分重型肝炎患者适时用短程中剂量肾上腺糖皮质激素为宜。大剂量肾上腺糖皮质激素有增加继发感染和出血等并发症,造成预后不良。

另外肝炎病毒重叠感染,变异病毒感染,肝容积和残存肝细胞量的多少,出现各种并发症和发生肝功能衰竭的病期,以及诊治是否及时恰当对重型肝炎的预后亦有很大影响。

325. 重型肝炎发病机制如何?

现代观点认为,重型肝炎的发生是由于宿主对入侵病毒发生强烈的免疫反应,致使肝细胞大片坏死,同时发生机体细胞免疫功能衰竭。在重型肝炎时,免疫反应激发血清肿瘤坏死因子(TNF)水平增高,体内细菌乘虚而入形成内毒素血症环境;TNF＋内毒素成为诱发肝细胞大片坏死的物质基础。TNF 还可选择性杀伤已被病毒入侵的靶细胞,并促进感染细胞表面的组织相容性位点抗原(HLA)表达,吸引细胞毒 T 细胞和自然杀伤细胞对靶细胞的攻击;重型肝炎发生时,人体内的某些细胞因子如白细胞介素-1(IL-1)和白细胞介素-6(IL-6)的活性同时增强,这些因子又可增强 TNF 作用,通过激活吞噬细胞引起肝损害;同时由于肝内枯否细胞功能障碍导致肠源性内毒素血症蔓延而引起肝功能衰竭综合征(高胆红素血症、出血、脑病和肾功能衰竭）。近年报告，重型肝炎的发病还可能与细胞凋亡机制有关。

1995年第46届全美肝病学会年会上专家指出，引起暴发性肝炎的乙肝病毒在包膜区有4个氨基酸被置换，致使抗原性发生改变，使患者出现超敏反应而易形成临床重型肝功能衰竭。还发现多种肝炎病毒的重叠感染在重型肝炎中多见，提示病毒本身的数量、变异、重叠或交叉感染等因素在重型肝炎的发生中亦起着重要的作用。

326. 重型肝炎患者预防肝昏迷的原则是什么？

（1）应注意出血倾向，防止凝血因子的衰减。用中西药补充维生素C和K，输新鲜血或新鲜血浆补充凝血因子。

（2）预防并发细菌、真菌和其它病毒性感染。适量服用新霉素或氟哌酸等药物，抑制肠道内细菌的繁殖，使肠道蛋白和氨基酸等含氮物质不发生分解，从而减少肠内氨类物质的形成与吸收。对已发生的肺部、肠道、泌尿道并发炎症，原发性腹膜炎和败血症要积极治疗。

（3）慎重处理放腹水，只有在大量腹水、压迫症状明显、循环障碍时作为配合治疗的一种措施。一般1次放腹水量不宜超过1升～2升，以稍能缓解压迫症状为度。严防因放腹水导致腹腔感染、放腹水过急引起晕厥及进入肝血流量骤降而加速肝细胞坏死，促发肝昏迷。可在放腹水前先滴注高渗葡萄糖，补充血浆白蛋白或输血。

（4）禁用麻醉性安眠药。当患者出现昏迷前期烦躁时，可给予地西泮（安定）、非那根，必要时可给予东莨菪碱静点。

（5）禁用氯化铵、水解蛋白及醋氮酰胺等使血氨增高的药物。

（6）有肝昏迷前期症状时，宜及早应用降低血氨和清除、取代假性神经递质的药物。可给予六合氨基酸静脉滴注。

(7)积极纠正水、电解质和酸碱平衡的紊乱。

(8)供给足量葡萄糖、维生素与能量代谢药物。

(9)特别要防止缺氧、低血钾和脑水肿的发生。

(10)怀疑脑水肿时,应把头抬高30°,增加通气量使动脉血二氧化碳分压($PaCO_2$)降至 3.3 千帕～4 千帕;避免咳嗽、呕吐、用血管扩张剂等以防止颅内压升高。

(11)控制患者发热、高血压及躁动,避免输液过多。

327. 肝性脑病时如何消除和抑制患者肠道有毒物质的产生和吸收?

肝性脑病(肝昏迷)是重型肝炎肝功能衰竭时常见的重要症状之一。对该症的治疗成败常直接影响患者的生命。消除和抑制肠道中有毒物质的产生和吸收是防止肝昏迷的一个必不可少的环节,具体措施有 3 条。

(1)口服抗生素可抑制肠道细菌的繁殖,减少氨的产生和吸收。可口服新霉素 0.5 克,每 6 小时 1 次;或灭滴灵 0.2 克,每日 4 次。当以上两药单独使用疗效欠佳时,可考虑联合应用。

(2)口服乳果糖 30 克,每日 2～3 次,可以使肠腔 pH 降至 3.5～5 以下,减少氨的吸收。亦可用温开水 1 000 毫升加适量食醋(10 毫升)每日 2 次清洁灌肠,同样可使肠道变为酸性,阻止氨吸收。

(3)口服微生态制剂,以扶植肠道正常菌群。如培菲康、丽珠肠乐、整肠生、康力得口服液、三株口服液等均可较好干扰肠道内产氨菌的繁殖。

328. 重型肝炎肝性脑病时如何使用脱氨药?

(1)谷氨酸钠:在三磷酸腺苷及镁离子作用下可和氨结合

形成谷氨酰胺和水而无害化。肝昏迷时,每次静滴11.5克~23.0克(每支5.75克/20毫升的针剂2~4支)用5%或10%葡萄糖液250毫升~500毫升稀释。滴入宜缓慢,否则可引起流涎、皮肤潮红或呕吐等。可与谷氨酸钾合用(谷氨酸钾用量应根据血钾水平计算后给予)。由于谷氨酸钠和钾均为碱性,对有呼吸性或代谢性碱中毒的肝昏迷患者不利,且谷氨酸钠尚可引起水钠潴留,因此有少尿、尿闭或肾功能减退者忌用。

(2)乙酰谷氨酰胺:常用1000毫克作静脉滴注。本药具有神经传递体和载体的作用,容易通过血脑屏障,在脑内分解成谷氨酸和 γ-氨基正丁酸,适用于有水肿及水钠潴留的患者,并有降低脑内氨的作用。

(3)精氨酸:每支20毫升含量5克,在肝昏迷时,1次15克~20克以5%葡萄糖液500毫升稀释,缓慢滴注。该药可促进鸟氨酸循环。氨在合成尿素的循环中将被清除,但在严重肝功能衰竭时,常缺乏鸟氨酸氨基甲酰转换酶和精氨酸酶,不易发挥脱氨作用,故效果较差。但精氨酸为酸性,对肝昏迷碱中毒有一定治疗作用。用其盐酸盐制剂,可引起高氨性酸血症,肾功能不全者忌用。

(4)门冬氨酸钾镁:每支10毫升,每毫升中含钾10.6毫克~12.2毫克,含镁3.9毫克~4.5毫克。肝昏迷时用10毫升~20毫升以5%葡萄糖液500毫升稀释静滴。该药在体内可分解成门冬氨酸及钾、镁两种离子。门冬氨酸可启动三羧酸循环,使肝细胞维持正常功能。门冬氨酸与氨结合可形成门冬酰胺,从尿中排出。所以此药对氨有解毒作用,另外钾、镁两种离子也对治疗肝昏迷有益。

329. 肝昏迷时为何要滴注六合氨基酸?

重型肝炎发生肝昏迷时,血清与脑脊液氨基酸谱有明显变化,特别是芳香族氨基酸(酪氨酸、苯丙氨酸和色氨酸)均明显升高,有时可升高 15～20 倍,而支链氨基酸(如缬氨酸、亮氨酸和异亮氨酸)则降低(相当于正常值的 0.3、0.7 及 0.8)。这就使支/芳氨基酸比值由正常的 3～4：1 左右,下降至 1.5：1.0,导致体内假神经递质增多,而对脑组织产生毒性作用,使患者昏迷不醒。临床上采用六合氨基酸后,可使部分肝昏迷患者苏醒。

六合氨基酸配方主要是左旋的亮氨酸、异亮氨酸、缬氨酸、门冬氨酸、精氨酸及谷氨酸。每次 250 毫升与等量 10% 葡萄糖溶液(内可加乙酰谷氨酰胺 500 毫克),缓慢静滴,每日 1～2 次,7～15 日为 1 个疗程,必要时可用 2 个疗程。

六合氨基酸的治疗作用主要通过它的 3 种支链氨基酸去改善血清和脑脊液中的支/芳比值,同时增加支链氨基酸的浓度以促进神志改善,调整氨基酸代谢;另一方面本品中的门冬氨酸可启动三羧酸循环,使肝细胞维持正常功能,门冬氨酸与氨结合形成门冬酰胺,对氨有解毒作用,精氨酸可加速鸟氨酸循环,既有利于肝细胞功能的维护,也有利于脱氨作用。由于谷氨酸一般很难通过血脑屏障,故在本品输注时加用乙酰谷氨酰胺作为载体,使谷氨酸容易通过血脑屏障而发挥其作用。因此该药可促使重型肝炎肝昏迷患者苏醒,并在提高存活率上有一定效果。

330. 肝细胞再生刺激因子治疗重型肝炎效果如何?

1984 年有人采用人胎肝细胞(FLC)治疗再生障碍性贫血,获得成功;后来试用于暴发性肝炎也获得较好疗效,但人胎肝细胞不易保存与转运,来源也有一定困难。后来从乳猪或新生小牛的肝脏中提取出小分子多肽,被命名为肝细胞再生刺激因子(HRS)。一系列研究表明,HRS 含有 18 种氨基酸成分和 16 种微量元素,动物实验结果可见 HRS 能促进肝细胞脱氧核糖核酸的合成,还可提高大鼠急性肝功能衰竭的存活率;能保护肝细胞,促进肝细胞再生,降低血清丙氨酸氨基转移酶;对大鼠实验性肝纤维化也具有较好的治疗作用。1991～1995 年间,国内、军内协作,对重型肝炎在综合治疗基础上观察 HRS 的疗效。许家琤等用双盲随机对照观察 140 例重型肝炎,HRS 治疗组的存活率达 69.9%,对照组为 25.4%;张宜俊等治疗 2 883 例,HRS 组存活率为 63.8%,对照组为 41.2%;董祥家治疗 207 例,两组存活率分别为:68.2%及 53%。

HRS 的具体用量每日为 80 毫克～100 毫克,加入 10% 葡萄糖 250 毫升中静滴,每日 1 次。在重型肝炎治疗中,加强基础防护,应用白蛋白、新鲜血浆、小牛胸腺肽、胰岛素—胰高血糖素等综合处理十分重要;及时纠正水、电解质紊乱,防治并发症的措施均必不可少。

331. 如何防治重型肝炎患者出血?

出血是重型肝炎患者常见的并发症和重要的致死原因。重型肝炎时出血的根本原因是肝细胞大块坏死,致凝血因子和抗凝血物质的合成减少或消耗增加。急性弥漫性胃粘膜腐蚀性糜烂是暴发性肝功能衰竭时上消化道大出血的主因。因此,既要防止肝细胞坏死,又要促进肝细胞再生,还要定期监测保持胃内 pH 值维持在 5 以上。由于无特效疗法,临床上必须采用综合措施进行防治。

(1)补充维生素 C、K,应用止血敏、安络血等药物,配合中药三七粉或云南白药胶囊 1～2 粒,1 日 2～3 次,口服,防止已有出血倾向的患者发生出血。

(2)应用 H_2 受体阻滞剂甲氰米胍,每次 200 毫克～400

毫克,口服或静滴;或雷尼替丁每次 150 毫克,口服,每日 2 次,可作为防止上消化道出血的首选药。也可用洛赛克 20 毫克每日 1 次口服。

(3)施他宁(Stilamin)是合成的 14 肽生长抑素,可抑制胃泌素和胃蛋白酶的释放,使胃酸减少,并可降低内脏血流量。急性上消化道出血时,首剂 250 微克,1～2 分钟内静注作为冲击治疗,继用 3 毫克加入 10％葡萄糖 500 毫升中,在 24 小时内均匀滴入,共 3 日,过早停药可再次出血。或用善得定(Sandostatin),它是合成的 8 肽环化物,作用机制同施他宁;用法为首剂 0.1 毫克～0.2 毫克加入 20 毫升生理盐水中静脉缓注,之后以 0.6 毫克加入葡萄糖 1 000 毫升,在 24 小时内均匀滴入,共 3 日。

(4)输 6 小时内新采的血浆最好。但新鲜冰冻血浆输入量不宜过多。特别是并发肝肾综合征病例,可借助细胞分离器进行交换去血浆疗法,以达快速、等容积、高效纠正凝血功能障碍的目的。

(5)应用凝血酶原复合物。本品由健康人血浆精制成的冻干制剂,每瓶相当于 200 毫升新鲜血浆所含的 Ⅱ、Ⅶ、Ⅸ、Ⅹ 因子的量,含肝素 200 单位。人体内的 Ⅶ 因子半寿期只有 5 小时,所以抢救时,每 6 小时输 1 次为宜。该制剂的不良反应是发热,可形成动、静脉血栓。

(6)预防和处理弥漫性血管内凝血。请参考 332 题。

(7)内窥镜下止血法。判定为上消化道正在出血的患者可进行急诊内窥镜检查和止血,这是一种有价值的防止继续大出血的辅助方法。另外激光辐射处理、局部注射硬化剂及微波组织凝固止血的疗效均已肯定,目前正在用于重型肝炎消化道出血时的临床救治。

332. 重型肝炎的弥漫性血管内凝血如何治疗？

弥漫性血管内凝血，常发生大出血致死。如能早期抗凝治疗，可有较好防治弥漫性血管内凝血的效果。

(1)肝素的应用。肝素具有调节细胞代谢和强力抗凝作用，静脉输注10分钟后，可产生抗凝作用，约2小时达到作用高峰，随后6小时内，大部分在肝脏灭活，少量由肾排出，平均半衰期为90分钟。一般成人每次用量为6 250单位(相当于50毫克)，小儿每公斤体重100单位，溶于10%葡萄糖液或生理盐水50毫升～100毫升内静脉缓慢滴注。用药前、用药中可测定凝血时间(控制在原来的两倍左右，约20～30分钟)，用以调节肝素剂量。如能定时作凝血酶原等检验作为调整肝素用量指标则更佳。肝素治疗应持续到原发病控制、出血停止及凝血相恢复正常，才减量直至停药，一般需用药2～3周。近年认识到肝素的抗凝作用需血浆辅助因子抗凝血酶Ⅲ(AT-Ⅲ)参加，因此主张肝素与抗凝血酶Ⅲ制剂合用，或同时输鲜血。还由于肝素不能控制弥漫性血管内凝血激肽系统的激活，所以又主张给非肽性蛋白分解酶抑制酶，每日800毫克一起使用。可使抗凝血酶Ⅲ水平上升，纤维蛋白原降解产物与纤维蛋白溶解激活剂减少。潘生丁亦常可与肝素配合应用，此药能抑制血小板的聚集作用，防止弥漫性血管内凝血发生。可用100毫克～200毫克放入100毫升液体中静滴，每4～6小时1次，24小时剂量不超过1 000毫克。还有人认为肝素＋潘生丁＋右旋糖酐合用可提高疗效。

肝素不良反应是容易发生消化道和肾出血，因此用药期间注意大小便情况。如用药后出血加重，应停药，并用鱼精蛋白拮抗(1毫克鱼精蛋白静注可对抗1毫克肝素)。

(2)消除诱因和促凝因素。对具有特异性过敏及自体过敏占优势或胆汁淤积者,应同时应用糖皮质激素。并注意用低分子右旋糖酐改善微循环,兼顾纠正酸中毒。

(3)重型肝炎伴明显微循环障碍者,可用山莨菪碱(654-2)等胆碱能阻滞剂。654-2首剂40毫克～60毫克静注,早期40毫克～160毫克/日;昏迷早期狂躁患者可用东莨菪碱0.6毫克～0.9毫克1次静注,并可重复上述剂量再次静注,直至安静。

(4)疑有血栓形成时,用链激酶首次50万～100万单位,溶于100毫升生理盐水或5%葡萄糖液中静滴,30分钟滴完,以后每小时静滴2.5万～15万单位,酌情连用3～7日,使血栓溶解。

(5)输血补充凝血酶原、血小板及Ⅴ、Ⅶ、Ⅸ、Ⅹ等多因子缺乏。输血一般应在使用肝素同时或肝素化(2～3单位/毫升血,使试管法凝血时间维持在25～30分)后进行,以避免弥漫性血管内凝血的加重。

(6)纤维蛋白原的应用。在弥漫性血管内凝血的诱因尚未去除,亦未用肝素的情况下,禁用本药。只有当出血严重,血不凝固,纤维蛋白原很低,判定出血原因是继发纤维蛋白溶解时,方可应用。可给2克～4克,以后根据需要酌情再用1～2次。

(7)抗纤溶药。弥漫性血管内凝血时禁用6-氨基己酸、对羧基苄胺等抑制纤溶药物。在弥漫性血管内凝血晚期,凝血过程已经停止,出血原因是以纤维蛋白溶解为主时,可用抗纤溶药与肝素合用。6-氨基己酸4克加入10%葡萄糖液100毫升静滴,以后20克(或对羧基苄胺0.2克～0.4克)加入10%葡萄糖液1 000毫升中24小时缓慢静滴。亦可同时使用抑肽酶8万～10万单位静注,以后每2小时1万单位,直至好转。

(8)其它抗出血的药物可兼顾使用。

333. 重型肝炎时抗肝细胞坏死的主要疗法是什么?

目前能对抗重型肝炎肝细胞坏死的疗法还不够理想。这里介绍两种常用疗法。

(1)胰高糖素－胰岛素疗法:胰高糖素和胰岛素是胰腺的两种内分泌素。在鼠肝细胞培养实验中观察到这两种药物可促进肝细胞的脱氧核糖核酸合成。两药联合应用在氨基半乳糖造成的急性肝坏死动物模型中可防止肝细胞坏死,促进肝细胞再生,降低实验鼠的病死率。胰高糖素作用于肝细胞膜腺苷酸环化酶,促进肝细胞环磷腺苷的增高,激活环磷腺苷依赖性蛋白激酶,使肝细胞核内某些组蛋白解除对脱氧核糖核酸的阻抑作用,促进脱氧核糖核酸及蛋白质合成增多,有利于肝细胞的再生。胰岛素有促进线粒体产生三磷酸腺苷能量代谢的作用,并能促使氨基酸通过细胞膜。一定比例的胰高糖素与胰岛素相互配合,可形成适宜的环磷腺苷/环磷鸟苷(cAMP/cGMP)比值,促进肝细胞的再生,对肝细胞坏死可能有保护作用。剂量:胰高糖素 1 毫克和普通胰岛素 10 单位溶于 10%葡萄糖液 500 毫升中,每日静滴 1 次,如同时输注白蛋白、血浆、复方氨基酸液,则可收到较好效果,2～3 周完成疗程,对改善并维持支链/芳香氨基酸比值,加速受损肝脏的恢复有重要作用。解放军三○二医院应用此疗法治疗 4 例急性重型肝炎均存活,17 例亚急性重型肝炎存活 8 例(52.9%);49 例慢性重型肝炎存活率为 34.6%。

(2)胆碱能受体阻滞剂的应用:654-2 属胆碱能受体阻滞剂,能调节环磷腺苷/环磷鸟苷比值,解除平滑肌痉挛,扩张微血管,改善微循环,增加肝脏组织血流量,防止肝细胞坏死,有利于肝细胞的再生。每日 40 毫克～60 毫克,1 次或分次静脉滴注,病情改善后逐渐减量。

334. 重型肝炎时如何预防继发感染?

重型肝炎继发严重感染的病原菌主要是革兰阴性菌、金黄色葡萄球菌或表皮葡萄球菌,其次是真菌及厌氧菌。感染类型以肺炎和腹膜炎最常见,其次是尿路感染、败血症和静脉插管感染。重型肝炎时凡出现不明原因血压下降、全身血管阻力降低、不明原因尿量减少、肝性脑病突然恶化、严重酸中毒及合并弥慢性血管内凝血时,就应考虑有继发感染。预防感染的核心是提高警惕,精心治疗,抓好护理,增强患者抗病能力。具体做法如下。

(1)尽可能单间隔离。病室每日用消毒水擦地,紫外线灯照射 1～2 次,每次半小时;注意病室清洁、干燥、通风、保温,室温保持在 20℃ 左右。工作人员治疗护理时严格遵守消毒隔离制度,尽量减少探视。

(2)重视患者的口腔护理,每日 3 次。做穿刺、导尿,插管时严格无菌操作,及时用药预防创口感染,可能时及早拔管。

(3)遇患者发热、咳嗽、咯痰、腹痛、腹泻、腹胀和主诉不适时,都应仔细检查血、尿、痰、便的常规和细菌、真菌,做床旁 X 线胸片及 B 超检查等,尽早明确感染部位。发热、白细胞增高或突然休克时,应抽血培养做药敏试验并积极抗感染治疗。重型肝炎患者接受治疗后病情迁延,特别是病情一度好转后又加重,黄疸降后复升,腹围增加,骤然尿少及腹泻,均应考虑有继发感染的可能。应及时检查,早期进行针对性抗感染治疗。

(4)避免长期或大量使用糖皮质激素;不要滥用抗生素作预防用药。

(5)经常输入新鲜血浆、鲜血、白蛋白及丙种球蛋白,以提高机体免疫力。免疫增强剂如胸腺肽、高效价免疫球蛋白可及时间断应用,以减少感染的发生。

335. 重型肝炎并发原发性腹膜炎有哪些特征?

(1)促使原发性腹膜炎并发的因素,主要是重型肝炎时,机体免疫功能低下,肠道菌群迁移,门体静脉侧支循环形成,肠壁水肿炎变,肠粘膜通透性增加,肠内细菌可直接经肠壁向腹腔渗出,并将腹水当培养基,增生繁殖而发生腹膜炎。

(2)腹膜炎的发生率为 20.5%~39%。重型肝炎一旦合并腹膜炎、腹腔感染,常使病情恶化,病死率可达 80%~95%;解放军三〇二医院报道的病死率为 86.2%。

(3)临床症状不典型,易被漏诊。重型肝炎患者突然出现畏寒、发热、腹痛、腹泻、腹胀、尿量骤然减少,用利尿剂无效时,如测量腹围增加,就须警惕腹腔感染的存在。

(4)检测腹水,如白细胞数 $>300\times10^6$/升(300 个/立方毫米),中性粒细胞 $>0.25(25\%)$,绝对数 $>75\times10^6$/升(75/立方毫米),即可诊断为感染性腹水。但不宜以此为绝对临界值,尤其在大量腹水时,渗出液常被漏出液的稀释掩盖。

(5)腹水培养,20%可培养出病原菌。多见大肠杆菌及厌氧菌等。培养阳性者,有的腹水中性白细胞数仅为 60×10^6/升(60 ± 61 个/立方毫米),甚至可见单微生物阳性而无腹水中白细胞增高的原发性腹膜炎。

(6)腹水乳酸含量 >355mmol/L(32 毫克%)对细菌性腹膜炎的诊断有较高价值。

(7)腹水内毒素鲎试验阳性对腹膜炎的确诊有帮助。

(8)末梢血象白细胞 $>10\times10^9$/升(10 000/立方毫米)者仅占 36%~50%,中性粒细胞 $>0.7(70\%)$者占 60%~90%。

336. 重型肝炎并发原发性腹膜炎应如何治疗?

(1)治疗原则:患者应绝对卧床,必要时做胃肠减压;一定要保证足够的热量和维生素的供应,保持水、电解质平衡,适当应用利尿剂,加强抗生素使用的针对性。

(2)抗菌原则及用法:绝大多数原发性腹膜炎的病原以大肠杆菌等革兰阴性杆菌为主,故在未获得腹水阳性培养及药敏结果之前,应首选抗革兰阴性杆菌的抗生素为宜;对反复感染者,要考虑厌氧菌所引起;对严重感染要联合用药,配伍和剂量要适当,疗程足够,尽量避免对肝、肾功能有害的药物;必要时在放腹水后可注抗生素入腹腔。具体药物的选择和用法如下:①半合成青霉素:氨苄青霉素 4 克～8 克/日,但目前国内已有 40%～60%的大肠杆菌耐该药;羧苄青霉素 20 克～40 克/日;磺苄及呋苄青霉素均为 4 克～8 克/日,1 日内分 4 次静滴。近年用氧哌嗪青霉素 4 克～8 克/日,严重感染可用 8 克～16 克/日,分 4 次静滴或肌注。本药对肝、肾、骨髓均无毒性,不良反应较少。②半合成头孢菌素:第二、三代产品如头孢甲氧噻吩(CFX)、头孢三嗪噻肟(CTRX)、头孢噻甲羟肟(CAZ)等疗效均佳。国产头孢氨噻肟(CTX)、头孢氧哌羟苯唑(CPZ)的疗效亦较好,剂量均为 2 克～6 克/日,分次静滴,无肾毒性。③氨基糖甙类抗生素:庆大、卡那、妥布霉素等均可选用。丁胺卡那霉素为较新品种,用于对上述药耐药菌所致感染,其剂量为 15 毫克/公斤体重,每日分 2～3 次肌注。但已有肾功能减退者,应避免使用此类药物。④灭滴灵(甲硝达唑):本品对厌氧菌有强大杀菌作用,口服时吸收迅速且安全,常用量为 0.6 克～2.4 克/日,分 3～4 次服。严重感染时可用 0.5 克静滴,每日 3 次,半衰期为 7.3 小时。该药有食欲不振、恶心、呕吐、腹泻,偶见头痛、失眠、皮疹、白细胞减少、排尿困难、感觉异常等不良反应,但停药后即可恢复。也可选用替硝唑,500 毫克每日 2～3 次,杀厌氧菌效果比灭滴灵强 4 倍。⑤喹诺酮类抗菌药:抗菌谱广,不易耐药,使用方便,半寿期长,价格便宜。如氟哌酸 0.4 克,每日 2～3 次,不良反应轻微。严重感染可用环丙沙星静脉滴入。但使用该类药品时,解放军三〇二医院 3% 的患者可发生恶心、头晕、皮疹,个别有血清丙氨酸氨基转移酶及尿素氮上升。⑥碳青霉烯类抗生素:对革兰阳性、阴性细菌和厌氧菌均具杀菌活性。泰能(复方亚胺培能)每日剂量 2 克～3 克;或复方卡尔倍宁 0.5 克～1 克,每日 2 次静滴。⑦抗菌药物的联合应用:一般采用氨基糖甙类加半合成青霉素或半合成头孢菌素。前者抑制细菌蛋白质合成,促使细菌死亡;后者阻碍细胞壁的形成,且可促使前者向细胞内渗入。在抗菌时两者有良好的协同作用。

337. 内毒素与肝炎肝损伤有什么关系? 有防治措施吗?

近年发现,内毒素是暴发性肝炎的一个重要的致病因素。内毒素系革兰阴性杆菌细胞壁结构成分之一,是一种脂多糖。正常人肠腔内由于细菌的繁殖和死亡,不断产生内毒素,正常肠粘膜具有屏障作用,故吸收甚微。微量内毒素经门静脉入肝脏,很快被解毒。肝脏内的枯否细胞是内毒素解毒的重要场所。当肝炎或肝损伤时,枯否细胞的功能下降,就容易形成内毒素血症。内毒素血症可招致肾、肺、肝、脑、心等多脏器损害,甚至衰竭,主要是内毒素使这些脏器的微循环内发生纤维素血栓,同时兼有热原反应,激活凝血和补体系统,使血管活性物质释放,损伤网状内皮系统等作用。其中最先和最多受损害的是肝脏。内毒素直接引起肝细胞溶酶体破坏,细胞色素 P-450 降解,线粒体功能低下,糖代谢障碍和淤胆。

临床上发现,急性肝炎患者 35%～65% 可有内毒素血症,血清丙氨酸氨基转移酶(简称转氨酶)水平愈高,内毒素血症的比例亦愈高。随着转氨酶降低和肝炎康复,内毒素血症检出率降低或消失。重型肝炎患者中,约70％可查出内毒素血症。如果内毒素血症持续存在,则提示肝损伤不可逆,预后极差。临床发现,重型肝炎如并发肾功能衰竭、弥漫性血管内凝血、消化道出血或广泛性肝细胞坏死,都与内毒素血症密切相关。动物实验证明,D-氨基半乳糖使肥大细胞释放的组胺致大肠粘膜发生水肿,造成粘膜屏障破坏,使内毒素容易入侵,可使动物肝脏明显损伤;而把这段大肠切除后或给予乳果糖预防,再用D-氨基半乳糖,即不发生肝损伤。肝硬变患者中竟可查出92％的内毒素阳性,并发现内毒素血症与继发于肝硬变的血凝障碍、肝肾综合征、肝性脑病及肝功能衰竭均密切关联。

中国医科大学采用肝细胞生长因子40毫克,1日2次肌注,或前列腺素每日200毫克静滴,可抑制内毒素对肿瘤坏死因子的诱生,对实验性肝坏死有保护作用,使临床重型肝炎病死率降至33.3％。另有报告腹蛇毒抗栓酶-Ⅲ的提前应用,对内毒素性肝坏死有一定保护作用。

338. 重型肝炎并发内脏真菌感染的特征如何?

真菌(霉菌)为机体内条件致病菌。重型肝炎患者抵抗力降低或在长期使用肾上腺糖皮质激素(简称糖皮质激素)和抗生素后,常可继发内脏真菌感染。临床所见以菲状菌及白色念珠菌感染最多,其次为曲菌、毛霉菌,尚有新型隐球菌感染者。

重型肝炎并发内脏真菌感染的初期症状多不典型,加之患者肝病严重,往往掩盖了初期的消化道和呼吸道症状,应用糖皮质激素的患者更缺乏自我主诉和不适感觉,一旦发现,多为时已晚。因此,不仅要熟悉内脏真菌感染的特征,还必须提高警惕。下列情况常是考虑内脏真菌感染的线索。

(1)不明原因低热和轻度咳嗽。

(2)突然高热 2 日以上,末梢白细胞计数及中性粒细胞增高,应用抗生素无效。

(3)在采用广谱抗生素或糖皮质激素的基础上发生。

(4)重型肝炎病情骤然加重,黄疸降后复升,腹水增加而无腹膜炎的其它征象。

(5)兼有腹泻、干咳、胸闷、胸痛不适,或咳出铁锈色冻状粘痰等。

(6)尿涂片发现孢子和菌丝。

(7)咽培养开始是杂菌,以后连续出现真菌性纯培养;或咽培养与便培养的真菌一致。

(8)血培养真菌阳性。

真菌内脏感染不仅侵犯肺,对肾脏、肝脏、心脏、脑均可引起实质性损害,出现相应的晚期临床征象,如因肾脓肿(真菌性)破裂出现尿血后迅速死亡,出现心肌断裂或心包积液引起心跳骤停,还可见脑压增高导致脑疝致死。

只有对重型肝炎并发内脏真菌感染做到早期发现,早诊早治,才有抢救成功的希望。

339. 重型肝炎并发内脏真菌感染应如何防治?

(1)在积极保肝治疗的基础上加强对真菌的抑菌和杀菌措施。保肝治疗时输新鲜血浆、肌注胸腺素(肽)等必不可少。

(2)抗真菌治疗可用:①0.15%大蒜注射液 40 毫升＋10%葡萄糖液 150 毫升静滴,每日 2 次。②克霉唑,0.5 克～0.75 克,每日 3～4 次口服。③制霉菌素,50 万单位,每日 4 次口服。④黄连素,200 毫克,每日 3 次口服。上述 4 种药主要用于早期真菌消化道感染;深部真菌感染常用两性霉素 B、5-氟胞嘧啶、双氯苯咪唑、氟康唑及伊康唑等。⑤两性霉素 B,开始时可用 0.1 毫克～0.25 毫克/公斤体重,溶于 5%葡萄糖液中,避光静滴 2～6 小时。临床多从小剂量 1 毫克开始,以后每日或隔日增加 5 毫克～10 毫克,最大剂量每日可达 60 毫克,疗程约 6 周。该药肝肾毒性大,不良反应明显,宜慎用。⑥5-氟胞嘧啶,100 毫克～200 毫克,分 4 次服,疗程 6 周。⑦双氯苯咪唑 即咪康唑,剂量为 400 毫克～600 毫克,每日 2 次静滴,开始宜小量(200 毫克),根据患者耐受情况,逐渐加大剂量,需用生理盐水或葡萄糖 200 毫升～300 毫升稀释后缓慢滴注,疗程 4～6 周。⑧氟康唑,1 日 200 毫克,分次口服,对新型隐球菌感染优于两性霉素 B,疗程 4～6 周。⑨伊康唑,100 毫克～200 毫克,每日 2 次口服,疗程 1 个月,或可根据病情延长。

氟康唑和伊康唑的口服制剂合用可减少剂量和不良反应。

由于重型肝炎患者抵抗力极差,所有抗真菌药均有一定毒副反应,应仔细选择,密切观察使用。

预防真菌感染的措施:

(1)慎用肾上腺糖皮质激素,避免长期大量使用。

(2)合理应用抗生素,切勿滥用广谱抗生素。

(3)注意空气消毒和病室环境干燥整洁。

(4)加强患者口腔和皮肤护理。

(5)服用 B 族维生素,肌注胸腺肽,输血浆提高免疫力。

(6)对老年及婴幼儿抵抗力弱的患者尤应关注。

340. 重型肝炎发生低血糖的处理原则是什么?

重型肝炎未经治疗时,发生低血糖者约近半数。低血糖发生机制与糖原异生障碍、胰岛素耐受及储备糖原动员减少等原因有关。当低血糖迅速出现时,临床上常被误认为是患者意识障碍及肝性脑病所致。重型肝炎患者需糖量因人而异,变化范围很大,有的人只需每小时静滴 10％ 葡萄糖 80 毫升,有的人则需 50％ 葡萄糖 100 毫升。一般认为,要使体内蛋白质高分解状态降至最低水平,每日应至少补充 300 克葡萄糖。在任何情况下当重型肝炎患者血糖指标低于 3.5 毫摩尔/升时,都应立即静注 50％ 葡萄糖 50 毫升~100 毫升。重型肝炎患者静脉输入较多高渗葡萄糖,理论上有可能代谢成过多水分而促发脑水肿,但这种危险仅在兼有肝肾综合征的情况下才易发生。临床上针对重型肝炎发生低血糖的患者,尽量采用高渗(30％~50％)的葡萄糖,以最大限度地减少水量输注。

341. 重型肝炎时电解质失衡的防治原则是什么?

重型肝炎早中期,常因呕吐、过度换气和胃内容物吸引而诱发混合性碱中毒(呼吸性加代谢性碱中毒);晚期常因肾功能衰竭、感染和体内乳酸堆积而引起代谢性酸中毒。重型肝炎患者由碱中毒向酸中毒转变,常是预示终末期的到来。所以在临床上出现碱中毒的血气分析和相应征象时,一定要积极对症处理。

重型肝炎常见低钾或高钾,分别用补钾或血液透析可加以纠正。存在稀释性低血钠者,如血钠<120 毫摩尔/升,应予限制水液入量;当血钠<115 毫摩尔/升时,酌情给予 3％氯化钠 150 毫升静滴。反复输入含草酸盐抗凝剂的新鲜冷冻血浆者,易发生低血钙症,应及时补充钙剂,同时应注意纠正低磷或低镁。

342. 重型肝炎常伴发哪些心血管异常? 防治原则是什么?

重型肝炎患者引起的心血管和血液动力学异常,俗称肝心病(综合征),已引起临床研究人员关注。比较常见的心电图异常是心动过缓、室心异位搏动、房室传导阻滞和 S—T 段升高。

重型肝炎出现持续性心动过缓通常预示存在严重的颅内压升高,而且是终末期的特征之一。在血液动力学测定时,可见全身血管阻力降低及相对性动脉低血压。出现低血压者,宜在心血管专科医生指导下补充胶状液体。如果补液不能纠正,极可能是严重组织缺氧引起多器官功能衰竭的先兆。如果在血容量充足的前提下,重型肝炎患者出现低血压,应首先考虑是细菌引起感染,应立即使用广谱抗生素并酌情用血管加压药。血压降低者即使颅内压轻度升高,也可导致脑灌注压(CPP)的严重降低。临床上如测定脑灌注压持续2小时以上都低于5.3千帕(40毫米汞柱),患者极可能发生脑死亡,将会失去紧急肝移植的时机。对低血压和颅内压升高共存一身的患者,处理十分棘手,基本原则是用血管收缩剂争取脑灌注压维持在6.3千帕(50毫米汞柱)以上。对重型肝炎血液动力学的监测方面,常用肺毛细血管楔压(PCWP)作为辅助指标,要求维持在1.1～1.6千帕(8～12毫米汞柱)比较理想;如PCWP超过1.6千帕(12毫米汞柱),则易引起急性右心功能衰竭肺水肿,也是肝衰引起多器官功能衰竭的指征之一。

343. 重型肝炎发生呼吸衰竭有何特点?处理原则是什么?

重型肝炎患者病程中,可突然发生成人型呼吸窘迫综合征(ARDS)和肝肺综合征(HPS),均可导致呼吸衰竭而死亡。国外报道的发生率约30%。

ARDS的特点是间质性肺水肿,而血浆渗透压和肺毛细血管楔压正常。发生原因可能与重型肝炎患者血液中的炎性递质和病毒损伤肺微循环,并抑制肺细胞膜中钠-钾-三磷酸腺苷酶(Na^+-K^+-ATP酶),导致钠泵失灵;同时重型肝炎患者肺泡膜细胞成分因缺氧而发生功能改变,使肺泡表面活性物质产生减少,而呈现明显的间质性肺水肿。单纯性 ARDS 常用呼气末正压给氧以维持动脉血氧分压(PaO_2),但呼气末正压给氧的压力若超过 1.3～2 千帕(10～15 毫米汞柱)时,可使肝血流量减少而抑制肝细胞再生,还可导致血流动力失衡,使胸内压增高,静脉回流减少而加重脑水肿,诱发脑疝。因此目前提倡间歇正压通气,来抢救重型肝炎时的 ARDS。近年采用新型机械通气装置,以压力支持通气和压力控制反比率通气或高频喷射通气等方法可以有效改善重型肝炎严重的 ARDS 患者的氧合功能。国外还正在试用外源性肺泡表面活性物质(Exogenous alveolar surfactant)补充疗法作为严重 ARDS 的支持治疗。

肝肺综合征的特点是肺内血管显著扩张并形成肺内动静脉短路,动脉血氧合障碍和严重低氧血症,吸高浓度氧不能纠正,应用肺血管扩张拮抗药物疗效也不满意,只有实施肝移植后常能缓解。

部分重型肝炎患者可发生肺内大出血,其特点是呼吸困难,肺野出现弥漫性阴影和严重低氧血症;处理措施主要是治疗凝血功能障碍和单侧支气管插管吸入高浓度氧来抢救。

344. 重型肝炎引起多器官功能衰竭应如何防治?

重型肝炎引起多器官功能衰竭是疾病发展成晚期的标志。产生机制主要是微循环障碍、组织灌注减少和缺氧。采用高压氧舱是一种辅助治疗和预防多器官功能衰竭的方法。研究还表明,静注前列腺素可使重型肝炎患者组织摄氧量增多;前列腺衍生物 Epoprostanol,每分钟每公斤体重静滴 5 纳克,连续 30 分钟,可使组织摄氧量提高 21%～28%;采用乙酰半胱氨酸(Acetylecysteine)也能增加重型肝炎时组织摄氧量。如在高压氧舱条件下,在综合治疗的基础上用 Epoprostanol

与乙酰半胱氨酸联合静滴,疗效更加明显。

345. 重型肝炎营养障碍时如何采用肠外途径治疗?

重型肝炎患者体内呈现严重高分解状态,全身蛋白分解速度比正常人加快 4 倍,并从尿中丧失大量氨基酸,故营养缺乏和肌肉萎缩十分迅速。只有从肠外途径计算补充糖、蛋白质和脂肪制剂,才能达到每公斤体重每日 146～209 千焦(35～50 千卡)的平均热量。

(1)葡萄糖:尽量用高渗溶液缓慢静点。

(2)蛋白质类:在 I°～ II°肝性脑病时,宜通过食物补充蛋白质,每日 20 克～40 克; III°～ IV°肝性脑病患者每日应从肠道外补充 30 克～40 克含氮物质。支链氨基酸(BCAA)既可辅助治疗氨性昏迷,又能补充热量。

(3)脂肪乳剂:治疗重型肝炎安全和耐受性均已肯定,也适合于液体超荷及合并肝肾综合征患者的热量补充。采用 10%～20%的商品名为 Intralipid 制剂每日 500 毫升静滴,连用 7～40 日(根据病情需要),连续检测血清三酰甘油(甘油三脂)水平均未超过 1.2 毫摩尔/升,未见血小板减少及其它不良反应。肝功持续改善,可作为重型肝炎的营养支持疗法。近年有一种中长链脂肪乳(Lipofunding),其优点是长程静滴更不易引起肝脑脂肪沉积。

346. 重型肝炎并发肝肾综合征有何特点?

重型肝炎晚期常见肝肾综合征。预后极差。其发生原因大致是:

(1)重型肝炎后期常有内毒素血症,内毒素具有强烈的肾动脉收缩作用,可导致肾小球滤过功能衰竭和肾小管再吸收功能瘫痪和肾小管坏死。

(2)重型肝炎发生弥漫性血管内凝血时,85%有肾内微血栓形成,阻塞了"下水道"。

(3)重型肝炎时有效血循环量减少,致肾素和血管紧张素系统激活,肾小球滤过减少,肾皮质缺血。

(4)重型肝炎时血管活性肠肽增高,使肾血流量减少。动物实验时肠肽可直接引起肝肾综合征。

(5)缓激肽可直接对抗内毒素及肾血管紧张素对肾血管的毒害作用,但在重型肝炎时,血液中缓激肽缺乏。

(6)前列腺素(PGE_2)是一种具有使肾皮质血管扩张和促进钠排泄的内分泌素,有强烈的抗肾功能衰竭效果。重型肝炎时前列腺素的分泌耗竭,因此只能任凭肝肾综合征的发生。

肝肾综合征诊断上应掌握如下特点:

(1)有肝功能衰竭的基础。

(2)每日尿量少于400毫升。

(3)有明显血清电解质异常。

(4)氮质血症。

(5)尿常规及比重多数正常或基本正常。

肝肾综合征的早期,常有功能性肾功能衰竭,表现尿渗透压/血渗透压比值>1.5;尿钠排出量<130毫摩尔/日(12毫当量/升);尿肌酐/血肌酐之比>20;肾小球结构相对正常,肾小管保持良好的再吸收和浓缩功能。进一步发展可转变为急性肾小管坏死。此时尿比重低(<1.015)且固定,尿渗透压/血渗透压<1.3;尿钠浓度较高>261毫摩尔/24小时,尿肌酐/血肌酐<20;尿沉渣中出现较多蛋白、细胞成分及管型。重型肝炎时还可因长期低钾而造成低钾性肾病,此时如及时补钾,病情可改善。

347. 如何防治重型肝炎时的肝肾综合征?

(1)及时测定尿量、血清肌酐、尿钠和心血管充盈压

(CVFP)对判断肾功能障碍至关重要。

(2)减少肾功能衰竭的诱发因素。尽量防止重型肝炎患者发生休克和血容量不足,要及时控制腹泻,谨慎用利尿剂,放腹水要适量。积极防治上消化道出血,注意水、电解质平衡;及时预防和控制各种感染;避免应用使肾脏血管强烈收缩或对肾实质有损害的药物。

(3)合理补充热量,每天达 4 184~6 276 千焦(1 000~1 500千卡)。以糖类为主,少给或不给蛋白质,以防止氮潴留。对血容量不足者可补充全血或新鲜血浆以改善肾脏血流量,输低分子右旋糖酐以改善微循环。维持适度的 CVFP。

(4)处理时应先明确病因,禁用具有肾毒性药物。

(5)用 654-2 缓解由内毒素、肠肽等造成的肾微血管痉挛,首剂 60 毫克静注;每日可用 180 毫克,分次静滴。

(6)有氮质血症时,可应用蛋白同化激素促进蛋白质合成,抑制蛋白质分解。可给予苯丙酸诺龙 25 毫克,肌注,每周2 次。

(7)尿量减少时,可给予 20%甘露醇 250 毫升,半小时内静滴;若应用后尿量增加不明显则不必再用。可试用呋塞米(速尿)大剂量静注,佐以小剂量多巴胺(每小时 2 微克~4 微克/公斤体重)静滴。也可用丁尿胺肌注或静注。

(8)对少尿患者要严格限制入水量。一般用量为每日 700毫升加前一日尿量。注意调节好电解质,特别要限制钠、钾的摄入量。对于高血钾或严重高尿素氮患者可试用腹膜透析,有条件可应用人工肾治疗。

(9)腹水超滤后浓缩,再从患者静脉回输。

(10)其它治疗如输丹参、多巴胺、间羟胺等,以增加肾血流量及肾小球的滤过率。如果肾功能衰竭与脑水肿同存,用甘露醇前应进行血液透析或连续动静脉血液过滤(CAVH),以避免甘露醇造成危险性高渗扩容。血液透析有诱发颅内压增高并发生危象之忧,因此国外认为采用 CAVH 更可取。

(11)内科疗法难于使肝肾综合征逆转者,紧急肝移植可迅速恢复肾功能。

348. 重型肝炎时脑水肿是如何形成的?诊断指征主要有几点?

前面所谈到过肝功能衰竭引起肝性脑病,虽有肝昏迷程度之分,但肝性脑病本质属于一种非致死的、具有潜在可逆性的代谢紊乱表现。而肝功能衰竭并发脑水肿者,绝无慢性过程,其发生基础是广泛快速肝细胞坏死,基本无可逆性,往往演变成脑疝而致死。重型肝炎患者引发脑水肿的过程与血液内的高胆红素、游离脂肪酸、硫醇、胆汁酸、内毒素、肿瘤坏死因子等产物的毒性作用促使血脑屏障崩溃有关。这些代谢性毒物使脑细胞神经膜 Na^+-K^+-三磷酸腺苷酶抑制,细胞内外钾、钠离子移位,细胞内钠离子显著增高,使大量水分进入细胞而形成肿胀;同时肝昏迷时,胆汁酸-内毒素-氨的协同作用,致渗透性氨基酸-牛磺酸/谷酰胺在星状胶质细胞内堆积,促进脑水肿发生。

重型肝炎时脑水肿的发生率可达 28%~80%。重型甲型肝炎脑水肿的发生率为 39%;乙型肝炎为 72%;丙型及戊型肝炎为 65%。25%~30%的重型肝炎脑水肿可发生脑疝;其余脑水肿在临床上常伴随肝性脑病而存在(都呈现意识障碍),经内外科积极救治可望恢复。

重型肝炎脑水肿诊断指征是:

(1)重型肝炎患者出现意识状态急剧恶化,昏迷迅速加深。

（2）瞳孔对光反应异常。

（3）频繁抽搐。

（4）肌张力增强。

（5）没有出血征象而呼吸、脉搏及血压突然改变。

（6）脑电图异常。

当出现瞳孔大小不等时,常提示脑疝已形成。

349. 重型肝炎并发脑水肿应如何治疗?

治疗原则是头抬高 30°;增加通气使二氧化碳分压(Pa-CO_2)降至 3.3～4 千帕(25～30 毫米汞柱);避免咳嗽、呕吐、使用血管扩张剂等消除颅内压升高等诱因;控制高热、高血压及躁动;避免输液过多;纠正高碳酸血症和严重低氧血症;甘露醇快速静注;低温疗法;戊巴比妥钠静注;必要时紧急肝移植。临床措施如下:

（1）应用渗透性脱水利尿剂。甘露醇每次 0.25 克～1 克/公斤体重,立即静注,能有效地降低颅内压,改善脑血流,维持微循环通路,延长生存期。缺点是剂量与肾毒性有关,如果患者肾脏功能负担不了,只能改用其它药物。同时该药维持渗透压的梯度时间短暂,几小时后不连续使用可发生"反跳"性水肿。

（2）合理使用糖皮质激素。多数人认为,糖皮质激素能稳定溶酶体膜和细胞膜的通透性,调节和重建细胞内外水和电解质的平衡;能对抗 5-羟色胺,从而稳定毛细血管内皮间的紧密连接,减少脑脊液的生长,促进血脑屏障破坏后的修复。有人认为,地塞米松可预防脑水肿;有人认为甲基强的松龙才有效;另有人则认为甲基强的松龙只能减缓脑水肿的进展,而不能改善生存率;地塞米松并不能阻止肝昏迷患者颅内压的升高和延长生存期。

（3）交叉使用非渗透性利尿剂。呋塞米（速尿）20毫克/次，肌注或静注，1日量视需要可增至120毫克（但静注时必须缓慢，不宜与其它药物混合注射）；小儿酌减。该药能抑制脑脊液的分泌，降低脑水肿时的颅内压。与甘露醇合用能显著延长甘露醇降颅内压的维持时间；与地塞米松合用时比单用地塞米松可更显著地降低颅内压。

（4）短期过度换气可有效而迅速地降低重型肝炎患者的颅内压。因为低碳酸血症可降低脑血流量，从而使颅内压降低。但长期过度换气不能阻止脑水肿的进展。

（5）输注白蛋白，因为低白蛋白血症可促进脑水肿形成。如输注白蛋白可补充血浆白蛋白，临床上与作用在肾小管祥的呋塞米合用可维持正常血容量，并可有效降低颅内压。

（6）紧急肝移植。根据病情选用常位肝移植或暂时性异位肝移植，使患者获救。

350. 如何做好重型肝炎患者及其家属的心理护理？

医护人员应针对患者恐惧、焦虑、消极、悲观的思想情绪做好解释工作，做好心理护理，纠正不良心理和消极情绪。诱导患者及家属处于积极、乐观和合作状态，配合医护人员共同与疾病作斗争。

（1）建立一个整洁、安静、较舒适的病房，必要时住单间，避免内外环境中的不良刺激，使患者在生活起居上打消不必要的顾虑，对环境感到满意。

（2）收治重型肝炎病区的医护人员须特别注意提高医疗素质，改善服务态度和工作作风，应做到急患者所急，痛患者所痛，使患者及其家属产生治愈的希望。经常关心患者的思想动态，了解和及时帮助解决患者的困难，耐心细致地说明疾病的情况和配合治病的重要性。尤其在治疗过程中可能发生病情继续恶化,出现药物不良反应。有些特殊检查和治疗可能给患者带来不便,甚至轻度痛苦。此时更要热情、周到地做好说服解释工作,给予安慰,帮助患者减轻思想负担,树立战胜疾病的信心。

(3)由于重型肝炎病情重、变化快,对患者必须执行一定的医疗保护制度,有关检查结果和不良结果切勿告诉患者,但必须给家属交待清楚。让家属懂得医务人员的职责就是救死扶伤,实行革命的人道主义。患者、家属及医护人员的目标都是一致的,要取信任态度而切勿干扰医生的治疗,要配合医护人员使患者病情向有利于康复的方向转化。

351. 护理重型肝炎患者时主要观察哪些生命体征?

(1)患者的神志:要注意患者的性格和行为有无异常,如无故大声哭或笑,衣服上下颠倒穿,往鞋窝里小便,无故地拔掉输液针头等等,这些异常行为提示有肝昏迷的先兆。如果患者神志恍惚,烦躁不安,出现重复语言,计算能力和定向能力障碍,有时可呈木僵状态,则可认为患者已进入肝昏迷Ⅱ°~Ⅲ°,此时须注意约束保护,严防坠床意外发生。从躁狂进入昏迷的患者更应做好其它生命体征的观察,同时注意口腔护理,防止外伤和褥疮。

(2)体温:通常每日测 4 次。重型肝炎肝细胞坏死时可以出现 37℃~38℃持续低热;如突然出现高热或不规则热,就要怀疑有继发感染的可能。对重型肝炎高热使用抗生素前应做血培养并做药敏试验,以便选择更理想有效的抗菌药物。凡用物理降温和用药物退热者,每半小时应复测体温,并做记录。用安乃近等发汗退热者必须注意保暖,并多饮开水。

(3)脉搏:一般在高热和出血时脉搏加快、弦速、滑速或细速;颅内压增高时脉搏相对缓慢,均可伴随血压改变。发现后须及时通知医生,做好对症处理。

(4)呼吸:通常在肝昏迷、出血、继发肺部感染或大量腹水压迫时,均可出现呼吸异常。及时发现后应立即输氧气,并保持呼吸道通畅。如闻到肝臭提示病情严重。

(5)血压:应按常规观察,若有下降异常,提示有出血和休克的可能,颅内压升高时血压亦有可能增高。均应及时发现,请医生作相应处理。对重型肝炎作肝穿刺、放腹水处理时和处理后,需专人观察,定时测量血压并记录。

(6)瞳孔:若出现大小不等或不对称,常提示脑水肿、颅内压增高和脑疝形成,病情危急必须及时用脱水药,通知医生投入抢救。

352. 如何做好重型肝炎患者的口腔护理?

口腔是重型肝炎患者发生继发感染和侵入其它病原微生物的门户。做好口腔护理是配合抢救的重要一环。合并口腔溃疡和鹅口疮者,可致口臭,影响食欲和消化功能,也可引起全身性细菌和真菌感染。因此对神志清楚的患者应督促其进食后漱口,早晚刷牙,用2%～3%的硼酸溶液或温开水漱口;发现口腔真菌感染者,可用3%的碳酸氢钠溶液和金褐霉素液交替漱口。对使用肾上腺糖皮质激素和较长期使用抗生素的患者,口腔清洁和预防细菌、真菌在口腔内繁殖更为重要。

对病重生活不能自理和昏迷的患者,应每天检查其口腔内有无出血、溃疡和真菌生长等现象。1日至少3次用弯血管钳夹住生理盐水棉球,从上到下,由里及外,依次擦洗口腔和牙齿。动作要轻,以免碰伤口腔粘膜。昏迷者可用张口器协助擦洗护理。严防擦洗后棉球留在口腔里,以免棉球落入气管造成窒息。假牙必须拿掉,等患者清醒并消毒后再戴上。

根据病情适当用药。如有溃疡,在清洗口腔后可外敷冰硼散或锡类散,亦可用1‰龙胆紫液外涂或激光照射治疗等。有齿龈肿胀出血者,可用碘甘油局部涂抹,或用止血粉;出血不止处可用硝酸银烧灼。口腔念珠菌感染可用制霉菌素片研末后敷局部,1日4～5次。口唇燥裂、口角干裂者可涂石蜡油。

353. 重型肝炎的不同阶段,饮食应如何调配?

饮食调配在重型肝炎的治疗和康复过程中有重要意义。饮食原则是既不加重肝脏负担,又可促使肝细胞再生和修复。

在重型肝炎病情发展阶段,患者消化道症状明显,饮食以清淡为主,少吃多餐,以患者乐于接受为宜。病情重、有腹水、肝昏迷、消化道出血、肾功能障碍的患者,则应严格控制钠盐、蛋白质、粗纤维食物和水分的摄入。

(1)有肝昏迷先兆或已经肝昏迷者,应严格控制蛋白质的摄入,防止血氨增高加重昏迷,可用藕粉、巧克力、葡萄糖糊剂鼻饲,每天总热量需保持在4 184～6 276千焦(1 000～1 500千卡)。

(2)有腹水或肾功能障碍者应控制钠盐摄入,每日摄入食盐少于1克;少尿时少饮水。若同时用脱水剂或利尿剂者应注意进食柑橘、西瓜汁等含钾离子食物。要有丰富的维生素,糖类的摄入,只要患者有食欲可不受限制,粥汤、梨汁、藕粉、饼干可调配供给。目的是增进患者食量,保证营养成分摄入。

(3)消化道出血时应禁食,稳定后可进无渣流质和软食,减少粗纤维食物的摄入,以免造成损伤而再度出血;进食应细嚼慢咽,吐出残渣。

在疾病恢复期的患者可食用适量高蛋白饮食(每日蛋白摄入量60克～90克)、高维生素、低脂肪(每日脂肪摄入在40克以下)。要有充足热量的饮食,每日摄入热量逐渐增加到7 531～8 368千焦(1 800～2 000千卡)。一般可先给少量肉汤或鱼汤、瘦肉、鸡汤、馄饨、肉菜馅的包子、炒青菜心、西红柿蛋汤。逐步过渡到家庭普通饮食。

354. 肝昏迷患者如何护理？

肝昏迷患者除了常规的重病护理外，必要时应予特别护理。

（1）严密观察患者的意识和神志：对精神兴奋、淡漠、性格及行为异常的肝炎患者，应考虑为肝昏迷早期，加强巡视，及时通知医生，及时诊治。对中度昏迷，答非所问、烦躁不安及哭笑无常的不合作的患者要约束固定，加床档，防止自伤或坠床；自腋下横贯胸部系一大单，固定于床头栏杆上；静脉输液处亦应包扎固定于床框，注意保护皮肤，避免受压坏死，避免发生褥疮。深度昏迷者要密切观察生命特征，加强口腔护理，配合医生，不放弃挽救患者生命的一线希望。

（2）加强休息和饮食护理：患者应绝对卧床，护理人员要帮助并料理患者的日常生活，创造安静、舒适的休养环境，解除患者思想忧虑和恐惧。禁食蛋白质，但要保证每日有 4 184～6 276 千焦（1 000～1 500 千卡）热量的饮食或鼻饲，直至完全清醒后 1 周。

（3）灌服微生态制剂：服用或鼻饲乳酸杆菌或双歧杆菌制剂时，必须用低于 60℃的温开水冲服，以免过高温杀死能调节内环境的药菌。

（4）保持患者大便通畅：做好每晚的保留灌肠，如用 1% 米醋灌肠，也可用乳果糖口服、鼻饲或灌肠，以减少肠道氨的吸收；排便困难时应带指套挖出大便，防止消化道出血。

（5）记录和观察好 24 小时出入量：特别对施用脱水剂、利尿剂的患者，要注意输液速度并严防气栓，输液后脱水利尿剂使用完后 1 小时内应及时观察尿量并做好记录；静脉滴药要防止药液外渗,引起局部组织坏死,必要时可予热敷。尿少时不宜吃橘子、蘑菇等含钾多的食物,而尿多时则应及时补钾。有腹水者每日量腹围并计算好补液总量,提供医生参考。

(6)随时保持呼吸道通畅:患者有上消化道出血时,应将头侧向一边,并及时清除口腔内积血。吸氧时,每班要更换鼻导管,保持气道通畅。

(7)观察其它并发症的发生:对出血、感染、肝肾综合征、脑水肿、脑疝等要及时诊断,及时抢救。

355. 人工肝研究进展近况如何?

各类人工肝研究情况如下。

(1)血液透析:早年使用聚丙烯腈,能有效地去除尿素、肌苷等小分子物质,最近采用三醋酸纤维膜及聚甲基丙烯酸甲酯膜制成空心纤维血透滤过器,有效率为聚丙烯腈的3倍。用于治疗27例暴发性肝功能衰竭(FHF)患者,结果25例(92.6%)意识恢复,15例(55.6%)存活。

(2)血浆交换:可去除大分子物质(如内毒素)及中小分子物质,并补充调理素及凝血因子等多种生物活性物质。本法苏醒率高,但病死率降低不明显,有效者集中于药源性FHF患者。缺点是需消耗大量新鲜冷冻血浆,增加艾滋病毒、丙肝及庚肝病毒等经血传播机会;少数患者发生过敏反应。

(3)血液灌注:灌流材料树脂具有良好的吸附功能,但易引起血小板及白细胞减少;活性炭微囊比活性炭可减少不良反应,但仍不能消除肺梗死及出血倾向等不良反应。近年Ash等研究的生物透析吸附系统可吸附毒性物质,并提供葡萄糖等。15例患者治后4例康复,4例接受了肝移植,5例死亡,2例恶化。

(4)生物人工肝:EBLSS(Extracorporeal bioartificial liver support system)系统将培养的肝细胞置于生物反应器中，患者血液/血浆流过生物反应器时，通过半透膜与培养肝细胞进行物质交换，以清除毒性物质及中间代谢产物；参与三大代谢；完成生物合成转化功能；并能分泌促肝细胞生长活性物质，从而达到人工肝支持作用。目前对于肝细胞种类的选择、具体培养方法及体外循环装置的研制等等进行了大量研究，在国外已完成动物试验，并有个别临床报道，获良好疗效。

(5)混合型生物人工肝：将血透、血浆交换、血液灌注等偏重于解毒作用的方法与EBLSS系统结合起来。从理论上看，这是最理想的人工肝装置，但其结构复杂、体外循环路径长、肝素化要求极高，发生不良反应的可能性大。

国外应用此型人工肝的临床研究已有不少报告，最成功的报道是1995年Demetriou等利用血浆分离系统＋活性炭灌流＋微载体空心纤维反应器组成的EBLSS，治疗10例暴发性肝功能衰竭患者，结果7例经36小时支持治疗顺利地等到了肝移植，1例好转并于第6日实施了选择性肝移植，存活率达80%，另2例死于并发症，但存活时间延长了3～4周。

356. 目前国外肝移植的现状如何？

目前全世界完成肝移植的总例数已超过4万例，成功率已明显提高。在60年代中Starzl报告的1年存活率是30%，90年代已达70%～80%。术后存活大于11年者42例，最长者已存活20余年。

(1)适应证：国外认为，一切肝病凡用目前治疗方法不能治愈，预计不久会发生肝功能衰竭、死亡的病例都是肝移植的适应证。主要适应于肝恶性肿瘤和终末期肝病。

(2)提倡做部分肝移植是新趋向：其优点是：①手术风险小。②节省肝资源。③更适于腹腔容积较小的儿童。④便于急救并减少待手术率。⑤最适于代谢性和先天性肝疾。⑥再移植率相应降低。

（3）术后主要并发症：①22％发生急性肝移植体无功能(PNF)或功能不良(IPF)。②急性排异反应。③血管栓塞。④胆道并发症。⑤感染。

目前认为,肝移植是治疗终末期肝病的有效治疗手段。40％的肝癌患者手术后可根治,目前存活最长的肝移植患者正是1例原发性肝癌患者。加强对术后并发症的防治是提高存活率的关键。术后肝无功能和排异问题仍是术后主要死因。肝供体缺乏和昂贵的费用是限制广泛开展的现实原因。

（4）未来10年肝移植的动向是：①采用异体动物肝脏作供体。②寻找异体肝保存后功能不良的原因。③寻找新型抗免疫药以减少排异。④联合移植肝、胰、肠、脾,可分散机体免疫力,减少肝排异和无功能的发生率。⑤继续做好肝脏冷保藏——再灌注损伤研究。

357. 如何评价重型肝炎时的肝移植术？

对重型肝炎肝功能衰竭进行肝移植是有效而且合理的治疗方法。目前已有成熟的经验和保障成功率的手段,如取自意外死亡者的肝脏必需在6小时内进行移植;术前须作肝组织显微镜检查,查血型、乙肝表面抗原及丙肝、庚肝病毒抗体、艾滋病毒抗体和组织相容性抗原等。凡肝移植成功的病例,意识多在1～2日内开始恢复,意识完全清醒则多在1～7日之间。患者黄疸逐渐消退,血清丙氨酸氨基转移酶下降,一般情况逐渐好转。术后1个月多能出院。出院后在家休息及进行免疫治疗。肝移植术后常有感染、血栓、排异、凝血功能障碍及胆道并发症,但经输血和合理的抗生素治疗后多数能恢复。关键是选择手术时机不能太晚,如术前肝性脑病伴发脑水肿的患者可产生不可逆转脑损伤,术后遗留长期的精神神经症状。专家们认为,术前积极的内科治疗非常必要,病前患者体质直接影响预后,选择最佳的手术时间和研究好手术指征都是影响肝移植成败的重要因素。

1996 年 4 月香港范上达报告肝移植 23 例,其中 3 例为暴发型肝炎,1 例为乙型肝炎肝硬变,余为胆道闭锁、原发性胆汁性肝硬变、酒精性肝硬变、多囊肝发生肝功能衰竭等。结果移植肝脏(17 例源于脑死亡供者,7 例为家属提供)总存活率为 88%;患者的术后存活率为 92%。认为肝移植对于终末期肝功能衰竭患者是唯一能挽救其生命的方法。当前国内外均已认识到,对各型病毒性肝炎发生重型肝炎的患者,用一般内科方法治疗无效,而脑水肿及损伤不十分严重时,都应考虑是肝移植手术的指征。但移植肝脏的匮乏仍是当前存在的主要困难之一。

十、肝病患者的自我疗养

358. 为什么要强调肝病的自我疗养?

随着医学水平的提高及医学知识的普及,医患关系的观念已由被动就医向"指导-合作型"或"共同参与型"的模式转化,对待一些自限性疾病、慢性病和某些疾病的康复过程或相对稳定阶段,现代医疗更提倡在医生指导下的患者自我疗养。

本书所指的肝病包含由各种病毒引起的肝炎(其中多数属自限性疾病),多数致病因素导致的肝脏细胞功能受损及变性和乙肝表面抗原、丙肝、庚肝病毒慢性携带状态以及随之转化而成的慢性肝病,如脂肪肝、慢性迁延性肝炎、慢性活动性肝炎、肝硬变、肝癌等。

　　本书这一部分就是编者根据多年的心得体会,吸取临床中西医结合和国内外营养治疗的有关成果,为肝病患者提供自我疗养和与疾病斗争的常识,以求肝病患者在家庭条件下亦能自行安排处置多种病症,维护相对病理状态下自身的保健,得以强化自己的生命,调理优化自己的生活。

359. 在家休养的肝炎患者应注意什么?

　　肝炎进入恢复期的患者和慢性肝炎患者在家如何休养?怎样预防肝炎复发?在此提几点看法供参考。

　　(1)正确对待疾病,保持心情舒畅,树立战胜疾病的信心:中医认为"怒伤肝",因此处事待人要胸怀宽广、冷静,保持乐观情绪,有利于身体恢复健康。

　　(2)预防各种感染:慢性肝病患者机体免疫功能低下,在病中或病后极易被各种致病因子感染,如感冒、支气管炎、肺炎、泌尿系感染、皮肤感染等,这样会使已恢复或静止的病情,再度活动和变化。要根据气候温度增减衣服,注意起居及个人卫生。

　　(3)防止疲乏:恢复期不一定绝对卧床,对于散步、打太极拳、轻度家务劳动可以量力参加,以不疲乏和劳累为标准,有利于机体血循环、增加内脏器官的功能。要避免刚出院就进行较剧烈活动。急性肝炎要有 1 年的肝功稳定,慢性肝炎要 2 年以上稳定,方可从事繁重工作和较剧烈的活动。

　　(4)在医生指导下用药:慢性肝炎患者不要随便用药,特别是不要用药过多,因为许多药物都要经过肝脏代谢,这会加重肝脏负担,尽可能少用药,以达到保护肝脏的目的,特别要少用对肝脏有害的药物,如巴比妥类安眠药等。

（5）定期复查肝功能：一般急性肝炎患者需半个月至1个月检查1次。急性肝炎恢复期或慢性肝炎可1～3个月检查1次，还应以自我感觉为主。如再次出现乏力、食欲减退、尿黄等情况须及时检查。但是是否精神好、食欲好就意味着肝功能正常呢？大量事实证明不是这样的。不少急性肝炎患者急性期症状消失，但肝功能并未正常，如不继续坚持治疗就有可能使病程迁延，导致慢性肝炎。也有不少慢性肝炎症状不明显，但病情仍在进展，直到发展为肝硬变腹水才来就医，这样为时已晚。所以应定期检查身体，复查肝功能，为医生指导治疗提供依据。

360. 食疗在肝病自我疗养中起什么作用？

根据祖国医学理论结合现代医学观点，认为食疗是人体自我调理最基本的措施。

（1）食物是人体生命活动的物质基础，针对自身疾病和营养情况选择补充食品，往往胜过吃药。

（2）食疗可改善人体各器官的功能，各种食品都将对人体的某种器官发挥一定的作用。

（3）饮食得当则可维持生理平衡，一般认为，米、面、肉、蛋多属酸性食物，蔬菜、水果以碱性居多，适当调理有利于人体代谢的酸碱平衡。

（4）用食品来调整有病的机体。肝病患者或兼有高血压、动脉硬化、肥胖的人应少食动物脂肪，食用肉类时宜用鱼、虾、瘦肉；平素兼有脾胃虚弱的人可多吃白扁豆和豆制品，因为这类食品暖脾胃、除湿热，且富含蛋白质，可调节并增强消化系统的功能。了解每种食品的基本营养成分和性味作用，用食平疴、怡情遣病，是自我疗养中最高明的"医道"。

361. 对肝病饮食疗法的现代观念是什么？

肝脏病患者，尤其是常见的慢性乙肝表面抗原长期携带者、各型慢性肝炎、肝硬变的治疗,除精神、药物和动静结合的体疗外,最基本的需要则是饮食疗法。1948 年以前,肝病饮食疗法以保护受损肝脏为目的,主张高糖、低蛋白、低脂肪饮食。而近 30 多年来,肝病饮食疗法基本上是按美国巴蒂克博士的"三高一低",即高蛋白、高糖、高维生素和低脂肪设计的。利用这种疗法对减少肝硬变并发腹水,协助肝细胞修复,延长生存期均有一定效果,但肝病后发胖,引起脂肪肝的患者不在少数。当今修正的观念是,给患者过多的糖和蛋白质,还不如给他们每日提供多样化的饮食类别、计量指南和均衡良好的饮食内容,尽量减少不必要的额外食品。而且要使饮食内容和烹调技术要求尽可能适应个体需要。让肝病患者了解基本营养知识,最重要的是让肝病患者保持旺盛的食欲,科学地把饮食热量控制在 7 531～9 204 千焦(1800～2 200 千卡)之间,根据自己的食量,把家常食品和我国丰富多彩的药膳进行搭配食用,每餐吃到八分饱为宜。

362. 肝炎患者应怎样补充蛋白质食品?

常人为维持轻微劳动每日所需蛋白质约 70 克,肝病患者为利于肝细胞的修复再生,则 1 日需要 90 克～100 克蛋白质。给病毒性肝炎患者补充蛋白质时须注意以下几点。

(1)瘦肉中蛋白质含量只有 16%～25%。如瘦牛肉中的蛋白质为 20%,而鸡肉中的蛋白质为 25%。假设吃 100 克牛肉,则仅能摄取 20 克蛋白质。

(2)动、植物蛋白质要各半搭配。摄入蛋白质在消化后被分解为氨基酸才能吸收,然后在肝脏制造成人类最重要的肌肉和血液成分的蛋白质。人体有 8 种氨基酸自身不能制造,一定要由外源供给。当动、植物蛋白质每日各半搭配、均衡提供时,可弥补各自的不足,明显增加蛋白质的利用率。适量的植物蛋白能抑制动物性脂肪量,减低对动脉硬化的影响,保证必需氨基酸的充分吸收利用。

(3)多余的蛋白质是增肥发胖的基础,并以脂肪形式贮存。1日吃肉蛋鸡鱼太多,实际吸收增多,而真正利用的仍只有每日需要量。多余的蛋白质反而增加肝脏负担,要把它转化为脂肪贮存,导致人为发胖甚至脂肪肝。因此对肝脏病患者来说,反对把1周需要的蛋白质总量在1~2日内吃光。如能把1周的蛋白质分成7等份,每天吃相等分量,将是一种既节约又合理的营养调配。

(4)饮食均衡很重要。有的肝病患者怕发胖,不愿吃含糖食品。人1日必需摄入400克左右的糖才能保证热量供给。否则好不容易制造出的蛋白质,都被移作热量去消耗,岂不太可惜了吗?!在饮食的均衡上每日还一定要注意补充含维生素、微量元素丰富的蔬菜、水果、五谷杂粮,尤其绿色蔬菜,海藻、菇类都应混合搭配才利于肝病的康复。

(5)重型肝炎或肝硬变有肝昏迷趋势的患者应少食甚至禁食蛋白质。肝昏迷恢复后的患者供给蛋白质亦应从低量开始。临床上,个别患者因多吃1个鸡蛋而诱发肝昏迷。遇到这类情况,饮食上应完全听从医生安排。

363. 肝炎及其康复期患者主要选用哪些食物以补充糖、脂肪和蛋白质?

五谷杂粮等含淀粉类食物以及各种水果类、蜂蜜等,能供给糖,以补充日常生活所需热量,增进肝脏的解毒功能。

芝麻、花生、大豆、菜籽、玉米、葵花子、椰子等食物及植物油、蛋黄、牛奶及少量动物性油脂等,可为肝炎患者提供脂肪酸,补充热量,帮助脂溶性维生素的吸收。

鱼、虾、贝类,牛、羊、猪的瘦肉,禽蛋类、花生、核桃、大豆、小麦、标准米、标准面、小米、玉米等是常用的补充蛋白质的食品，它们都能促进肝细胞的修复和再生，补充机体代谢消耗，提供一定热量。

364. 肝炎患者应常吃哪些食物来补充维生素?

牛奶、蛋黄、动物肝脏、胡萝卜、荠菜、韭菜、空心菜、雪里蕻、苋菜、玉米、菠菜等可提供维生素 A。

黄豆芽、绿豆芽、麦芽、全麦、糠皮、豌豆苗、花生、各种豆类、鲜果、鲜蔬菜中均含有较丰富的维生素 B_1(硫胺素)。

小米、大豆、干酵母、豆瓣酱、绿叶菜、动物肉、乳、肝及禽蛋、蚕蛹中，含较多维生素 B_2(核黄素)。

豆类、新鲜绿色蔬菜,动物肝、肾、肉和酵母中含维生素 B_6 及泛酸、烟草酸较多。

新鲜蔬菜和水果,尤其是鲜枣、猕猴桃、野苋菜、苜蓿、青椒、油菜、西红柿、青蒜苗叶、山楂等均含有丰富的维生素 C(抗坏血酸)。

鱼肝油、牛奶、蛋黄、蘑菇、酵母以及鱼、肉、排骨均含维生素 D(抗佝偻病维生素)。

365. 为提高肝病患者对营养素的利用率,烹调上应注意些什么?

烹调技术直接影响食品的营养素成分。如肉类食品的烹调一般有红烧、清炖和快炒 3 种。但从保存食品维生素着眼,清炖瘦猪肉将破坏维生素 $B_1$60%～65%,用急火蒸时维生素 B_1 损失约 45%,而炒肉时损失仅为 13%。因此做荤菜时可尽量采用急火快炒的方法。至于做蔬菜则要先洗后切,切后尽快下锅,同样用急火快炒,炒时加些肉汤或淀粉,可使色香味美,而且对蔬菜中的维生素 C 具有稳定作用。骨头做汤时设法敲碎并加少许醋,可以促进钙、磷的溶解吸收。

在做主食时,淘米搓洗可使大米中的 B 族维生素损失 1/4。米饭先煮后蒸可使 B 族维生素损失 50%,所以不应该做捞饭。肝病患者宜吃焖饭或钵蒸饭。煮稀饭加碱,几乎可使 B 族维生素全部破坏,应注意避免。有人认为肝病患者可用鲜酵母发面。用 75% 玉米面加 25% 黄豆面蒸窝窝头,可减少维生素 B_1、B_2 的损失。菜汤、面条汤、饺子汤中含有食物的 30%~40% 水溶性维生素,适当提倡喝汤并不是小题大作。另外油炸食品宜少吃,因为油条、炸糕中的维生素 B_1 几乎都被破坏了。而且脂肪加热到 500℃~600℃时,会产生致癌烃。长期多量吃油炸食品者容易患癌症。总之,一般饮食烹调的营养要求,也同样适用于肝病患者。通常认为,烹调时,色宜美,味宜鲜,多选素油,少放盐分,主食多蒸煮,副食少煎炸,是肝病患者合理烹调的基本要求。随着地区、风俗、时令、季节和男女老幼肝病患者的具体情况不同,只要有利于食品营养素的保存和吸收,烹调技术不能要求千篇一律。

366. 肝病患者如何用茶?

肝病口渴思饮者,早晨泡绿茶(或花茶)一杯,陆续加水饮用。晨起茶水浓度较高,使人精神清爽;下午渐成白水,避免引起晚间失眠、多尿等。饮茶时应注意适时、适量。一般在中晚餐的饭前 1 小时应暂停饮茶,因为此间饮茶易冲稀胃酸,减弱对正餐的消化吸收。空腹时宜少饮,茶水不要太浓,1 日茶水总量不宜超过 1 000 毫升~1 500 毫升。每餐饭后用温茶漱口,有利于保持口腔清洁,保护牙齿,还可预防或减少牙周炎和口腔溃疡的发生。

实验证明绿茶有抗凝、防止血小板粘附聚集和减轻白细胞下降等活血化淤作用。对慢性肝炎有五心烦热、口干口苦、牙龈红肿出血的血淤血热型患者有辅助治疗作用。

367. 肝病患者如何合理食醋？

祖国医学中谈五味时指出，酸入肝，肝病时宜少食酸。临床中发现，肝炎急性期，患者食欲不振，要求喝点醋调味；中药五味子、乌梅、山楂等都有明显酸味，对多数肝炎患者有降丙氨酸氨基转移酶（简称转氨酶）的效果。但是一旦食用过量，如肝炎患者每日喝醋100毫升，疗程相应延长，超过一定限度，有可能不利于肝细胞的再生修复。有人使用五味子粉降酶，常引起吞酸烧心，影响食欲，停用五味子后，转氨酶有一半左右的人反跳。经验认为，五味子、乌梅、山楂、食醋入药时，都不宜过量使用。

酸能入肝，多食有害，用少量调味，很有好处。如肝病患者，经常吃点鱼或牛羊肉，补充蛋白质，利于肝功能好转，肝脏修复。做鱼时加些醋可以除腥。牛羊肉加些食醋蒸煮，则较易煮熟。不少荤素食物，稍加酒醋，可增加食品色香味。患肝病者讲究食疗，想做一些美味佳肴，无疑离不开醋。另外醋能酸收，辨证中有散瘀解毒之功，肝病患者施用适度，方法得当，可辅助并改善药性，防治多种并发症。

368. 肝炎患者为什么不宜大量吃糖？

有的患者听说肝炎的饮食离不开高糖，肝炎的治疗常要输葡萄糖，因此认为大量吃糖对肝炎的治疗有利。其实，每日补充适量葡萄糖对肝炎患者来讲是迫切需要的。每1克葡萄糖可产生16.7千焦（4千卡）热量。正常人每日需8 368千焦（2 000千卡）的热量维持生命需要，而肝炎患者则每日需要更多热量才能维持体内代谢功能，并促进肝病恢复。但是肝细胞的修复还必需补充蛋白质、维生素和少量脂肪。过量吃糖对肝炎患者不但无益，反而有害。因为糖只能满足身体热能的需要，却不能代替蛋白质、维生素之类的营养物质；另外过多葡萄糖在体内可转变为磷酸丙糖,并在肝内合成低密度脂类物质,使血中三酰甘油(甘油三酯)等脂肪物质增多。体内三酰甘油增高可使血流减慢及血粘度增加,因而微血管中红细胞和血小板可能发生聚集和阻塞现象,重者可继发出血,使心、脑、肝及肾对氧的利用减少而造成器质性病变。另外肝炎患者由于休息较多,体力活动减少,补充营养过剩,体内脂肪沉积,身体发胖,若再大量补充糖类营养,则更加促使体内脂肪类物质增多,甚至引起高血脂和脂肪肝,可使原有肝炎病变加重,迁延不愈。所以肝炎患者,不管是早期、慢性期或恢复期都不宜大量吃糖。

369. 肝炎患者及其恢复期患者为什么都应忌酒?

酒对肝脏来说是一种毒品。饮酒后酒在胃肠道内很快被吸收,约 90%以上的酒精成分(乙醇)在肝脏内代谢,由肝细胞的胞浆乙醇脱氢酶催化乙醇而生成乙醛。乙醇和乙醛都有直接刺激、损害肝细胞的毒性作用,可使肝细胞发生变性、坏死。大量饮酒者常有饮食不足、呕吐等酒精急性中毒症状;较长期嗜酒者,乙醇、乙醛的毒性常影响肝脏对糖、蛋白、脂肪的正常代谢及解毒功能,导致严重肝损伤和酒精性肝硬变。病理学观察,可见肝脏失去光泽,出现以小结节性分隔性为主的肝硬变,肝内呈中度和重度脂肪变,可见乙醇性透明小体,在坏死肝细胞周围可见中性粒细胞浸润,肝小叶中心坍陷和纤维化。

文献报道,急性肝炎潜伏期的患者,由于大量饮酒,可突然发生急性肝功能衰竭;慢性肝炎 1 次大量饮酒可引起慢性肝炎活动,激发黄疸。乙肝表面抗原长期阳性的患者长期饮酒易致肝硬变和促进肝硬变失代偿,还可能促发肝癌,缩短寿命。肝炎患者的肝功能已有损害,各种对乙醇代谢的酶类活性减低,肝脏解毒功能降低,因此即使少量饮酒,也是有害无利的。所以有肝病的患者,禁酒是自我疗养的基本要求。

370. 肝炎患者怎样饮用牛奶?

牛奶的营养价值很高,曾被誉为"完美食品"。营养专家认为,肝病患者每日应喝牛奶 2 杯。可是有的人一喝牛奶就引起腹泻和腹胀。其缘由是饮用方法不当。他们常常是大口大口饮用牛奶,牛奶倒进胃内,一下子就与胃酸接触,形成一种酸性蛋白质脂肪块状物,不仅不易吸收,对肝病胃肠虚弱的人便会引起下痢和异常发酵。所以有的医生劝患者,牛奶要咀嚼式饮用或用汤匙一小口一小口地品尝。因为口腔内的唾液与牛奶混匀后就能有助于奶内营养的消化吸收。另外,喝牛奶时不宜加糖。因为蔗糖在体内分解成酸,可与牛奶中的钙质中和,既削减了营养价值,还增加了细菌发酵产气,导致腹胀。牛奶最理想的饮用方法是:淡牛奶加苏打饼干。牛奶和苏打饼干一起在嘴里用牙细细咀嚼,用唾液慢慢搅拌,小口小口下咽,以保证完美食品最大限度地消化吸收。

371. 为预防肝炎,在食用甲壳类水产品时应注意什么?

喝生水和吃不洁食物引起甲型肝炎暴发的事件屡见不鲜。引起戊型肝炎者也有所报道。1983 年英国报告 19 个地区发生甲型肝炎流行是食用鸟蛤引起;1984 年上海曾有食用毛蚶引起甲型肝炎小流行的报道。1987 年世界卫生组织曾警告,"生食污染水中甲壳类动物和粪肥灌浇的蔬菜,具有高度感染甲型肝炎的危险"。1988 年上海市因食用毛蚶,在 3 个月内引起 29 万人暴发甲型肝炎。印度及孟加拉国亦有报道因水源污染引起戊型肝炎流行,不能排除有的感染者是因食用甲壳类水产品引起。甲壳类水产品被肝炎病毒污染,常是人群肝炎暴发的主要原因之一。

为防止食用水产类传播甲型肝炎和戊型肝炎,改变不卫生的烹调或腌制习惯是当务之急。实验证明,牡蛎、鸟蛤、贻贝、泥蚶、毛蚶、蛏子、醉蟹、双瓣螺、海螺蛳等甲壳类水产品必须煮沸 4 分钟以上食用才能安全。

372. 肝病患者如何选用营养滋补食品?

肝病患者多有湿热、淤滞等证,一般是忌用滋补之品的。少数迁延性肝炎或肝硬变患者,脾胃虚弱或肝肾阴虚,可以适当选用滋脾养肝之品。但要注意下列两点。

(1)对滋脾养肝、抗衰老药的选择上要去伪存真,选用时,一定不要光听广告宣传,必要时应该请医生和专家协助,防止误购伪劣产品。

(2)选用天然食物营养最佳。沙棘、刺梨和猕猴桃含有丰富的微量元素和维生素,可作为防治慢性肝病的保健食品。

373. 很容易发脾气的人,经常吃点保肝健脑食品有好处吗?

“肝乃将军之官”。情绪忧郁,意志消沉,过度兴奋,特别是愤怒,都会直接间接地伤害肝脏。肝病患者在生活中遇到不顺心或烦恼的事情,一定要避免不良情绪,特别要防止发怒。现代医学证明,人的情绪受大脑、下丘脑和大脑皮质控制,只有大脑维持正常的功能活动,始终保持愉快的心情,才有利于肝病的康复。

据《神农本草经》、《食疗》等记载:黑芝麻、核桃仁、莲子、桂圆、大枣、银耳、黄豆、花生、禽畜肝脏及脑髓、鸡蛋、牛奶、玉米、麦面、蔬菜、水果等都是健脑填髓、补脾益气养血、固精清目补肝之佳品。现代研究认为,这些食品均富含蛋白质、维生素和人体必需的氨基酸;饱含对人体适量的钙、磷、铁、镁、锌、硒等元素,特别利于保肝健脑。

374. 肝炎后肝硬变的患者在饮食上应注意些什么？

(1)以米面为主食：满足每日糖量 400 克左右，旨在保护和促进肝细胞的再生。但由于肝硬变患者肝功能受损，过分用糖保肝，容易导致体胖、高血脂、动脉硬化和糖尿病，所以除主食外增加用糖量或吃甜食时要慎重。

(2)蛋白质食物要少而精：每日膳食中有 60 克高效蛋白质即可满足需要。可交替食用鱼、瘦肉、鸡蛋、乳类、豆制品等较理想的优质蛋白质。由于肝硬变时肝脏处理蛋白质(分解含氮物质)的功能降低，所以晚期肝硬变患者饮食中的蛋白质含量要根据病情注意调整。当有肝昏迷倾向时，每日蛋白质含量不宜超过 20 克。

(3)鲜菜鲜果应充足供给：新鲜蔬菜和水果是含丰富维生素及矿物质、微量元素的最好食品，每日食用量约 700 克～900 克。

(4)限制油脂摄入，每日不超过 20 克：油脂在体内要靠肝脏分泌胆汁分解利用，如肝功能减弱的肝细胞来不及分解处理摄入体内的油脂，就会引起肝脏脂肪浸润，特别是动物性脂肪更能加重肝脏负担。

(5)限制水和盐：对肝硬变腹水或水肿患者，一定要控制钠盐及水的摄入量。但长期限盐或食用无盐酱油，又易导致低血钠高血钾症，所以积极的办法是设法增进患者的食欲和消化能力，经常用少盐的糖醋小菜佐餐，同时保证蛋白质的吸收利用，以提高血浆中的胶体渗透压，从根本上消除水肿。

(6)禁烟酒：烟毒和酒精对肝细胞有损害，属禁忌之列。

375. 慢性肝病又有胃肠炎的患者在饮食上应如何调理？

慢性肝病兼有胃肠道疾病的患者在康复过程中，饮食上的调理有时胜于药物。下述做法可供参考。

(1)细嚼慢咽：充分利用牙齿的粉碎功能和唾液分泌，形成容易消化吸收的食糜。

(2)定时进餐：人体生物钟和定时进餐的习惯造成胃酸和消化液有规律的分泌。不定时进食会打乱消化道正常功能。

(3)避免零食：两餐间吃零食或糖块、甜食，会影响胃肠道消化液正常分泌，妨碍正餐的进食量和吸收。

(4)饮水有节：正餐前1小时内正是胃酸积聚阶段。如喝咖啡、浓茶、汽水、凉开水或含水量较多的饮料，还有白酒等，不仅会冲稀胃酸，削弱消化能力，而且有刺激性，促使溃疡、胃炎等慢性病的急性发作。

(5)不宜过饱：过饱造成胃窦部过度紧张，增加胃泌素分泌，对消化性溃疡的患者很不利。

(6)防止便秘：偏食或过多食用肉蛋类、精米白面、带有刺激性的辛辣食物及鞣质较多的水果能引起或促进便秘。为防止便秘，每日宜进食带有纤维素的蔬菜、水果、杂粮、新鲜豆类。同时要养成每日定时排便的习惯。还应避免生冷、油腻厚味；少食辛辣酸性、刺激性和生硬的食品。

376. 肝炎患者应经常吃哪些能促进钙吸收和利用的食品？

奶和各种奶制品是含钙质量较高、吸收率好的最佳选择。不管男女老幼每日或经常喝点奶，吃点奶制品是保证人体钙摄入量的重要饮食方法。其次，骨头汤、小虾米皮、海米、鸡蛋黄中含钙量都很高，母婴、老年人、肝病和使用激素的各种患者都应该注意补充这些食品。各种豆类和大豆制品、芝麻酱、海带、紫菜、油菜、芹菜、青菜、白萝卜是含钙量丰富的植物性食品。蔬菜中含大量草酸，能与钙离子形成不溶性钙盐，可降低钙的吸收和利用，可以先焯后炒；对婴儿可做成菜泥帮助消化吸收。老年人和儿童对脂肪消化不良时含钙食品常会与未被吸收的脂肪酸形成钙皂排出体外,影响钙的吸收利用。所以,生活中还应注意饮食有节,食品搭配,合理烹调,才能避免食物中钙的损失和食用时的不利配伍。

377. 肝炎患者应经常吃点水果,但为什么不能吃得太多?

饮食要讲究营养,更要注意适量。肝炎患者每日适当吃点水果,有益于健康。如果吃得太多,就会加重消化器官的负担,导致消化和吸收功能障碍。如橘子吃多了,容易"上火",引起咽喉肿痛、嗓音嘶哑;梨吃多了会伤脾胃;柿子吃多了,大便会干燥,原有痔疮的人就会便血;荔枝吃多了,会出现四肢冰冷、无力、多汗、腹痛、腹泻;未熟透的葡萄、苹果中含有较多的酸类和发酵的糖类,对牙齿有腐蚀性,易造成龋齿。据报道,75%的7岁以下儿童对水果中含的果糖吸收不好,家长过量给孩子吃水果及果汁,不仅影响孩子们正餐的食欲,还使大量果糖不得不从肾脏排出。患肝炎的孩子肝功能已不正常,容易引起尿液变化,出现"水果尿",就有可能引起肾脏病理性改变,反而为肝功的康复制造障碍。

378. 肝病患者饮食中如何注意防癌?

乙型、丙型、丁型肝炎病毒的本身,就是人们已公认的致癌微生物。一旦饮食中经常含有致癌物质,就较容易促发肝癌。在此我们介绍一点饮食防癌的知识。

(1)发霉食品,切忌食用:真菌中的黄曲霉毒素为致癌物质。黄曲霉毒素的致癌性比公认的致癌物亚硝胺类强75倍,比3、4苯并芘强4000倍。该毒素能诱发人、猴、鼠、禽类发生肝癌。致癌所需时间最短为24周。我国广西壮族自治区、上海、启东等肝癌高发区亦已证实与当地的粮食、油料作物被该毒素污染有关。预防真菌污染食物,宜注意:①家藏花生、玉米、白薯干、稻米、小米等一定要晒干晒透,存放在干燥通风环境中。②发霉的花生、薯干、萝卜干等应剔除丢弃,人畜家禽均不能食用。③花生油及棉籽油均不宜久贮;当怀疑大批粮油奶类食品有真菌污染时,应请防疫站检查,允许后才能发放、销售或食用。

(2)动、植物油有哈喇味后不宜食用:陈腐油类中均含有丙二醛这种化学成分,它能生成聚合物并与人体内的蛋白质和脱氧核糖核酸发生反应,使蛋白质的结构变异,导致变异蛋白质的细胞失去正常功能并向初期癌细胞转化。此外,丙二醛聚合物能阻碍脱氧核糖核酸的复制并使人的老化过程加快。因此动、植物油切勿存放太久,已变质产生哈喇味的油不宜食用。用哈喇油炸炒制作的食品不仅味道不好,更重要的是能导致癌症,使人缩短寿命。

(3)米糠纤维可防癌:日本福冈县卫生公害中心和国立癌症中心的研究人员发现8种食物纤维中以米糠纤维吸附致癌有害物的效果最好,而且已被吸附的有害物质很难从米糠纤维上脱落。研究者认为,米糠不仅含有丰富的B族维生素,对保肝有利,而且由于人体缺乏消化米糠纤维的酵素,因此吸附有害物质的米糠纤维将全部以大便形式排出体外。肝病或乙肝表面抗原长期慢性携带者中,确实存在向肝硬变和肝癌转化的隐患。这类患者经常用米糠调剂食谱,以吸附和排泄消化道中的有害物质,确实是预防消化道癌症的一种办法。

379. 肝病患者每日的膳食怎样调理?

请看表13:

表13 肝病患者1日内常用膳食搭配表
按8 368～10 460千焦（2 000～2 500千卡）计算

类　别	计　量	食品举例	主要功能	备　注
蛋	60克～70克	鸡蛋、鹌鹑蛋	补充良好的必需氨基酸	鸡蛋不超过2只
牛奶或奶制品	400毫升～500毫升	低脂奶、脱脂奶粉、酸奶、松软白干酪	钙质、维生素A及B_2含量丰富	每日要喝
瘦肉	70克～80克	牛、羊、猪、鸡、兔肉，不含皮和骨头	含多量优质蛋白质	蛋白质占16%～25%
鱼或贝类	70克～90克	平鱼、黄花鱼、虾米、银鱼、墨鱼、青鱼、鲤鱼、鲫鱼、带鱼、蛤蜊、田螺等	含钙、磷、铁及维生素A、B_1、B_2等	含0.3%～11%脂肪
豆类或豆制品	豆腐150克～200克	大豆、豇豆、豌豆、赤豆、蚕豆等，豆干、豆丝、油豆腐、面筋、豆腐脑	含植物性蛋白，其不饱和脂肪酸有利于降低胆固醇	每日一定要吃
淡色蔬菜	合起来350克～400克	白菜、白萝卜、莴笋、洋葱、菜花、豆芽、洋白菜、茭白	维生素、矿物质、微量元素、纤维素等均很丰富	部分鲜菜经消毒后可以生吃，四季豆、扁豆宜煮熟后食用
深绿色蔬菜		菠菜、四季豆、扁豆、油菜、金花菜、空心菜、青柿椒、蒜苗、芹菜、韭菜		
海藻及菇类		裙带菜（海带）、海苔、紫菜、蘑菇、鹿尾菜、黑木耳、白木耳、香蕈、猴头等。		
薯类	100克～120克	马铃薯、山药、芋头、甘薯	钙、磷及维生素B_1、C等均有，加热后较稳定	不宜吃得太多

类别	计量	食品举例	主要功能	备注
水果	400 克～450 克	葡萄、柑橘、苹果、鸭梨、桃子、草莓、菠萝、香蕉、荔枝	含维生素 C、钾及多量纤维素	最好吃新鲜的
谷类	米饭 450 克、面包 60 克	大米、胚芽米、小米、玉米粉、挂面、面粉、芝麻等	生活所需的主食,提供热量和维生素 B 族	每餐要定时吃
糖	20 克	砂糖、蜂蜜、麦芽糖	取其糖分,用其甜味	调味用
油脂	20 克～30 克	豆油、花生油、菜油、奶油、沙拉油、麻油	促进维生素 A、D、E、K 的吸收	超过正常体重者不宜多用
嗜好品	适量	蛋糕、饼干、巧克力、瓜子、核桃、花生米、各种饮料等	增加生活乐趣	或遵医嘱

注:每天食谱可按上述各类食品及其目标计量组合,参考食品举例的素材调理。强调蛋白质、维生素、微量元素要比常人多摄取一点。调理方法上应注意烹调技术,控制动物脂肪量。

380. 乙肝表面抗原携带者生活中如何劳逸结合和积极休息?

(1)首先要消除眼睛的疲劳:睡眠是保护眼睛、消除疲劳的最好方法。所以我们提倡乙肝表面抗原阳性携带者除要保证每晚 7～8 小时睡眠外,中午最好能午休半小时。另外长期过多地看书读报或用眼操作,常常会影响肝功能变化。工作生活中看书写字超过 1 小时者应以视远观景 5～10 分钟做为休息;开目注视搞研究或雕刻的人员应学会闭目养神 10 分钟作为休息。眼睛疲劳时应多看一看绿色的草坪或树木,以解除劳累。

(2)用交叉工作法达到积极休息:脑力劳动时间持续 2 小时后可更换为体力劳动或做操运动一下,常是驱走疲劳的积极办法;上班时精神过于集中在办公书写和思考上,下班时提壶开水,买菜做饭亦可算积极休息。

(3)有爱好,就能劳逸结合:上班时的精力集中,紧张的脑体劳动常使你精疲力尽,没精打采;但只要你有爱好,如养花赏花,打扑克,下象棋,练习书法绘图,听音乐,跳舞,打太极拳,去公园散步,钓鱼,养金鱼,喂小鸟,唱京剧,哼小曲,……用娱乐生活使你精神放松,帮助你消除脑体上的疲劳。

(4)注意动静结合和自我保健:工作学习搞得你头晕眼花,休息时间争取去田间小径,公园游乐场所去走一走,或找个僻静处与友人、亲人散散步、聊聊天,吃顿"野餐"。学会久动后以静休息,久静后以运动休息,动静结合不仅能健身,更能养心和保肝。当你白天奔波走累之后可用热水烫脚消除你的疲劳;当你站立劳动腰酸腿痛时可用捶腰揉腿自我保健;思考累了闭目按摩上下眶、内外眦、天柱、太阳穴 3～5 分钟就能使你消除疲劳。

381. 乙肝表面抗原阳性者在饮食和吃药上应注意些什么?

(1)恨病切勿乱投药:记住一个沉痛的教训:有位中年知识分子查体时发现"澳抗"阳性,从此心如悬石、坐立不安,千方百计要消灭这个"隐患"。他到处求医吃药,整整 3 年,他吃了大量中西药物,但是"澳抗"依旧如故。他从外文杂志中看到,环磷酰胺可使澳抗转阴的报道,就自作主张服了两个多月的环磷酰胺。由于该药能抑制血中白细胞,引起了再生障碍性贫血,不久继发细菌和真菌感染而离开了人世。

(2)一般中药并非无毒:我们按公斤体重计算人治疗量的 50 倍的人参注射液单剂量注入小白鼠腹腔,每鼠 0.5 克,6 小时后发现 40 只注用人参的小鼠有 24 只死亡,而对照组无一死亡。提示公认的补药人参一旦用量过大,亦有明显毒副作用,甚至致死。最近联邦德国对植物药的研究证明,凡含马兜铃成分的植物药和制剂,有促进癌生长的嫌疑。由此可见,中草药的毒副作用,还有待用现代新技术和新方法去作进一步研究。

（3）食用半生不熟的扁豆会中毒:扁豆含有皂素和植物血凝素。前者对消化道有较强刺激性,可引起上吐下泻,并能破坏血液中的红细胞;后者有凝血作用。如果热锅快炒或蒸焖加热不够,这两种物质就成为毒素引起食物中毒。我们有一位慢性肝炎患者,由于吃了不熟的炒扁豆,出现剧烈吐泻后导致肝昏迷。说明肝脏功能较差的人,要懂点饮食科普常识。

382. 肝炎患者滥用保肝药有什么害处?

肝炎患者的治疗应以适当休息、合理饮食和正确用药为原则。但当前不少肝病患者和部分医护人员往往片面强调甚至依赖药物治疗,忽视综合措施的重要性。因此保肝药,营养药与中西治疗药一起用。

肝脏是人体中最大的代谢器官,多种药物都必须在肝脏内分解、转化、解毒。滥用保肝药就必定增加已经有病肝脏的负担。另外不能排除某些药物中存在有毒成分。药物之间有无拮抗或化学作用,药物相互作用的结果又往往导致肝细胞再受损、脂肪变或纤维化。

较长期滥用保肝药还会增加患者对药物的依赖心理,干扰用药科学性和针对性。对身体有害的药物不良反应也会随之发生。如长期大量补充葡萄糖,可加重胰腺胰岛细胞的负担,能诱发糖尿病。过多服用维生素,可造成体内维生素代谢失调,也能引起头痛、头晕、恶心、呕吐、疲乏,甚至过敏现象。又如祛脂药物仅对肝脂肪浸润或脂肪肝有治疗意义,对急性肝炎、肝硬变有害无益。蛋氨酸吃多了还可诱发肝昏迷。丙酸睾丸酮和苯丙酸诺龙等蛋白合成药可诱发黄疸,促发性内分泌的混乱。三磷酸腺苷和辅酶 A 长期使用时可引起心悸、胸闷、出汗、眩晕甚至过敏性休克。大多数的中草药对肝炎的疗效不确切,盲目使用有害无益。

383. 长期自用中成药也是自我疗养的一种方法吗?

对于中成药,不少人认为没有什么不良反应,有时自选自用确实还能解决些问题,因此有人已习惯作为自我疗养的重要手段。

我们的经验则认为,任何中成药到体内都要经过肝脏解毒和代谢,绝大多数中成药并未经过现代药理方法的分析研究,长期服用,害多益少。肝病患者的解毒能力下降,选服中成药,最好请有经验的医生指导。

384. 肝病恢复期、慢性肝炎稳定期,能用简单方药预防暑热和风寒吗?

暑热和风寒常是肝病患者复发和活动的诱因。在自我疗养时可用下面几个简方调理。

(1)夏令防中暑,可用清暑豆汤代茶饮。绿豆、赤豆各半,洗净置砂锅加水适量,文火煮至豆开花熟烂。绿豆、赤豆均能清暑解毒、利尿止泻,肝病患者夏令服用,有预防中暑和泻痢功效。

(2)冬令防感冒风寒咳嗽,可适时服用生姜红糖饮。生姜 5 克洗净切丝,红糖 15 克以沸水冲泡,趁热顿服,服后睡卧,盖被取汗。

早期风寒咳嗽者可服姜豉饴糖。干姜 30 克,淡豆豉 15 克,加水适量,不锈钢锅内煎煮。每 30 分钟取煎液 1 次,加水再煎,共取液 2 次,合并煎液后以小火浓缩变稠时加饴糖 250

克(或关东糖 250 克)调匀。熬至挑起成丝,但不粘手时停火。趁热搅拌,使糖变成乳白色,再趁热将糖倒在表面涂过食用油的搪瓷盘中,待冷后分割成块。早晚各服 5 克。

(3)秋天干燥季节肺燥咳嗽者,可用党参 250 克,沙参 125 克,桂圆肉 120 克,加饴糖一起做成参桂饴糖。服用方法同上。

(4)肝病合并老年慢性支气管炎哮喘者,可用松子仁 250 克,加淡色蜂蜜、饴糖各 250 克,用同法做成松子仁饴糖,在每年好发季节前 1 个月开始早晚服用,防治喘促气短有一定效果。

385. 与乙、丙、丁、庚肝病毒的慢性携带者能同室工作、同桌进餐或交谈和握手吗?

不管是甲、乙、丙、丁、戊和近年发现的庚肝病毒,均不能通过空气传播,所以同室工作、交谈均不会被传染上病毒性肝炎。

乙、丙、丁、庚肝病毒,都不能通过消化道或饮食传染。所以一般来说,与带上述各型病毒的患者同桌进餐是不存在彼此传染问题的。但是这些带毒者的唾液中 50% 可能含有相应的病毒,如果同桌进餐的人有口腔、咽、食管、胃肠等消化道粘膜的破损、糜烂或溃疡时,则仍有被感染的可能性。因此在集体场合采用公筷、公匙、分食的办法,即可消除传染的危险。无疑,乙、丙、丁、庚肝病毒一般也不会通过握手而传染给他人,除非双方的手上都有裂口或破溃,甚至出血的情况。

应该提醒注意的是:探视甲型、戊型肝炎的患者时,不应与之握手,同桌进餐也应避免。密切接触者除立即洗手外,应作免疫注射。

386. 肝病患者运动前后应注意哪些饮食卫生？

肝炎恢复期,各种肝病好转及澳抗携带者每日都应适度运动。每个人可根据自己的年龄、体质、职业、疾病的轻重程度不同,摸索出对自己适度的运动量。但运动前后宜注意饮食保健。

运动前不宜太饱或太饿。如在饥饿时运动,体内血糖过低,肝糖原要分解,无疑增加肝脏负担。正确的方法是在你运动前半小时进食产热量 418～836 千焦(100～200 千卡)的食品,如 1 杯麦片或果汁。也可吃几块奶糖或巧克力。

运动中每 20 分钟饮半杯至 1 杯水。体力充沛、运动时间超过 1 小时者,可选用运动员保健饮料。含有咖啡因、果糖或带二氧化碳的汽水和饮品,不是运动时理想的选择。

运动后不宜马上吃冷饮,最好喝温热饮料。因为人在运动时产生热量增加,胃肠道表面温度也急剧上升。据测定,人在运动 1 小时所产生的热量能把 6 公斤水烧开,如果运动后吃大量冰块、冰砖、冰淇淋、冰汽水等,强冷刺激会使胃肠道血管收缩,减少腺体分泌,导致食欲锐减、消化不良,对肝脏康复是有害无益的。而且骤冷刺激,可使胃肠痉挛,甚至诱发腹痛、腹泻、牙齿、咽喉因冷刺激而产生功能紊乱,可继发炎症。

387. 旅途中的肝病患者应选用哪些饮食？

乙肝、丙肝病毒携带者,各种肝病恢复期,甚至慢性肝炎、脂肪肝患者,绝大部分仍在坚持工作,总少不了要出差、旅游、疗养、探亲。人在旅途,车船颠簸,跋山涉水,风吹日晒,体力和活动量明显加大。在量力而行的基础上首要任务是注意劳逸结合,同时为确保精力,增加游兴,旅途中一定要讲究饮食卫生,还要注意饮食种类的选择。

主食以方便面、苏打饼干、烤面包、蛋糕等面食为佳,主要补充体力和能量消耗。副食以煮熟带壳的鸡、鸭蛋为佳品,新鲜香肠、鱼松、肉松、鱼肉罐头等也是上乘美味、轻便卫生的食品,主要提供蛋白质、维生素、矿物质和一定量脂肪。饮料以淡盐开水、菊花茶、绿茶、矿泉水为优,可乐、雪碧、橘子水、冬瓜茶、杏仁茶、芝麻糊、果茶可根据个人爱好携带或就地购买,以补充水分丢失,清热解乏,生津止渴。但千万不要喝生水,不要购买不合卫生标准的饮料,以防病从口入。对冷饮要适可而止。

三餐主食后可备些陈皮梅、话梅、山楂糕条、柠檬干、桂花姜、加应子、芒果脯、黑白瓜子之类,既助游兴,又可防止晕车晕船。每日傍晚吃二勺蜂蜜或调水喝,味甘润肠,避免旅途便秘。四时水果是旅途必备之品,其中以柑、橙、梨、苹果、香蕉、西瓜等带皮果品最佳,味美多汁,吃前削皮较为卫生,为人体补充多量维生素、纤维素、有机酸、水分、果胶等养分,健脾保肝、止渴开胃、解饥消食。

出差旅游异地他乡,风味小吃琳琅满目,美味佳肴到处都是。肝病患者切勿嘴馋,切忌饮酒,油腻高脂类食品也属禁忌。对辛辣过腥的小吃也尽可能不吃,喜爱的风味饮食或家乡名产要自觉节制;最好能自带筷勺、饭盒、茶杯等餐饮食具,饭前便后要洗手或用消毒巾擦手,严防消化不良、腹泻、过饱而导致旧病复发,病情加重。

388. 在家中对肝炎病毒常用的消毒方法有哪些?

(1)煮沸消毒:100℃1分钟就可使乙、丙、丁、戊、庚及甲肝病毒失去活力和传染性。如煮沸15~20分钟以上就可将各型肝炎的病毒杀灭。这是每个家庭最简便易行的消毒方法。对食具、护理用具,棉纺的毛巾、浴巾、衣服的消毒较适宜。塑料制品、合成纤维、皮毛制品则不能采用此法。肝炎患者的剩菜剩饭也须用此法消毒后再弃去。

(2)焚烧:肝炎患者污染并丢弃的杂物,一次性医护用品及垃圾经焚烧达彻底消毒。

(3)高压及蒸汽消毒:有指针的高压锅采用15磅压力,121℃ 10～15分钟可杀死各种肝炎病毒。用蒸笼蒸煮或家用高压锅待冒气盖阀后至多20分钟均可达到消毒效果。

(4)漂白粉消毒:常用3%的漂白粉上清液用于厕所、马桶、垃圾的喷洒消毒,便盆浸泡1小时;患者呕吐排泄物用10%～20%漂白粉2倍量充分搅拌后放置2小时。

(5)市售优安净(洗消净)、食具净333、84肝炎洗消液:实际上都是含氯消毒剂,可按说明书参考使用。实验证明:新洁尔灭、洗必泰对乙肝病毒的消毒效果尚不肯定;度米芬、来苏儿、石炭酸、米醋、熏醋对乙肝病毒均无作用。

(6)过醋酸,即过氧乙酸:用0.3%～0.5%的浓度时可进行房屋地面、木制家具、塑料用品的消毒。室内按0.75克～1克/每立方米喷雾后密闭30分钟熏蒸,可作居室和暴露物品表面及空气消毒。肝炎患者及其家属在饭前便后用0.2%过醋酸液泡手2分钟。

(7)其它:解放军某医院研制的肝炎消毒洗涤灵、过氧乙酸原液、湿式高效消毒巾均适于家庭中对肝炎病毒的消毒。

389.“勿过劳,防感染,勤复查”的含意是什么?

进入恢复期和在家休养的肝病患者在自我疗养中一定要避免劳累、感冒和注意定期复查。

(1)勿过劳:有的患者一离开医院就认为万事大吉,不注意休养,结果使病情恶化、复发,个别人因一时纵欲,导致不可挽回的结果。肝脏病理修复远较临床指标复常缓慢得多。临床治愈后肝脏病理至少超过3个月才逐渐修复。1984年南京肝炎会议认为,临床治愈标准各项随诊 1 年无异常改变者,乙型肝炎要求表面抗原转阴,急性肝炎才算治愈。对慢性肝炎基本治愈出院后要观察两年以上,病情持续稳定并能胜任正常工作者才算治愈。在康复期内过早从事繁重的工作和较激烈的运动,是不合适的。但也不必绝对卧床休息。我们认为,轻度家务劳动和非剧烈运动如散步、做操、打太极拳均可参加。活动后觉得身上微微出汗,休息后即感体力轻松说明是适度的。

(2)防感冒和各种感染:肝病患者在患病过程中已经是久病则虚的身体,各种病毒、细菌、真菌等病原微生物常常乘虚而入。因此肝病患者经常会感冒并伴发咽炎,皮肤疖肿、气管炎、肺炎、胸膜炎、泌尿道感染、腹腔感染,甚至内毒素休克等病症,使本来已静止或趋于痊愈的疾病再度活动和恶化。因此患者在饮食起居、个人卫生等多方面都应加倍小心。应适当体力锻炼,气温变化时随时增减衣服。

(3)定期复查:肝病患者自我疗养是否成功,一看自我感觉,二看复查情况。不能认为能吃饭、能睡觉、感觉良好,就不去管它,也不积极治疗。经验告诉我们,特别是乙型肝炎"三阳"的患者,在不知不觉中导致慢性肝炎,甚至酿成肝硬变出现腹水时才再次求医,就为时太晚了。一般来讲急性肝炎治愈出院的患者第一个月每半月复查 1 次,如 2 次都正常就可以 1~2 月复查 1 次,半年后可每 3 个月复查 1 次。无症状的乙肝表面抗原携带者每半年复查 1 次。特殊情况可随时检查。肝功能和病毒学指标的定期复查,才能判断疗养是否得法,是否应修订自我疗养的计划。医生有时会对你进一步作 B 超、X线或 CT 检查,甚至需要查胎儿甲种球蛋白,发现并发或继发病的苗头和指导治疗。

390. 肝癌发病与肝炎、肝硬变有多大关系？自我疗养中如何注意预防？

我们总结了 1962～1993 年因乙型肝炎反复住院 2～13 次，最后发展为肝癌的 38 例患者的病程，有 90％是经过肝炎→肝硬变才变为肝癌，10％的乙肝病毒有直接造成肝细胞癌的可能性。资料证明，我国肝硬变患者中 20％可问出既往肝炎病史；56％可查出乙肝和丙肝病毒感染的阳性指标；而肝硬变患者中，16.5％～51.5％可发展成肝癌；肝癌患者约 80％可查出乙型肝炎的"三抗"（乙肝 e 抗原、乙肝 e 抗体、乙肝核心抗体）及丙肝抗体、丙肝病毒核糖核酸阳性。肝癌高发区有26％的人群可能是乙型肝炎患者或长期乙肝、丙肝病毒携带者。由此可见肝癌的发病与肝炎、肝硬变密切相关。

在自我疗养中首先要心情愉快，正确对待客观现实。临床上大多数乙型肝炎患者经过合理治疗是可以痊愈的；即使是慢性中、重型肝炎，只要进行有效治疗和合理调理，大多是可以取得好转或治愈的；仅有个别肝功能反复波动，黄疸时隐时现或进行性增高，γ 球蛋白长期＞24％、血小板＜50×10^9/L（5 万/立方毫米）的患者易发展到肝硬变阶段。即使肝硬变已形成也只有肝功反复波动，血沉持续＞20 毫米/第一小时，αFP（甲胎球）升高，碱性磷酸酶异常并逐步增高；转肽酶与丙氨酸氨基转移酶的比例（rGT/ALT）＞1.5 时间较长，乙型肝炎二对半指标持续三大阳（乙肝表面抗原、乙肝 e 抗原、乙肝 e 抗体），而当乙肝 e 抗体出现后，若同时伴有乙肝核心抗体免疫球蛋白 M（抗-HBcIgM）持续阳性者，才可作为有发展成肝硬变，走向癌变的有价值指标。即使上述指标都是阳性，也不会全部转变为肝癌。何况转变是有条件的。因此，乙型肝炎患者或者乙肝表面抗原携带者，大可不必为自己受过乙肝病

毒侵袭而较长期内指标阳性就惊慌失措,甚至悲观地等待大
祸临头。只有积极地治疗急性和慢性中、重型肝炎,在肝炎恢
复期,慢性肝炎、肝硬变的相对稳定阶段,能真正按照本章的
要求加强自我调治,才是预防肝硬变和肝癌的重要措施。临床
发现,长期饮酒对乙型肝炎表面抗原阳性者或丙肝病毒携带
者可促进肝硬变或加速肝癌的发生。所以肝病患者戒酒是预
防肝硬变和肝癌的一种重要措施。

391. 如何估计自己的肝病是否发生了恶化?

在肝病自我疗养中,如出现下述症状时,要视作病情波动
或恶化,应即刻就医检查治疗。

(1)出现高度疲乏,以至生活自理都感困难。

(2)高度食欲不振,每日主食难以维持 200 克。

(3)高度腹胀,以午夜为重,引起坐卧不安,彻夜难眠,气
短发憋。

上述"三高征"单独出现 1 个,若休息、饮食及自身调理不
能缓解者,应立即就医。

(4)明显出血倾向。近期不仅齿龈出血、鼻出血,皮肤粘膜
也出现出血点;注射针刺部位出现淤斑,出现柏油样黑便甚至
血便。实验室检验凝血酶原时间降至＜40％以下。如有呃逆
不止应视作有消化道出血的先兆。

(5)下肢水肿,颜面胖肿,腹围增加出现腹水者。

(6)尿量日趋减少,1 日少于 500 毫升。

(7)近期出现难以控制的低热,伴中性粒细胞增高。

(8)查出低血钠、低血钾和低血糖经一般处理不能缓解。

(9)发现患者神志反常,突然兴奋多语,但语无伦次,有定
向、计算能力障碍时,要注意肝昏迷的发生。

(10)黄疸再现或相对稳定的低黄疸骤然升高。

肝病自我疗养者及其家属,平时对上述 10 大指征,应作为经常观察的重点。至于定期复查血清丙氨酸氨基转移酶,半年至 1 年查 1 次"二对半"(乙肝表面抗原及抗体、乙肝 e 抗原及乙肝抗体、核心抗体),做 1 次胎儿甲种球蛋白检查,每年检查 1 次 B 超,应当作自我疗养中与医院联系的常规。

392. 肝炎患者应该怎样休息?

肝炎至今无特效药,休息得合理从某种意义上讲胜过药物治疗。肝炎急性期及慢性肝炎活动期,特别是黄疸出现和血清丙氨酸氨基转移酶猛升的阶段,正是大量肝细胞肿胀坏死的关键时刻。此时休息原则以静为主。每日除饮食、洗漱、二便外均应卧床休息。实验证明,人体在卧床与站立时肝脏中血流量有明显差别。卧床时出入肝脏的血比站立时至少多40%。此时平卧静养等于自我输血。只要早期卧床休息的时间足够,肝病后遗症就会减少。卧床的时间应根据症状、黄疸、肝脏大小及肝功能检查结果等情况来决定。起床活动可从扶床站立开始,到靠椅背静坐、倚窗赏景、室内散步、沐浴、做操、练气功及打太极拳等逐步进行,以增强体力。

肝炎患者为迁延型恢复期或慢性非活动期,则除饭后或晚睡之外不必卧床休息,可以负担部分轻工作,但要注意动静结合,适度运动。每个人可根据自己的年龄、体质、职业、疾病的轻重不同,摸索出对自己适度的运动量。总的原则是运动量的增加以不疲劳为度,每次活动以自觉微微出汗为度。运动后如果食欲好转,身心愉快,乏力减轻,肝功改善,则可在此基础上量力而行地加大一些活动量。只要循序渐进地积极休息,无疑会促进肝炎顺利康复。

有的肝炎恢复期患者,总怕肝炎复发,过于长期卧床,反有碍新陈代谢,促进肝脏细胞脂肪变性,延迟肝功能的复常。

另外,实践证明每餐饭后左侧卧半小时,中午保证1小时午睡的肝炎患者比饭后百步走的患者康复更快,住院时间短。原因是餐后定时注意体位休息的方法有利于食物消化吸收和利用,保证肝脏获取更多的血供和营养。

393. 肝炎患者应该如何注意自己的起居、睡眠和情绪?

(1)起居定常:肝炎患者的生活应顺从人体生物钟的节拍,吃饭、睡眠、学习、休息、适量工作和活动,都要有一定规律,按部就班,养成习惯。生活有序,在大脑皮质就会形成相应的条件反射,以保证内脏器官有条不紊地工作,促进肝脏功能复常。

(2)睡眠充足:肝炎恢复期和慢性肝病患者每晚睡8小时,中午保证午休1小时就可以了。久卧会造成新陈代谢下降,营养障碍,气血不畅,筋脉不舒。所谓"久卧伤气"很有道理。睡眠姿势除饭后外一般以右侧卧为佳,使心脏不受压迫,促进胃肠蠕动排空,加上全身肌肉放松,可使睡眠安稳、舒适、自然。睡眠时还应注意不要用手置胸前压迫心前区,造成梦魇。那种张口呼吸、蒙头大睡的方式显然亦不符合睡眠卫生。

晚睡前切勿饮浓茶、咖啡或刺激性饮料。晚饭宜清淡,切勿过饱过咸。入睡前用热水泡脚,做几节保健按摩或气功,都可诱导入睡,保证睡眠质量。

(3)情绪乐观:中医认为,七情不可为过,过激会损伤脏器。如"怒伤肝、喜伤心、思伤脾、忧伤肺、恐伤肾"等。肝病患者应该抱有"既来之,则安之"的稳定情绪。如对肝病缺乏斗争的信心,过分忧郁,感情脆弱,喜怒无常,情绪波动,都会使中枢神经系统的功能紊乱,造成其它器官功能调节的障碍,直接或间接影响肝功能的康复。慢性肝病患者,如果性格顽强,心胸开阔,情绪饱满,就会减轻病痛,促进免疫机制的增强,将有利于治疗和病体恢复。乐观情绪是机体内环境稳定的基础；保持内环境稳定是肝病患者自身精神治疗的要旨。

394. 气功疗法适合于哪种类型肝炎患者?

气功适用于肝炎恢复期、后遗症期和慢性肝炎相对静止期,可根据自己的体力,每日做1～3次,每次15～20分钟。乙肝表面抗原携带者或丙肝病毒长期携带者,通过气功锻炼,机体内部调节功能加强,已有阴转和滴度下降的实例。

气功基本理论是:调心调息,排除杂念,扶正祛邪。具体做法是:口中默念"静"、"松"、"自己安静身体好"等良性有益词句,将全身肌肉放松,运用意守法,一般为意守丹田(约肚脐下三寸),把思维的注意力集中在丹田,调整呼吸,自觉吸入的空气由胸经腹,绕过肚脐后由腹至胸,从口鼻呼出。如此周而复始地吐纳,排除杂念,使脑皮质得以休息,并锻炼了自控能力,又使膈肌往复活动加大,起按摩胸腹内脏,通畅血液循环的作用,达到调和气血,扶助正气,去除病邪的功效。练功时宜注意如下几点。

(1)姿势正确:不管分腿站立、端坐、平卧或侧卧,都必须重心稳,肌肉松,自觉自然、舒服,才能很快入静。对肝病患者和体质衰弱者,卧式最舒服,常先从卧式开始。

(2)呼吸柔和:练功时呼吸要自然、平稳、柔和,逐渐变为悠缓、深长、细匀的平静呼吸。切勿急于求成,追求做几次就能达到目标。

(3)目的入静:只有心平气和,听其自然,注意循序渐进,才能达到排除杂念而至入静。因此必须去掉急躁心理、邪恶意念和精神紧张等干扰因素。养成在纷杂情绪中很快入静。

(4)贵在坚持:慢性病的康复决非一日之功,要相信只有坚持下去,才能克敌制胜,胜利是靠孜孜不倦的练功取得的。

395. 音乐治疗可以试用于肝炎患者吗？

音乐治疗从 20 世纪 60 年代起引起生物医学界的重视。音乐能影响情绪,早在古希腊时代就为人所注意。近代有人曾用 290 种名曲测试 2 万人,发现情绪变化大小与被试者的欣赏能力和音乐修养成正比。音乐可使听者发生欣喜、凄凉、眷恋、平息等的情感变化。有位慢性肝炎患者,1 次正为血清丙氨酸氨基转移酶的波动而气恼,突然邻床收音机中奏起广东音乐"步步高",他顿时若有所得,愁容变成欢乐。以后每日散步时总要哼着广东音乐的曲调,食欲也增加了。3 周后肝功全部复常而出院。

希望患有肝病的音乐家们和懂得音乐治疗学的专家们,努力发挥探索精神,发掘出对肝病的良好影响音乐,让肝病患者在不久的将来能通过和谐的曲调,获得促进康复、解除痛苦的效果。

396. 颜色有利于治疗肝病吗？

肝病患者在不同病期对颜色的需求不尽相同。如粉红色的灯光可使肝性发怒的患者镇静;粉红色的小屋可减少镇静剂用量,并协助狂躁和肝性脑病先兆的患者平静;涂上白色、浅蓝色的病房有利于减轻肝病患者的心理紧张和对疾病的恐惧感。户外的绿色树荫、嫩绿草坪、风平浪静的湖水及幽雅的绿色环境,都能促进肝病患者康复。正在自我疗养的肝病患者可以有目的地选择有利于自己的色彩和环境。

397. 肝病康复有秘诀吗？

几十年的临床工作中,我们发现一个基本规律,那就是:身心健康者,得病易康复。这也许就可称之为肝病康复的秘诀。

得病是不幸的事,但急是急不好的。相反,情绪上的波动常能通过神经内分泌系统的作用,不利于肝病恢复。我们认为,肝病患者应该从思想上正确对待,情绪上保持乐观,精神上力排消极因素,动员发挥自身的力量与医护人员一起与疾病作斗争。何况病毒性肝炎多属自限性传染病,病情的波动与自身免疫的不平衡很有关系。只有培养自己坚强的性格,锻炼自己克敌制胜的意志,才有可能在治疗的基础上缩短病程,达到康复的目的。

临床经验告诉我们:大部分肝病,三分治病七分养。在急性期或重型时需更多依靠医护人员,到恢复阶段和慢性病程时,主要就靠自我疗养。疗养指的是生活起居、运动情况、饮食营养和精神调理。在精神调理上,只有身心健康,肝病才容易康复。

有个肝病患者的康复秘诀是:以康复为目标,活得潇洒一点,糊涂一点。平素要助人为乐,知足常乐,自得其乐;保证每日合理膳食,适当运动,戒烟禁酒,心理平衡。

398. 经常便秘对肝炎患者有害吗?

肝脏是解毒的器官。当肝脏有病时,解毒能力相应下降。患者如兼有便秘时,由于肠内容排除不畅,肠道内细菌繁殖增加,毒性物质会大量产生,迫使肝脏负荷量增加,可延缓肝功能的恢复。

预防肝病患者的习惯性便秘,就应尽量多吃含纤维物质的食物,吃洗净的生蔬菜,同时补充足够的水分。在肠内不被吸收的纤维物质就会刺激肠壁蠕动和分泌粘液,促进排便发生。另外要养成早上定时排便的习惯,在晨间起床前用手掌从上腹向下腹推拿 10 次,从左右肋缘分别向左右下腹按摩 10次,都会使排便更容易。但是养成定时排便习惯,不是一天两天的时间就能做到的。有耐性,坚持遵守安排的生活作息时间非常重要。

399. 肝炎患者应如何掌握性生活？

性功能是人体正常生理功能之一，是夫妻双方的事。男女双方只有健康和谐的性生活才能使夫妻共同幸福。因此，如果夫妇一方患有肝病，彼此的性生活就得有所限制，双方应互相谅解。

急性肝炎恢复期、慢性肝炎和肝硬变相对稳定期出院后，应暂停性生活。事实告诉我们，一切肝病患者以及乙型肝炎病毒抗原"三阳"的携带者，一旦放纵性生活，就会引起肝病暴发、复发或加重。有肝病基础的患者应该自觉控制性生活的频度，如青年人每周不超过 1～2 次，中年人每 1～2 周 1 次，中年后期每月 1～2 次，似较合理。但在肝功能波动阶段，特别当血清丙氨酸氨基转移酶不稳定和出现黄疸上升的时期，应该停止性生活。至于性生活的适度，其原则可看同床后第二天有无疲乏感作指标。如果性交次日感到倦怠，腰酸乏力，食欲不振，即可认为是性生活过度，应自觉纠正，延长间距或暂停性生活。

急性肝炎未愈、慢性肝炎未静止时，暂时不宜结婚。因为新婚后性生活不易节制，每次性交时体力和精力的损耗均可加重肝脏负担，使病情恶化或复发。另外，乙型肝炎病毒可存在于精液、经血和阴道分泌物中，可借性交相互传染。感染率达 10%～15%左右。

400. 肝炎合并脂肪肝怎么办？

病毒性肝炎合并脂肪肝的患者大多处于肝炎的恢复期或稳定期，突然发胖，体重增加 5 公斤～20 公斤，平均 10 公斤以上。多数患者无明显症状，或仅有乏力、腹胀、肝痛，晨起刷牙时恶心欲呕，有轻度水肿等；50%～80%的患者血清丙氨酸氨基转移酶可轻、中度升高,少数患者浊度试验同时升高。60%的患者糖耐量试验异常;30%左右的患者酚溴磺肽钠试验异常。血脂分析80%的患者有中性脂肪升高,胆固醇次之,β-脂蛋白只少数升高。

但确诊肝炎合并脂肪肝,必须除外长期大量饮酒者的慢性酒精中毒性脂肪肝,还要除外其它慢性病,如结核、胆道感染后、糖尿病、代谢异常性肥胖所致营养不良和脂肪代谢失调、单纯慢性迁延性肝炎、长期饮食中糖类过多、蛋白质少而引起的肝内脂肪代谢失常的恶性和慢性营养不良等疾病,同时经 A 型和 B 型超声、肝穿活体组织检查、CT 或磁共振检查证实。

治疗上应采用综合措施,关键是降低体重。所以除积极保肝治疗外,重点要控制饮食。应选用低糖(每日 4.0 克/公斤体重,占总热量 57%),低脂肪(每日 0.8 克/公斤体重,以不饱和脂肪酸为主,占总热量 25%),高蛋白(每日 1 克~1.4 克/公斤体重,占总热量 18%)饮食,每日总热量不能超过 6 276~7 531 千焦(1 500~1 800 千卡),应创造摄入负平衡的条件,达到逐渐降低体重,使每周降 0.5 公斤~1 公斤,连续 3 个月达到降 6 公斤~12 公斤。同时观察血清丙氨酸氨基转移酶(简称转氨酶),下降到正常即可停止降体重。另外控制饮食的同时要配合活动,注意体力上动静结合,当转氨酶在 150 单位/升(正常值 30 单位/升)以上时,应以休息为主,如转氨酶在 32~80 单位/升,可适当增加活动量,如散步、做健身操、打太极拳等。活动多少以自觉周身微微出汗,休息后不再感疲劳为宜。当转氨酶持续在 50 单位/升以下,则可半日轻工作,但不能参加较重的体力劳动。可以多打几节太极拳,快速散步,慢跑步,适当游泳等,时间和强度都应循序渐进。对高血脂者可采用烟酸肌醇脂、降脂灵、蛋氨酸等祛脂药物；也可用焦山楂 30 克，草决明 15 克，加水 1 000 毫升，煎后每日代茶饮，同时可选择使用低脂、低糖的药膳。

总之，肝炎后脂肪肝的患者要牢记"三低三限二适当"的口诀。三低即低热量、低脂肪、低糖类；三限即注意限制体重，限制动物脂肪，限制纯糖类食品；二适当即要适当补充优质动物蛋白，辅以适当活动和锻炼。

金盾版图书，科学实用，
通俗易懂，物美价廉，欢迎选购

临床烧伤外科学	99.00 元	乡村医生急症救治手	
新编诊疗常规(修订版·		册(精装)	38.00 元
精装)	88.00 元	常见眼病诊断图谱	
乡村医生手册(修订版·		(精装)	58.00 元
精装)	48.00 元	临床皮肤病性病彩色	
乡村医生手册(修订版·		图谱(精装)	130.00 元
平装)	41.00 元	急诊抢救手册(修订版·	
新编心血管内科诊疗		精装)	27.00 元
手册(精装)	36.00 元	内科急诊救治速查手册	7.00 元
性病防治图解手册	13.50 元	消化系统疾病诊断及	
新编常用药物手册		治疗(精装)	39.00 元
(第三版·精装)	37.00 元	新编妇产科临床手册	
中华名医方剂大全		(精装)	32.00 元
(精装)	59.50 元	临床药物手册(修订版·	
临床实用中药辞典		精装)	58.00 元
(精装)	88.00 元	新编常用药物手册	
新编实习医师手册		(第三版·平装)	32.00 元
(精装)	59.00 元	新编简明药物手册	21.00 元
新编心血管疾病鉴别		常用进口药物手册	21.00 元
诊断学(精装)	79.00 元	护士手册(精装)	28.00 元

以上图书由全国各地新华书店经销。凡向本社邮购图书或音像制品，可通过邮局汇款，在汇单"附言"栏填写所购书目，邮购图书均可享受 9 折优惠。购书 30 元(按打折后实款计算)以上的免收邮挂费，购书不足 30 元的按邮局资费标准收取 3 元挂号费，邮寄费由我社承担。邮购地址：北京市丰台区晓月中路 29 号，邮政编码：100072，联系人：金友，电话：(010)83210681、83210682、83219215、83219217(传真)。